Gupta and Gelb

神经麻醉与重症监护精要

Essentials of Neuroanesthesia and Neurointensive Care

第 2 版

主　编　Arun Gupta　Adrian Gelb
　　　　Derek Duane　Ram Adapa

主　译　韩如泉　周建新

执行主译　林　楠

译　者（以姓氏笔画为序）

于浩杰	王　洁	王　朔	王　琦	王玉妹	王昕馨
方婧涵	史中华	朱　宁	乔岚歆	任　浩	刘　彬
刘晓媛	孙　哲	孙秀梅	孙婉琛	李　姝	李宏亮
李修衡	李嘉欣	杨　柳	杨燕琳	吴　蓓	吴侑煊
何　璇	邹丽华	宋婉晴	迟冬梅	张　园	陈　凯
陈光强	陈静然	范议方	林　楠	罗旭颖	金　旭
金海龙	周　扬	周建芳	周建新	周益民	赵春美
俞美荣	贾子普	徐　明	黄华玮	崔倩宇	阎　翔
梁　发	彭宇明	董　佳	韩如泉	程昆明	谢思宁

人民卫生出版社

图书在版编目(CIP)数据

Gupta and Gelb 神经麻醉与重症监护精要 / (英)阿伦·古普塔(Arun Gupta)主编;韩如泉,周建新译
.—北京:人民卫生出版社,2019
ISBN 978-7-117-28426-4

Ⅰ.①G… Ⅱ.①阿…②韩…③周… Ⅲ.①神经外科手术-麻醉学②神经外科手术-险症-监护(医学)
Ⅳ.① R651 ② R473.6

中国版本图书馆 CIP 数据核字(2019)第 072225 号

人卫智网	**www.ipmph.com**	医学教育、学术、考试、健康,购书智慧智能综合服务平台
人卫官网	**www.pmph.com**	人卫官方资讯发布平台

版权所有,侵权必究!

Gupta and Gelb 神经麻醉与重症监护精要

主　　译:韩如泉　周建新
出版发行:人民卫生出版社(中继线 010-59780011)
地　　址:北京市朝阳区潘家园南里 19 号
邮　　编:100021
E - mail:pmph @ pmph.com
购书热线:010-59787592　010-59787584　010-65264830
印　　刷:北京顶佳世纪印刷有限公司
经　　销:新华书店
开　　本:710×1000　1/16　　印张:27
字　　数:499 千字
版　　次:2019年6月第1版　2019年6月第1版第1次印刷
标准书号:ISBN 978-7-117-28426-4
定　　价:139.00 元

打击盗版举报电话:010-59787491　E-mail: WQ @ pmph.com
(凡属印装质量问题请与本社市场营销中心联系退换)

编者名单

Anthony Absalom
University Medical Center, Groningen,
The Netherlands

Ashish Agrawal
University of California, San Francisco,
CA, USA

Dr Poppy Aldam
Cambridge University Hospitals, UK

Ricardo Andrade
University of Chicago, Chicago, IL, USA

Shymal Asher
University of Chicago Pritzker School of
Medicine, Chicago, IL, USA

Philip E. Bickler
University of California, San Francisco,
CA, USA

Anne Booth
Cambridge University Hospitals, UK

Kristine E. W. Breyer
University of California, San Francisco,
CA, USA

Erika Brinson
University of California, San Francisco,
CA, USA

Nicolas Bruder
Aix Marseille University, Marseille,
France

Karol Budohoski
Cambridge University Hospitals, UK

Dr Rowan Burnstein
Cambridge University Hospitals, UK

Eleanor Carter
Cambridge University Hospitals, UK

Joyce Chang
University of California, San Francisco,
CA, USA

Xinying Chen
Khoo Teck Puat Hospital, Singapore

Randall Chesnut
University of Washington,USA

Sarah Chetcuti
Cambridge University Hospitals, UK

Jason Chui
Western University, London, Ontario,
Canada

Craig D. McClain
Harvard Medical School, Boston, MA, USA

Jonathan P. Coles
University of Cambridge, UK

Rosemary Ann Craen
Western University, London, Canada

Marek Czosnyka
University of Cambridge, Cambridge, UK

Michael McDermott
University of California, San Francisco,
CA, USA

Anne L. Donovan
University of California, San Francisco,
CA, USA

Ari Ercole
Cambridge University Hospitals, UK

Alana M. Flexman
University of British Columbia,
Vancouver, BC, Canada

Dean Frear
Addenbrooke's Hospital, Cambridge, UK

Tamsin Gregory
Airedale General Hospital, UK

Donald Griesdale
University of British Columbia,
Vancouver, BC, Canada

Shaun E. Gruenbaum
Yale University School of Medicine, New
Haven, CT, USA

Mathew Guilfoyle
Cambridge University Hospitals, UK

Antoine Halwagi
Hôpital Notre-Dame, Montréal,
Canada

Bradley Hay
University of California, San Diego,
CA, USA

Manuel Aliaño Hermoso
Cambridge University Hospitals, UK

Sophia Yi
University of California, San Diego,
CA, USA

Piyush Patel
University of California, San Diego,
CA, USA

Ian Herrick
Western University, London, Ontario,
Canada

Peter Hutchinson
Cambridge University, UK

Kelsey Innes
University of British Columbia,
Vancouver, BC, Canada

Andrea Lavinio
Cambridge University Hospitals, UK

Ronan O' Leary
Cambridge University Hospitals, UK

Chanhuan Z. Lee
University of California, San Francisco,
CA, USA.

Jeremy A. Lieberman
University of California, San Francisco,
CA, USA

Daniel A. Lim
University of California, San Francisco,
CA, USA

Mariska Lont
University Medical Center Groningen UK

Pirjo H. Manninen
University of Toronto, Ontario, Canada

Vaithy Mani
Cambridge University Hospitals, UK

Oana Maties
University of California, San Francisco,
CA, USA

Lingzhong Meng
Yale University School of Medicine, New
Haven, CT, USA

Chris Nixon-Giles
University of British Columbia,
Vancouver, BC, Canada

Hélèe Pellerin
Université Laval, Québec, Canada

Simeone Pierre
Aix Marseille University, Marseille, France

Mark Plummer
Cambridge University Hospitals, UK

Jane E. Risdall
Cambridge University Hospitals, UK

Mark D. Rollins
University of California, San Francisco, CA, USA

Kali Romano
University of British Columbia, Vancouver, BC, Canada

Mark A. Rosen
University of California, San Francisco, CA, USA

Keith J. Ruskin
University of Chicago Pritzker School of Medicine, Chicago, IL, USA

Grant Sanders
Kaiser Permanente, Oakland, CA, USA

Eschtike Schulenburg
Cambridge University Hospitals, UK

Veena Sheshadri
Toronto Western Hospital, Canada

Jane Sturgess
West Suffolk Hospital, Bury St Edmunds, UK

Daniel Scoffings
Cambridge University Hospitals, UK

Mypinder Sekhon
University of British Columbia, Vancouver, BC, Canada

Darreul P. Sewell
University College London Hospitals, London, UK

David Shimabukuro
University of California, San Francisco, CA, USA

Claas Siegmueller
University of California, San Francisco, CA, USA

Sulpicio G. Soriano
Harvard Medical School, Boston, MA, USA

Una Srejic
University of California, San Francisco, CA, USA

Barbara Stanley
Brighton & Sussex University Hospitals, UK

Susan Stevenson
Cambridge University Hospitals, UK

Ivan Timofeev
Cambridge University Hospitals, UK

John H. Turnbull
University of California, San Francisco, CA, USA

Nienke Valens
University Medical Center Groningen, Netherlands

Monica S. Vavilala
University of Washington, Seattle, WA, USA

Lionel Velly
Aix Marseille University, Marseille, France

Joanna L. C. White
Cambridge University Hospitals, UK

Paul Whitney
Brighton & Sussex University Hospitals, UK

Andrew Wormsbecker
University of British Columbia, Vancouver, BC, Canada

译者前言

《Gupta and Gelb 神经麻醉与重症监护精要》是由英国剑桥阿登布鲁克医院神经科学和创伤重症医学专家 Arun Gupta 教授和美国加州大学旧金山分校麻醉与围术期医学科 Adrian Gelb 教授组织编著，各章节由国际知名的神经外科麻醉和神经重症监护领域专家共同撰写。

本书为该著作的第 2 版，以 55 个短小章节精练了神经外科麻醉和神经重症监护的核心临床知识，并呈现了该领域的最新信息。新版在原有的基础上增加了立体定向、内窥镜神经外科手术麻醉章节，并在重症监护部分增加了更多章节。书籍内容全面，言简意赅，图文并茂，便于阅读，并提炼各章要点和推荐相关读物，是医学生、住院医师和从事神经外科麻醉及神经重症监护专业人员的理想工具书。

本书的译者团队来自首都医科大学附属北京天坛医院麻醉科和神经重症医学科，北京天坛医院以临床神经科学著称，该团队的译者在围术期神经外科领域具有丰富的临床经验。译者团队在本书翻译的过程中遵循信、达、雅的翻译原则，经过严格的初译、校译、译文互校和终审校对过程，最大程度保证内容的准确性、用词的严谨性和表达的清晰性，使读者易于理解和掌握原文传递的信息。虽然译者团队对本书的翻译已精益求精，但仍可能出现些许错误及偏差，恳请读者谅解和及时批评指正。

韩如泉　周建新

2019 年 4 月于北京

目 录

第 1 章
大脑和脊髓的结构与功能

Daniel A.Lim，Michael McDermott

要点

- 中枢神经系统由 5 个解剖区域组成：两侧大脑半球、间脑、脑干、小脑和脊髓。
- 脊髓前三分之二部分由脊髓前动脉供血，包含脊髓腹侧的下运动神经元、下行的皮质脊髓束和上行的脊髓丘脑束。
- 大脑幕上区包括大脑半球和间脑。超过 80% 的人左半球为优势半球，支配语言功能。
- 大脑幕下区包括脑干、小脑及第 Ⅲ ~ Ⅻ 对脑神经。
- 基底神经节包括尾状核、苍白球、壳核和杏仁核。

缩略词

CNS	Central nervous system	中枢神经系统
CSF	Cerebrospinal fluid	脑脊液

目录

引言

中枢神经系统（central nervous system，CNS）大体上可分为 5 个解剖区域（图 1.1）

（1）脊髓

（2）两侧大脑半球

（3）间脑

（4）脑干，由延髓、脑桥和中脑组成

（5）小脑

临床上，很多外科医生将颅内区域划分为幕上区和幕下区。幕上区包括两侧大脑半球和间脑，幕下区包括脑干和小脑。

中枢神经系统浸泡在脑脊液（cerebrospinal fluid，CSF）中。成人的脑脊液于脑室中由脉络丛以 15~20ml/h 的速度产生，并从脑室系统循环至蛛网膜下腔（图 1.2a）。蛛网膜下腔为附着在大脑和脊髓组织上的软脑膜和蛛网膜之间的间隙，内含细腻的蛛网状结缔组织（图 1.2b）。蛛网膜外侧为硬脑膜。总的来说，脑膜由软脑膜，蛛网膜和硬脑膜组成。

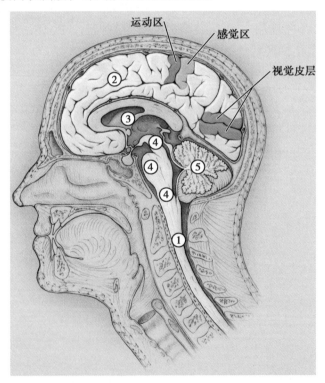

图 1.1 矢状位显示了以下各结构的关系：①脊髓；②大脑半球；③间脑；④脑干，由延髓、脑桥、中脑组成；⑤小脑

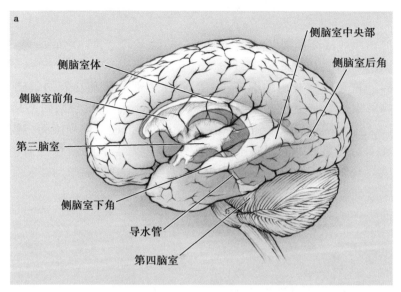

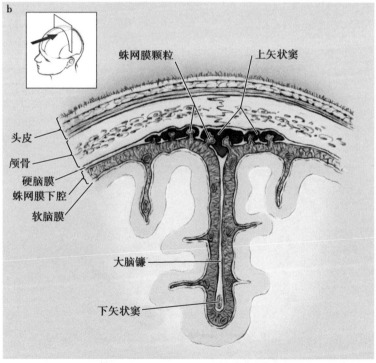

图1.2 （a）侧脑室、第三脑室、第四脑室的位置和连接通路。侧脑室分为前角、体、中央部、后角和下角。脉络丛位于侧脑室体的底部，下角的顶部及第三和第四脑室。（b）冠状位显示蛛网膜颗粒与上矢状窦的关系

脊髓

脊髓由颅底逐渐变细延伸至圆锥，在胸 12 和腰 2 椎体之间成为终丝（图 1.3）。脊髓最主要的功能分为三部分。

第一，位于中央灰质的细胞通路是躯体大部分运动功能的基础（面部、舌头、嘴部除外），包括前角细胞和调控它们的间接通路（反射回路）。

第二，脊髓接收周围神经传递的感觉并将其传递给更高级的结构。初级上传通路为脊髓后索和脊髓丘脑侧束（图 1.4）。后索传递精细触觉、震动和本体感觉。脊髓丘脑侧束传递对侧痛觉和温度觉。脊髓后根的痛觉纤维在到达脊髓突触前上升或下降 1~3 个节段。

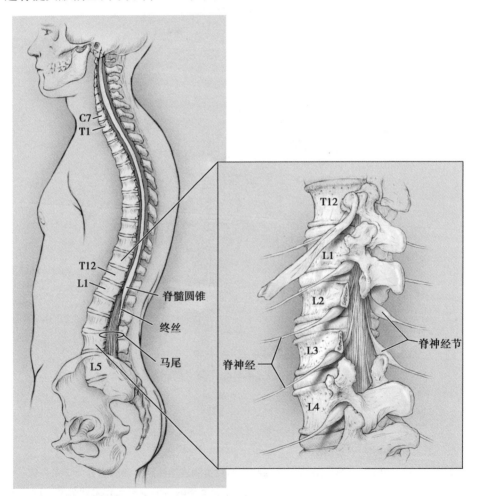

图 1.3 脊柱和脊髓的矢状位图像及马尾和复合脊神经的特写。脊髓由颅底逐渐变细延伸至圆锥，在胸 12 和腰 2 椎体之间成为终丝

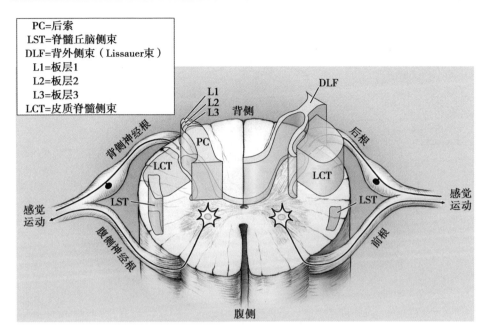

PC=后索
LST=脊髓丘脑侧束
DLF=背外侧束（Lissauer束）
L1=板层1
L2=板层2
L3=板层3
LCT=皮质脊髓侧束

图 1.4　轴向示意图显示上下行纤维束和脊髓后角

　　第三，脊髓白质包括若干下行纤维束，高级中枢神经系统结构通过直接刺激细胞或通过增加或降低信号传输效率的中间神经元来调节脊髓功能。临床中最重要的下行纤维束为脊髓丘脑侧束，传递对侧大脑半球自主动作和技巧动作。其他起源于皮质和脑干结构的运动通路控制姿势和动作。此外，还有一些调节疼痛纤维的下行通路。

　　脊髓的血供来自成对的脊髓后动脉和单根的脊髓前动脉。脊髓后动脉供应后角和白质，脊髓前动脉供应脊髓的前三分之二。脊髓前动脉网由六到八支根动脉供应，颈部最多、胸部最少。根髓大动脉是胸腰段的主要血管，供应 T8 到脊髓圆锥，这些动脉起源于 T9–L2 区域，大部分发源自主动脉左侧。脊髓动脉灌注压非常重要，特别注意俯卧位时静脉压将升高。

幕上区

端脑和大脑皮层

　　大脑半球由大脑皮层、白质投射区和一部分深层结构包括基底神经节和海马组成。皮质高度卷曲的皱褶称为脑沟，凸起或隆起称为脑回。每个大脑半球分为四叶：额叶、顶叶、颞叶和枕叶（图 1.5）。大脑半球主要由中线纵裂，额叶后中央沟和大脑外侧裂组成。

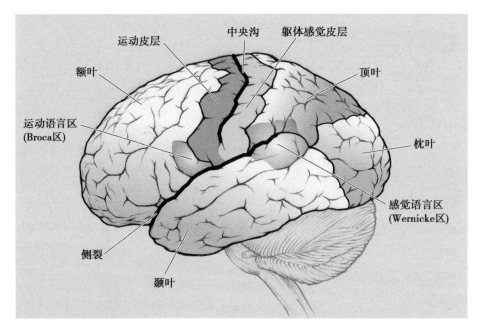

图1.5 皮质高度卷曲皱褶称为脑沟，凸起或隆起称为脑回。每个大脑半球分为四叶：额叶、顶叶、颞叶和枕叶。语言的运动（Broca）和感觉（Wernicke）区分别见额叶和颞叶/顶叶

　　各部位皮层并非等同，当有些区域损伤时会引起神经功能缺陷，有些则不然。所以明确所谓的大脑功能区的位置是非常必要的，非功能区则常作为大部分病变的手术路径。大脑的功能区包括初级运动和初级感觉区、语言区（Broca运动语言区和Wernicke感觉语言区）、初级视觉区、丘脑、脑干网状激活系统、小脑深部核团和一部分前顶叶。这些区域大部分与大脑外侧裂邻近或毗连。

　　初级运动皮层和躯体感觉皮层在中央沟两侧。运动和感觉皮层以精确的拓扑学代表对侧躯体（图1.6）。视觉皮层位于枕叶，主要为距状沟上下的大脑半球内侧。

　　几乎所有右利手和80%的左利手患者的左侧大脑半球为语言优势大脑；左利手的患者中，双侧优势和右侧优势的患者分别占15%和5%。感觉语言区位于颞叶后上方、初级听觉皮层之后，感觉语言区损伤会导致语言理解方面的问题，一般会造成流利型失语（句子长度和语调正确，而语言内容没有意义）。运动语言区位于前额叶运动前皮层，负责构词，此区域损伤会导致非流利型失语（言语含糊、断续）。

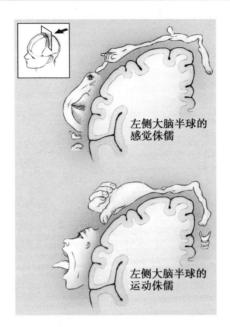

图 1.6 位于中央沟前后的运动和感觉区域支配示意图

间脑

间脑位于中脑之上，由丘脑和下丘脑组成。丘脑是"信息中继站"，除之嗅觉外的所有感觉模式都经于此，并且在丘脑和大脑皮层及小脑之间存在许多交叉联系。丘脑在运动调控、觉醒、感觉信息处理方面有重要作用，损伤会导致昏迷、震颤和其他运动障碍，以及包括疼痛综合征在内的感觉问题。

下丘脑位于丘脑下方，控制内分泌、自主神经及内脏功能。下丘脑通过延续为垂体柄的漏斗与位于蝶鞍内视交叉后下方的垂体相连（图 1.7）。因此，垂体肿瘤可压迫视交叉导致视觉障碍（如双颞侧偏盲）。下丘脑分泌抑制因子调节垂体激素释放。下丘脑细胞产生的血管加压素（或抗利尿激素）运输到垂体后叶释放。

影响交感神经和副交感神经系统的下行纤维起源于下丘脑。下丘脑内的离散核团对维持机体稳态至关重要。体温调节、饱腹感和觉醒大部分受控于下丘脑。例如，通过实验损伤下丘脑外侧会引起厌食，而损伤内侧则引起暴饮暴食。

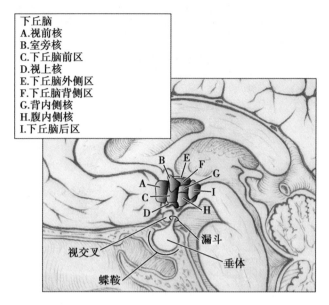

下丘脑
A.视前核
B.室旁核
C.下丘脑前区
D.视上核
E.下丘脑外侧区
F.下丘脑背侧区
G.背内侧核
H.腹内侧核
I.下丘脑后区

视交叉　漏斗　垂体　蝶鞍

图1.7　间脑内下丘脑核团的位置

幕下区

脑干

脑干由延髓，脑桥和中脑构成，是中枢神经系统中高度复杂和具有关键临床功能的区域见（图1.1）。与大脑其他区域不同，脑干是很多重要结构和功能的聚集地，包括：意识的解剖学基础，自主神经功能调节，多种不同下行纤维束一部分上行纤维束的起源和靶点，与其无功能关系的纤维束通路，12对脑神经中10对及其传入和传出核团，其他临床相关的反射区。

脑干最重要的临床功能可能是维持意识方面的作用。脑干网状激活系统严重损伤导致僵直和昏迷。脑干网状结构由脑干中心一系列相互联系的核团组成，介导觉醒。

位于延髓和脑桥的呼吸控制中枢同样至关重要。控制呼吸的神经元负责调节呼吸节律，处理由外周化学感受器及各种肺感受器传入的信息。局灶性延髓损伤或水肿可引起致命的呼吸骤停。

许多上行及下行的神经纤维束从脑干经过。其他神经纤维束在脑干细胞核团内起源或终点，如皮质延髓束、三叉神经丘脑束、中央被盖束和内侧纵束。例如在脑干内的有第3~12对脑神经（CNIII~CNXII）的细胞核团（表1.1）。大部分纤维束在脊髓中有对应的结构，面部和肢体缺陷的不一致性（例如右侧面瘫和左侧偏瘫）强烈提示损伤位于脑干。

昏迷患者可以通过瞳孔、角膜和呕吐 / 咳嗽反射检测脑干功能。瞳孔（光）反射可评估中脑水平功能以及视神经和动眼神经完整性。角膜（瞬目）反射可评估脑桥水平的脑干功能，此反射的传入支为三叉神经，传出支为面神经。呕吐反射可检测低位脑干、延髓、舌咽神经和迷走神经功能。

呕吐反射弧通过延髓，刺激网状结构的某些神经元使冲动下行至下级运动神经元引起膈肌和腹肌的收缩。

表 1.1　脑神经及其功能

脑神经	功能	细胞核团位置
Ⅰ	嗅觉	钩回，隔区
Ⅱ	视觉	外侧膝状体核
Ⅲ	眼球外围负责眼球转动的肌肉，抬升眼睑	中脑顶盖（上部）
Ⅳ	眼球运动，向下和向内	中脑顶盖（下部）
Ⅴ	面部皮肤感觉，咀嚼肌运动（V3）	脑桥（运动，感觉），延髓，颈髓（感觉）
Ⅵ	侧眼	脑桥（背侧）
Ⅶ	面部运动，舌前 2/3 部分的味觉	脑桥（腹侧）
Ⅷ	听觉，平衡	脑桥（背外侧）
Ⅸ	上颚的运动和感觉，舌后 1/3 部分的味觉	延髓
Ⅹ	声带，内脏的副交感功能	延髓
Ⅺ	斜方肌和胸锁乳突肌运动	延髓
Ⅻ	舌肌	延髓

小脑

小脑位于后颅窝（见图 1.1），在第四脑室水平通过三个小脑脚附着于脑干。硬脑膜横向皱褶形成小脑幕延伸至小脑上部，将小脑与大脑半球和枕叶分隔开。由于小脑与脑干关系密切，故小脑水肿可能危及生命。

最古老的部分旧小脑位于绒球小结叶的前下方，接收前庭神经核传入信息并调节眼球运动。由中线蚓部构成的旧小脑处理脊髓小脑束上行传入的本体感觉并通过新皮质投射控制躯体姿势。新小脑由外侧半球构成，接受新皮质经中小脑角传入的信号再将处理过的信号通过丘脑传出到新皮质。

小脑损伤造成典型的病变为同侧功能缺损。因为小脑信号传出是交叉的，其主要影响的下行运动通路也是交叉的。典型症状包括旧小脑（中部）损伤的共济失调及躯体震颤（蹒跚）以及新小脑损伤（侧部）造成的躯体共济失调和运动性震颤。

锥体外系器官

锥体外系器官不是通过空间位置邻近相关联的结构，而是通过功能和神经解剖学的相似性相关联的结构。两种结构都可以阐述中枢神经系统区域之间的关系：接收和处理大脑新皮层/脊髓传入的信号，再将其传回外部靶点，通常是调控运动、情绪和认知功能的丘脑。所以，锥体外系器官损伤通常导致震颤和不协调（称为锥体外系征），而不是瘫痪。

基底节

基底节位于大脑半球内（图 1.8），主要成分包括尾状核、壳核、苍白球和杏仁核。这些器官之间存在内部关联，也与其他大脑区域包括中脑、间脑

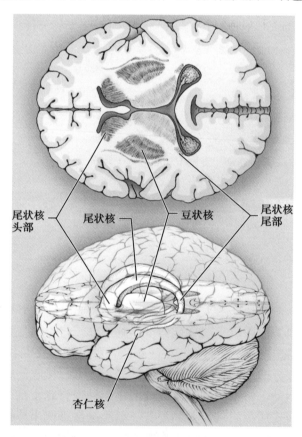

尾状核头部　尾状核　豆状核　尾状核尾部

杏仁核

图 1.8　基底节的轴位和三维展示

和大脑皮层相互关联。这些连接在功能上分为眼球运动，骨骼运动，边缘和认知回路，分别有不同的传入路径及靶点。

基底节疾病，如帕金森病和亨廷顿病导致运动控制异常，肌张力改变，出现不规则、不自主运动。上述疾病可造成情感和认知障碍，这取决于情绪和认知回路的参与程度。

（杨柳　译，林楠　校）

推荐阅读

Gilman, S., Newman, S., Manter, J.T., Gatz, A.J. eds. (2002). *Manter and Gatz's Essentials of Clinical Neuroanatomy and Neurophysiology*, 10th edition, Philadelphia, PA:F.A. Davis.

Kandel, E.R., Schwartz, J.H., Jessell, T.M. eds. (2000). *Principles of Neural Science*, 4th edition, Norwalk, CT: Appleton and Lange.

第 **2** 章
脑 循 环

Barbara Stanley，Paul Whitney

要点

- 大脑的动脉供应来自颈动脉和椎基底动脉系统。
- 脑动脉组成 Willis 环。
- 静脉通过上皮细胞内衬的静脉窦引流至颈内静脉。
- 微循环高度组织化，以便毛细血管密度能适应其功能活动。
- 血脑屏障由高度特异化的毛细血管内皮细胞、星形胶质细胞、周细胞和内皮基底膜形成。

缩略词

ACA	Anterior cerebral artery	大脑前动脉
BBB	Blood–brain barrier	血脑屏障
CBF	Cerebral blood flow	脑血流量
ICA	Internal carotid artery	颈内动脉
ICP	Intracranial pressure	颅内压
MCA	Middle cerebral artery	大脑中动脉
PCA	Posterior cerebral artery	大脑后动脉

目录

引言

大脑是身体中唯一能在动脉压力大范围波动下维持稳定血流的器官。大脑血流量约为 750ml/min，即 50ml/（100g·min），占静息心输出量的 14%。局部脑血流还可与局部代谢需求进行匹配。大脑灰质内血流量波动在 80~110ml/（100g·min），为白质血流 [20ml/（100g·min）] 的 5 倍。了解脑循环的解剖学和生理学有助于循环衰竭时预测神经损伤。

动脉系统

大脑动脉供应分为前循环和后循环，由两组成对动脉组成。前循环起源于颈内动脉（internal carotid artery，ICA）。颈内动脉通过颈动脉孔上升至大脑，分出后交通动脉，末端分为大脑前动脉（anterior cerebral artery，ACA）和大脑中动脉（middle cerebral artery，MCA）两个终支。颈内动脉（internal carotid artery，ICA）还分出眼动脉，为视网膜、眼眶结构供血。大脑前动脉和大脑中动脉分别供应额叶的内侧和额叶、颞叶、顶叶的侧面。豆纹动脉是大脑中动脉的穿支，自发出后垂直向上走行，供应基底神经节和内囊。这些均为动脉末端分支，因此是梗塞和出血性卒中的常见部位（表 2.1 和图 2.3）。

表 2.1　血管及其功能

起始血管	血管	血供的结构 / 功能
颈内动脉	大脑前动脉	主要运动 / 躯体感觉皮层（腿和脚） 内侧额叶（运动管理）
颈内动脉	大脑中动脉（上支） 大脑中动脉（下支）	主要运动 / 躯体感觉皮层（面部和上肢） Broca 区（语言表达） 额叶眼区（凝视） Wernicke 区（语言理解） 初级躯体感觉皮层 光学辐射（视觉）
基底动脉	大脑后动脉	枕叶（视力） 后海马（记忆） 丘脑（大多数感觉运动功能的皮层下枢纽）
椎动脉	基底动脉	后颅窝（脑干和小脑），与大脑后动脉并行

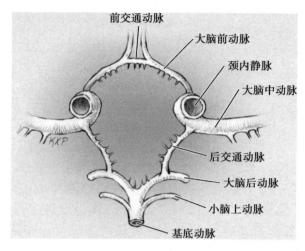

前交通动脉
大脑前动脉
颈内静脉
大脑中动脉
后交通动脉
大脑后动脉
小脑上动脉
基底动脉

图 2.1 Willis 环图解。这种经典多边形仅存在于不到 50% 的大脑中

后循环起源于双侧椎动脉，椎动脉通过椎孔上升，并在椎管连接处融合形成基底动脉。基底动脉随后分为两支大脑后动脉（posterior cerebral artery，PCA）。后循环发出几个重要的分支：

1. 脊髓动脉（供应全部脊髓）
2. 脑膜分支
3. 小脑上动脉
4. 小脑前、后下动脉（供应小脑）

颈内动脉和大脑前动脉构成 Willis 环的一部分，Willis 环位于耳屏水平的大脑脚间池中，包绕脑垂体、视乳头和视交叉。来自 Willis 环的深穿支为末端动脉，因此全身性低血压可导致边界区域的典型缺血，即分水岭缺血。由于 Willis 环存在解剖学变异，因此这些分布并非总是一致的（图 2.1和图 2.2）。

静脉系统

与其他器官系统的血管床不同，脑静脉引流不伴随动脉走行。相反，小静脉汇合成软脑膜静脉，这些静脉汇入静脉窦，形成浅静脉和深部引流系统，其特征是静脉吻合有限（图 2.4），颅内至颅外通过颅骨板障的静脉吻合。总颅内血容量约为 200ml，其中大部分容量位于静脉系统，因此静脉被称为脑循环的容量血管。

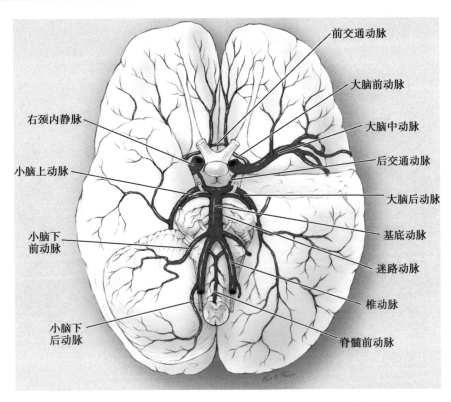

前交通动脉

大脑前动脉

大脑中动脉

后交通动脉

大脑后动脉

基底动脉

迷路动脉

椎动脉

脊髓前动脉

右颈内静脉

小脑上动脉

小脑下
前动脉

小脑下
后动脉

图 2.2　大脑底部的动脉供应。注意 Willis 环邻近视交叉和垂体柄

　　每个半球的血液引流至最近的静脉窦，静脉窦位于硬脑膜的褶皱之间，具有内皮化、无瓣膜特点，并与脑静脉的内皮表面相连续，尽管缺乏肌性血管壁，但较为坚硬。中线（上矢状窦、下矢状窦、直窦和枕窦）和旁中窦（大脑前静脉、基底静脉、海绵窦和横窦）连接形成完整的窦网，在颈静脉球水平通过乙状窦引流至颈静脉。

　　基底神经节和其他深部结构通过大脑内部和基底静脉引流，在胼胝体的压力下形成大脑大静脉，大脑大静脉与下矢状窦汇合成直窦。

　　大脑上静脉，也称为桥接静脉，引流大脑半球的上部和内侧表面的血液，位于皮质表面的蛛网膜下方，从而桥接硬膜下腔。这种独特的静脉系统具有表 2.2 中总结的多种临床意义。

脑微循环

　　脑微循环由高度组织的软脑膜表面血管（<100μm）组成，分支成小动脉，垂直穿过大脑。每根小动脉供应六边形柱状脑组织，具有重叠的边界区域，产生与神经元和功能单元排列相匹配的局部柱状血流。

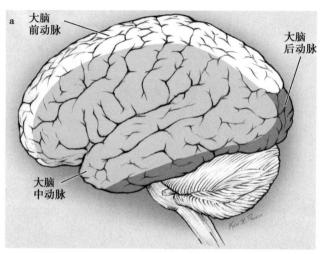

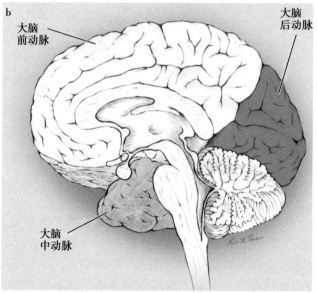

图2.3　显示由脑动脉供应的大脑区域

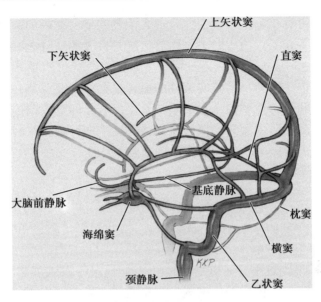

图 2.4　脑静脉引流

表 2.2　脑静脉引流的临床意义

解剖性质	临床意义
缺少静脉瓣	抬头位可改善静脉引流。颈内静脉置管引起的流出梗塞理论上可以增加颅内压升高和手术出血的风险
板障吻合	来自面部 / 鼻旁窦的微生物向颅内扩散的潜在途径
颅内静脉通过颈静脉球引流出颅。70% 来自同侧半球，27% 来自对侧半球，3% 来自颅外	颈静脉氧合（$S_{jv}O_2$）可用作全脑氧合的指标
坚硬的非肌性血管壁	头高位时，静脉空气栓塞风险高
桥静脉	由于萎缩性脑中桥静脉牵引或低颅内压状态（硬膜外穿刺）引起的轻微头部创伤，硬膜下出血的风险增加
吻合有限	大静脉或静脉窦的突然闭塞导致脑实质肿胀或由于实质中的脱氧血液积聚导致的静脉梗塞。硬膜支架置入术可用于治疗良性颅内高压

毛细血管可见于脑组织各层，在成人中其密度与突触的数量相关，且与局部氧代谢水平相关。出生时毛细血管密度是成人的三分之一，第一年增加一倍，4岁时达到成人水平。毛细血管复杂的分支通过双重系统的调节防止血压骤升，双重系统为：①脑实质外的血管受自主神经调节；②实质内血管受内源性代谢和肌源性调控，对$PaCO_2$发生反应，即双重调控假设。正常生理值的$PaCO_2$对实质内血管的调控占优势，自主神经调控对脑血流量几乎没有影响。然而，当高碳酸血症使实质内血管扩张时，交感神经刺激可引起脑血流量的显著降低。

血脑屏障

脑实质由大量的微毛细血管网供血，被相对不可渗透具有高电阻的解剖屏障与脑细胞外液隔离，即血脑屏障（blood-brain barrier，BBB）。在正常生理条件下即使是小分子如甘露醇也不能通过。血脑屏障由高度特异的毛细血管内皮细胞、星形胶质细胞、周细胞（细胞成分）、内皮基底膜形成。这一解剖屏障由内皮间紧密连接密封，称为闭锁小带。血脑屏障是脑微环境所特有的，并且来自其他血管床的毛细血管在移植到脑组织后将形成类似的屏障。血脑屏障并非遍及整个中枢神经系统，部分区域位于血脑屏障之外，包括垂体后叶、中位隆起、后极区、视前凹陷、椎旁、松果腺和脉络丛的内皮。

完整血脑屏障中物质转运与脂溶性、分子大小和主动转运机制有关。亲脂性物质相对容易穿过。许多亲水性物质也通过主动转运进行运输，有两种可能的途径穿过屏障：细胞旁路途径，即在紧密连接之间，和跨细胞途径，即通过微血管内皮细胞，利用酶和转运蛋白主动排出或代谢血源性物质。通过主动转运方式控制脑细胞外液离子组成的过程是耗能量的，说明毛细血管内皮细胞具有高密度线粒体。

被动阻塞（紧密连接）、活性药物外排（嵌入式转运蛋白）和生化转化（代谢）的共同作用为药物运输形成障碍，并且严格地控制了大脑生物化学环境。此外，血脑屏障具有对疾病和感染或炎症状态作出动态反应的能力。屏障可被诸如缺血等疾病过程破坏，但是这个破坏过程需要数小时到数天。因此，缺血后早期的脑水肿是细胞毒性而非血管源性的，但甘露醇仍用于减轻早期急性脑损伤的水肿。

（李修衡　译，邹丽华、林楠　校）

推荐阅读

Matta, B.F., Menon, D.K., Smith, S. (2011). *Core Topics in Neuroanaesthesia and Neurointensive Care*. Cambridge: Cambridge University Press.

McCaffrey, G., Davis, T.P.: Physiology and pathophysiology of the blood brain barrier. *J Investig Med* 2012; **60**:1131–1140.

TeachMeAnatomy.info.: Online anatomy resource, March 12, 2016, http://teachmeanatomy.info/neuro/vasculature/arterial-supply-brain/.

TeachMeAnatomy.info.: Online anatomy resource, March 12, 2016, http://teachmeanatomy.info/neuro/vessels/venous-drainage/.

第3章
脑血流量及其调节

Susan Stevenson, Ari Ercole

要点

- 大脑具有很高的能量和氧供需求，局部脑血流量和脑代谢通过多种机制耦联。
- 自动调节机制使脑灌注压在一定范围波动时仍保持脑血流量恒定，但当压力超过一定范围或脑损伤后该机制失效。
- 脑血流量的减少可迅速导致不可逆的神经元损伤。
- 动脉二氧化碳分压增加和低氧血症均会导致脑血管扩张。

缩略词

ATP	Adenosinetriphosphate	三磷酸腺苷
BBB	Blood−brain barrier	血脑屏障
CBF	Cerebral blood flow	脑血流量
CBV	Cerebral blood volume	脑血容量
CMR	Cerebral metabolic rate	脑代谢率
CMR_{glu}	Cerebral metabolic rate for glucose	葡萄糖的脑代谢率
$CMRO_2$	Cerebral metabolic rate for oxygen consumption	脑氧代谢率
CO	Cardiac output	心输出量
CO_2	Carbon dioxide	二氧化碳
CPP	Cerebral perfusion pressure	脑灌注压力
CSF	Cerebrospinal fluid	脑脊液
CT	Computed tomography	计算机断层扫描
CT−P	Computed tomography perfusion	计算机断层扫描灌注
CVR	Cerebrovascular resistance	脑血管阻力
ICP	Intracranial pressure	颅内压

MAP	Mean arterial pressure	平均动脉压
MTT	Mean transit time	平均排出时间
$PaCO_2$	Carbon dioxide tension	二氧化碳分压
PaO_2	Arterial oxygen tension	动脉氧分压
RBC	Red blood cell	红细胞
SAH	Subarachnoid hemorrhage	蛛网膜下腔出血
SVR	Systemic vascular resistance	全身血管阻力
TCD	Transcranial Doppler	经颅多普勒

目录

引言

　　神经元功能的维持需要大量而持续的氧供和能量底物。大脑是代谢需求最高的器官，消耗身体静息氧耗（250ml/min）的20％。然而，大脑利用葡萄糖产生的三磷酸腺苷（adenosinetriphosphate，ATP）是其主要能量来源，但葡萄糖底物储备有限。如果没有葡萄糖储备，神经元功能的能量产生则完全依赖于脑血流量（cerebral blood flow，CBF）。脑血流量急剧减少时，如脑缺血，神经元对其耐受性很差，短短几分钟内就可以造成不可逆的损伤。

　　了解维持脑血流量的生理学及其与脑灌注压（cerebral perfusion pressure，CPP）、颅内压（intracranial pressure，ICP）的关系对神经麻醉和神经重症监护的实践至关重要。管理和优化脑生理学是神经疾病管理的原则和基础。恰当的治疗旨在减少和预防继发性脑损伤，从而减少对功能的影响。

脑血流量的决定因素

脑血流量与脑灌注压和脑血管阻力（cerebrovascular resistance，CVR）有关，如下式所示：

$$CBF=CPP/CVR$$

因此，影响 CPP 或 CVR 的因素都可能会影响 CBF。

脑灌注压

脑灌注压由上行的平均动脉压（mean arterial pressure，MAP）和下行的中心静脉压（central venous pressure，CVP）之间的差异决定。然而，由于脑血管系统被封闭在刚性坚硬的头骨内，当颅内压超过中心静脉压时，中心静脉压由颅内压代替。因此：

$$CPP=MAP-ICP$$

该等式中的两个因变量可以被若干其他相关因素改变，从而影响 CPP。MAP 反映了心输出量（cardiac output，CO）和全身血管阻力（systemic vascular resistance，SVR），并且受到前负荷、心肌收缩性和血管张力波动的影响。ICP 由颅骨内容物的相对容积决定：脑实质（85%）、血液（5%）和脑脊液（10%）。这些容积是不可压缩的，一个容积的增加需通过另一个容积的减少来补偿，否则 ICP 将会增加。例如，在某些情况下，血管舒张导致的脑血容量（cerebral blood volume，CBV）增加通过脑脊液（cerebrospinal fluid，CSF）的转移来补偿，以保证 ICP 变化很小。但是，如果代偿机制耗尽，那么微小的 CBV 增加即可能导致 ICP 迅速上升。

脑血管阻力

脑血管阻力（CVR）对血管直径非常敏感，因为血流阻力与血管直径的 4 次方成反比。小动脉收缩或舒张对维持 CPP 变化下的 CBF 非常重要，是脑自动调节的基础。血管阻力受局部和全脑的调控。局部脑代谢率可能因神经元的活动而产生很大差异。局部脑血流量根据局部脑代谢率的变化，通过脑血流－代谢耦联机制进行调节，以确保满足必要的功能需求。

自动调节

脑自动调节是指 CBF 在灌注压力轻度变化的情况下保持相对恒定的过程，以确保恒定的氧供和代谢底物供给（图 3.1）。脑灌注压常被误认为在 50~150mmHg 的固定范围。平均动脉压约为 70~90mmHg 时脑血流量开始下降，但平均动脉压临界值的范围为 40~110mmHg。由于故意将血压升高到安全阈值以上存在伦理问题，因此平均动脉压的上限无法确定。这种自动调节是通过血管张力的变化实现的，自动调节的上限和下限分别代表最大的血管收缩和血管舒张。因此，脑血容量随着脑灌注压力的增加而降低。

自动调节是通过多种不同的潜在机制实现的。肌源性机制可在几秒钟内起作用，在脑灌注压力增加的情况下引起代偿性血管收缩。相反，脑灌注压力的下降则引起反射性的血管舒张。这种效应可能通过交感神经活动将曲线右移来调节。某些代谢产物如氢离子和腺苷也可以引起血管舒张，这一反应是代谢调控的基础。此外，在低灌注期间，从血管内皮释放的一氧化氮也可引起血管舒张。

超出自动调节的范围，脑血流量将依赖脑灌注压。低于自动调节下限，则存在脑缺血的风险。超过自动调节的上限，则可能发生脑充血和脑出血。自动调节的极限可能会随着病理状态而发生改变，例如慢性高血压，平台期右移，且这类患者即使在轻度的低血压时也存在较大的脑缺血风险。局部脑血流存在较大差异，在全脑自动调节达到极限之前，某些部位的局部自动调节可能会失效。

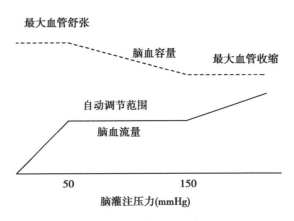

图 3.1　图示表明 CPP 在 50~150mmHg 之间，CBF 不依赖 CPP，自动调节主要通过血管口径的变化实现，因此常伴随着 CBV 的变化。超出此自动调节范围，血管舒张/血管收缩达到最大，CBF 则变为压力依赖性

脑血流的生理调节

二氧化碳分压（carbon dioxide tension，$PaCO_2$）是健康和疾病个体中脑血流量的重要决定因素。二氧化碳穿过血脑屏障（blood–brain barrier，BBB）自由扩散入脑脊液，在脑脊液中生成碳酸解离成氢和碳酸氢根离子。pH 的下降

会引起血管平滑肌松弛和脑血流量增加。$PaCO_2$ 在 3~10kPa 范围内，CBF 与其成正比，$PaCO_2$ 每增加 1kPa 就会使 CBF 增加约 25%（图 3.2）。

这种强相关表明在神经麻醉中精确控制肺泡通气的重要性。在顺应性差的大脑中，$PaCO_2$ 轻度增加引起的血管舒张也可能导致颅内压明显增加。相反，过度通气可降低脑血容量，从而有效降低颅内压（直到脑脊液缓冲适应）。然而，除了临时应急处理外，应避免使用过度通气，因为低于正常范围的 $PaCO_2$ 即使轻度下降，亦可能导致脑损伤患者大面积脑缺血。

除了 $PaCO_2$，低氧分压（arterial oxygen tension，PaO_2）也会影响脑血管阻力。当 PaO_2 低于 7kPa 时，缺氧可引起血管舒张，临床中该阈值并非一成不变，在某些个体中可能更高。

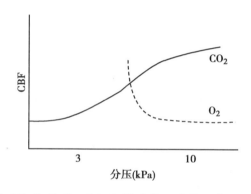

图 3.2 $PaCO_2$ 和 PaO_2 对 CBF 影响的示意图。在 3~10kPa 的临床重要范围内，CBF 与 $PaCO_2$ 强相关，且近似线性。相反，10kPa 以上的生理氧张力的变化对 CBV 的影响较小。然而，当 PaO_2 低于 7kPa 的低氧条件下，脑血管明显扩张

血流与代谢耦联

生理因素可影响全脑血流量，不同部位代谢存在差异。脑代谢率（cerebral metabolic rate，CMR）可用底物的利用进行描述，例如氧和葡萄糖的脑氧代谢率（cerebral metabolic rate for oxygen consumption，$CMRO_2$）和葡萄糖的脑代谢率（cerebral metabolic rate for glucose，CMRglu）。静息时，血流分布在微脉管系统中变化。在功能活动期间，通过募集毛细血管增加脑血流，并与局部葡萄糖的利用变化密切相关。血流-代谢耦联机制的迅速反应使得脑血流量和脑代谢率在几秒钟内得以匹配，多种代谢、内皮或神经递质机制参与其中。大多数麻醉剂以剂量依赖性方式降低脑代谢，血流代谢耦联的程度也发生改变，但每种药物的影响程度不同。

癫痫发作可能导致脑代谢率明显增加，CBF 和 CBV 同时明显增加。如果颅内顺应性差，则可能会引起颅内压的增加。温度也可明显影响脑代谢率，低温降低脑代谢率，因而降低 CBF 和 CBV，尽管迄今为止没有明确证实其对结局的益处，但低温仍是控制颅内压的有效策略。相反，急性脑损伤后发热与不良预后相关，可能与脑代谢率和脑血流量的显著增加以及颅内压控制不当和氧供需失衡有关。

神经源性调节

在健康个体中，对脑血管张力的神经源性调节知之甚少。然而，颅外和颅内脑血管系统均受到丰富的神经支配。血管活性介质包括儿茶酚胺、乙酰胆碱和一氧化氮以及 5- 羟色胺、P 物质和神经肽 Y。

流体动力学

血流量和黏度与血液黏度的主要决定因素血细胞比容（hematocrit，HCT）和红细胞（red blood cell，RBC）呈反比。HCT 越低血流量更大，但这种益处被氧气运输的减少所抵消。除了对脑水肿的影响之外，甘露醇还通过减少细胞体积改变红细胞形态，改善变形性和降低血液黏度从而增加脑血流量。

脑血流测量

测量脑血流量可帮助临床医生诊断急性神经系统疾病及其并发症。理想的脑血流量测量应在床旁进行，避免辐射或造影剂暴露，可单人操作，并对局部脑血流量连续实时监测。多种技术可用于测量脑血流量，但所有技术都有局限性。然而，经颅多普勒（transcranial Doppler，TCD）超声和计算机断层扫描灌注（computed tomography perfusion，CT-P）成像这两种技术在临床中非常重要。

经颅多普勒超声

经颅多普勒直接测量移动的红细胞散射的超声频率的多普勒频移。根据特定的骨窗，可以对大脑中动脉、大脑前动脉、大脑后动脉及椎动脉、基底动脉和颈动脉进行声波处理。需要注意的是，多普勒频移监测的是血流速度而不是血流量，该技术记录随时间变化的速度波形。在假设横截面恒定的情况下，速度波形与脑血流量相关，且接近真实。此外，该技术对局部脑血流量的变化不敏感。

尽管存在以上不足，经颅多普勒具有简单安全的优点，可提供实时结果。经颅多普勒在颈动脉内膜剥脱术中特别有用，同侧颈动脉夹闭期间，可确定对侧是否存在足够的血液供应，以避免需要分流。经颅多普勒也可在颈动脉剥脱术中检测微栓子。经颅多普勒也有助于发现和监测血管痉挛，如动脉瘤性蛛网膜下腔出血（aneurysmal subarachnoid hemorrhage，aSAH）时，血流通过狭窄的血管时速度增加。

计算机断层扫描灌注

计算机断层扫描灌注（computed tomography perfusion，CT-P）成像碘化造影剂通过脑循环时生成时间图。静脉注射造影剂后，动脉血液中出现造影剂触发的连续 CT 扫描。衰减程度与各部位的对比剂浓度直接相关。由于造影剂到达特定部位的速率取决于局部脑血流量，因此可以推断脑血流量的空间图。此外，根据造影剂的平均排出时间（mean transit time，MTT），还可以使用中心体积原理计算出局部脑血容量，即 CBF=CBV/MTT。该项技术还可以获得其他时间参数。

计算机断层扫描灌注为脑血流量减少部位的脑组织缺血提供了详细信息（图 3.3）。此外，梗塞区域可以通过脑血容量降低的匹配区域进一步区分。由于具有空间敏感性，计算机断层扫描灌注在急性缺血性卒中的诊断和动脉瘤性蛛网膜下腔出血后延迟的神经功能缺损方面具有重要价值。计算机断层扫描灌注不仅能检测缺血区域，还能确定潜在的可挽救脑的范围。然而，必须权衡计算机断层扫描灌注获得的大量信息与患者对造影剂和辐射的暴露。

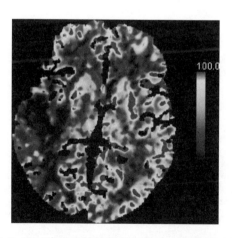

图 3.3 CT-P 显示动脉瘤性蛛网膜下腔出血患者的 CBF。与健康人一样，脑血流分布不均匀，皮质灰质附近血流较多。此外，右顶颞叶大脑中动脉区域存在严重低 CBF 区，这例患者是由血管痉挛引起

（李修衡 译，林楠、邹丽华 校）

推荐阅读

Aaslid, R., Lindegaard, K.F., Sorteberg, W., et al: Cerebral autoregulation dynamics in humans. *Stroke* 1989; **20**(1):45–52.

Coles, J., Minhas, P., Fryer, T., et al: Effect of hyperventilation on cerebral blood flow in traumatic head injury: Clinical relevance and monitoring correlates. *Crit Care Med 2002;* **30**(9):1950–1959.

Johnston, A.J., Steiner, L.A., Gupta, A.K., et al: Cerebral oxygen vasoreactivity and cerebral tissue oxygen reactivity. *Br J Anaesth* 2003; **90**(6):774–786.

Ter Laan, M., van Dijk, J.M.C., Elting, J.W., et al: Sympathetic regulation of cerebral blood flow in humans: A review. *Br J Anaesth* 2013; **111**(3):361–367.

第4章
脑 代 谢

Sarah Chetcuti，Jonathan P.Coles

要点

- 脑是体内代谢需求最高的器官。
- 脑功能依赖于血氧及能量底物的持续供给。
- 脑大部分的能量由葡萄糖的氧化供给。
- 不同区域间脑组织代谢需求不同，脑血流也随之变化。

缩略词

ATP	Adenosine triphosphate	三磷酸腺苷
CBF	Cerebral bloodflow	脑血流
CMR	Cerebral metabolic rate	脑代谢率
CMR_{glu}	Cerebral metabolic rate of glucose	脑葡萄糖代谢率
$CMRO_2$	Cerebral metabolic rate of oxygen	脑氧代谢率
NADH	Nicotinamide adenine dinucleotide	烟酰胺腺嘌呤二核苷酸
NADPH	Nicotinamide adenine dinucleotide phosphate	磷酸酰胺腺嘌呤二核苷酸
OEF	Oxygen extraction fraction	氧摄取分数
OER	Oxygen extraction ratio	氧摄取率
TCA	Tricarboxylic acid	三羧酸

目录

引言

人脑仅占体重的 2%~3%，但在静息时脑血流（cerebral blood flow，CBF）占心输出量的 15%（750ml/min），消耗全身约 20% 的氧［150μmol/（100g·min）］及 25% 的葡萄糖［30μmol/（100g·min）］。60% 的能量用于维持跨膜电化学梯度，40% 用于维持膜结构完整性和突触的合成及释放。脑代谢率（cerebral metabolic rate，CMR）为脑组织利用代谢底物的率，例如利用氧（脑氧代谢率，cerebral metabolic rate of oxygen，$CMRO_2$）或葡萄糖（脑葡萄糖代谢率，cerebral metabolic rate of glucose，CMR_{glu}），或其代谢产物，如乳酸。尽管脑是体内代谢需求最高的器官，但其代谢底物的储备却非常少。因此，中枢神经系统正常功能的发挥高度依赖于持续而足够的能量底物供给及代谢废物的清除。

细胞代谢的机制（神经能量学）

尽管人脑可以代谢酮体、乳酸、脂肪酸、甘油及各种氨基酸，传统的观点认为葡萄糖氧化满足脑大部分的能量需求。确实，脑为葡萄糖主要的消耗器官，脑组织摄取的葡萄糖超过 90% 被氧化成二氧化碳和水，其余通过磷酸戊糖途径代谢生成还原型磷酸酰胺腺嘌呤二核苷酸（nicotinamide adenine dinucleotide phosphate，NADPH）、糖原、半乳糖、糖蛋白，或通过糖酵解代谢为乳酸、丙酮酸。脑的糖原储备极少，因而不能提供有效的葡萄糖储备。实际上，在三磷酸腺苷（adenosine triphosphate，ATP）生成率正常时，脑糖原储备可在 3 分钟之内耗竭。

葡萄糖

机体可以确保脑葡萄糖供给的同时不引起血糖水平的降低。静息时，脑织织从血中摄取约 10% 的葡萄糖，当脑血流下降时摄取率增加。当血糖水平低于 4mmol/L（72mg/dl）时，恢复血糖水平的调节机制（糖原分解及糖异生）启动。然而，如果这些调节机制失败，血糖进一步下降，脑功能可能受损。

葡萄糖代谢的限速步骤为葡萄糖的细胞内转运。葡萄糖从血到脑组织的转运是通过基于膜转运系统的易化扩散完成。一旦进入细胞内，葡萄糖则被磷酸化生成 6- 磷酸葡萄糖而停留在细胞内，以维持浓度梯度使得更多的葡萄糖进入细胞。随后葡萄糖通过糖酵解、三羧酸（tricarboxylic acid，TCA）循环、电子传递链进行代谢（图 4.1）。

糖酵解是脑能量代谢的第一阶段，是在细胞质中发生一系列的化学反应，将葡萄糖转化为两个丙酮酸，这一反应净生成两个 ATP。

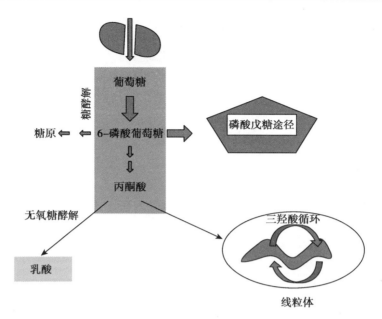

图 4.1 葡萄糖代谢：葡萄糖通过 GLUT 转运体转运至细胞内，并被磷酸化生成 6- 磷酸葡萄糖，6- 磷酸葡萄糖通过糖酵解途径生成丙酮酸，丙酮酸转运至线粒体内，进入三羧酸循环，或者在缺氧时，生成乳酸。6- 磷酸葡萄糖同时也是生成核酸前体的磷酸戊糖途径底物

　　缺氧时，丙酮酸因生成乳酸而减少，乳酸则留在细胞内以便后续的代谢，或被转运回血液中。在有氧条件下，丙酮酸进入线粒体通过一系列循环反应，氧化生成二氧化碳和水，这一过程为三羧酸循环，生成存储能量的还原型辅酶（NADH 和黄素腺嘌呤二核苷酸）和三磷酸鸟苷。还原型辅酶随后被电子传递链中传递的电子氧化，产生 34 个 ATP。因此，每个葡萄糖分子氧化代谢可产生 38 个 ATP：

$$C_6H_{12}O_6 + 6O_2 + 38ADP + 38Pi \rightarrow 6CO_2 + 6H_2O + 38ATP$$

　　在无氧条件下，仅生成 2 个 ATP，显然无氧代谢难以满足脑组织的能量需求。当氧供受限时，为代偿氧化代谢产生的 ATP 减少，糖酵解速率增加，这一现象即巴斯德效应，在脑组织中同样存在，但即使糖酵解达到最大速率，仍无法提供足够的能量。

　　脑组织对氧的高代谢需求（40~70mlO_2/min）依赖于血氧含量（通常每 100ml 血含 20ml 氧）和脑血流量（通常 50ml/100g 脑组织 /min）。因此在正常情况下，供应（150ml/min）远大于需求（40~70ml/min），血中大约 40% 的氧被摄取。当供给减少或需求增加时，氧摄取率（oxygen extraction ratio，OER）或氧摄取分数（oxygen extraction fraction，OEF）可短时增加（图 4.2）。然而，当氧供持续不足时，维持正常细胞功能和完整性的能量需求将不能被满足。

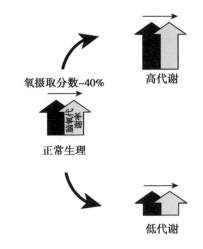

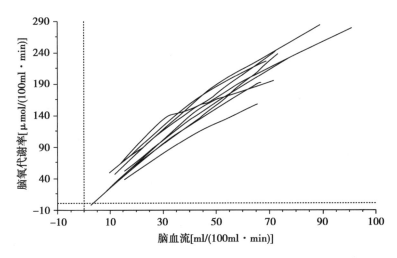

图 4.2 血流代谢耦联: 上图:健康人中,脑血流与脑氧代谢率紧密耦联,因此尽管脑局部代谢不同但脑织组从血中的氧摄取量相似。这种局部血流与代谢需求的匹配维持了正常的氧摄取分数约为 40%。下图:10 例健康对照应用 ^{15}O 正电子发射断层扫描进行脑血流及脑氧代谢率生理成像总结的数据,数据证实健康人脑中脑血流和脑氧代谢率紧密耦联。数据由英国剑桥大学临床神经科沃尔夫森脑成像中心的作者获得。

酮体、氨基酸及有机酸

　　长时间禁食后脑功能的保留提示脑组织可使用替代的底物进行代谢,尤其在适应一段时间之后。在长时间的饥饿状态和发育中的脑组织中,酮体(乙酰乙酸和 β- 羟基丁)是脑组织重要的代谢底物。此外,一些氨基酸和有机酸被摄取并在脑组织中代谢。总之,除了在急性低血糖和缺血等代谢应激期间，以上这些均为次要的能量底物。

乳酸

脑组织能将乳酸作为底物进行代谢，尤其是在低血糖或血乳酸升高期间。传统认为丙酮酸转换生成乳酸仅发生在氧供不足的情况，然而，现有证据表明即使氧供充足的环境下仍然可以产生乳酸，即有氧糖酵解。乳酸穿梭理论认为在健康人中星形胶质细胞产生的乳酸被转运至活跃的神经元从而被利用，脑损伤后乳酸可以作为一种能量底物。这些假说仍然存在争论，是目前进一步科学论证的主题。因此，尽管研究证实在某些条件下神经元可利用乳酸，但传统的观念认为在活跃的神经元内，葡萄糖是氧化代谢的主要底物。

血流-代谢耦联

大脑不同部位活动不同，反映为脑代谢的改变，这也决定了对脑血流的需求。各种生理机制确保维持脑血流以匹配局部功能的活动。氧与葡萄糖对代谢需求的匹配被称作血流-代谢耦联。确实，正常情况下血流与代谢的紧密耦联使得即使不同区域中脑血流与脑氧代谢率的差异较大，但脑组织中氧摄取分数差异却很小（见图 4.2）。

昏迷后脑功能受到抑制，能量需求减少，脑血流、脑氧代谢率及葡萄糖的利用均下降。相反，癫痫放电或与兴奋毒性相关的高代谢可使能量需求增加，进一步使脑血流增加。麻醉和低温可抑制脑代谢，使得脑血流下降。

（邹丽华 译，林楠 校）

推荐阅读

Mergenthaler, P., Lindauer, U., Gerald, A.D., et al: Sugar for the brain: The role of glucose in physiological and pathological brain function. *Trends Neurosci* 2013; **36**(10):587–597.

Taher, M., Leen, W.G., Wevers, R.A., Willemsen, M.A.: Lactate and its many faces. *Eur J Paediatr Neurol* 2016 January; **20**(1):3–10.

第5章
颅内腔室和颅内压

Karol P.Budohoski

要点

- 颅内压可以动态测量和反映颅内适应额外容积的缓冲能力。
- 脑脊液和静脉血提供了颅内大部分的缓冲。
- 压力与容积呈指数关系，一旦缓冲机制耗尽，即使容积轻微增加也会导致压力的大幅增加。
- 颅内压增高的原因包括颅内占位，如肿瘤、颅内外血肿、脑水肿和脑脊液的阻塞。
- 颅内压升高可表现为非特异性和多种症状，甚至迅速发展至死亡。意识改变、头痛、视盘水肿、颅内压增高的患者都应进行鉴别诊断。
- CT可用于评估颅内压的情况，但直接测量法仍然是金标准。

缩略词

BBB	Blood–brain barrier	血脑屏障
CBV	Cerebral blood volume	脑血容量
CPP	Cerebral perfusion pressure	脑灌注压
CSF	Cerebrospinal fluid	脑脊液
CT	Computed tomography	计算机断层扫描
CVP	Central venous pressure	中心静脉压
GCS	Glasgow Coma Scale	格拉斯哥昏迷评分
ICP	Intracranial pressure	颅内压
MAP	Mean arterial pressure	平均动脉压
PEEP	Positive end expiratory pressure	呼气末正压

目录

- 引言

引言

颅内压（intracranial pressure，ICP）是指相对于大气压的颅内腔室压力。它代表了颅内 – 椎管内容积变化和缓冲能力之间的动态关系。

正常 ICP 范围在 5~15mmHg 之间，但是在头部位置改变、瓦萨瓦动作和咳嗽时会引起 ICP 短暂的生理性升高。创伤性脑损伤等生理紊乱的情况下，普遍认为 ICP 持续大于 20mmHg 是有害的。

ICP 测量的金标准是直接测量脑室系统中脑脊液（cerebrospinal fluid，CSF）的压力。这项技术的起源可以追溯到 1891 年昆克首次进行腰椎穿刺术和伦德伯格开创了直接心室导管置入术。最近，内窥镜探针由于使用方便和相对安全而受到欢迎。

可以通过测量 ICP 计算脑灌注压（cerebral perfusionpressure，CPP），CPP 表示大脑动脉系统中的压力和流出道中的压力如中心静脉压（central venous pressure，CVP）之间的差异。由于大脑位于坚硬的颅骨中，大多数情况下 ICP 高于 CVP，因此 MAP 和 ICP 之间的差值更能精确反映 CPP，即 CPP=MAP–ICP。

大量数据表明 ICP 升高（大于 20mmHg）、CPP 降低（小于 50mmHg）与神经功能预后不良有关。现代颅内高压的神经重症治疗方案以针对并维持 ICP 和 CPP 为基础，并得到了脑创伤基金会的认可。

压力-容积关系

颅腔内有三种主要成分。第一为脑实质，约占 1400ml；第二为脑血容量（cerebral blood volume，CBV），约占 150ml；第三为脑脊液，约占 150ml。Monroe Kellie 学说描述了不同颅内容积和压力之间的关系。其中指出颅内一种成分的增加将导致 ICP 增加，除非另一成分等容积减少。

脑实质相对不可压缩，缓冲成分是 CSF 和 CBV。额外的容量增加可通过第四脑室孔流至蛛网膜下腔，也可通过颈静脉和导静脉引流至颅外。只有囟门未闭的婴儿其颅内容积增大时才能被看到。颅内可容纳的额外容积相对较小，紧急情况下，动脉血流的减少（缺血）以及脑移位和疝通常意味着代偿机制的耗尽，从而导致 ICP 急剧升高。

颅内压–容积关系见图 5.1。最初额外容积可被有效地缓冲，ICP 只轻微升高。然而随着代偿性储备的耗尽，容积的进一步增加可导致 ICP 的显著升高。曲线上各点代表颅内顺应性（C），它等于容积的变化（ΔV）除以压力的变化（ΔP）。其倒数代表了弹性，更具有临床意义，因为这反映了容积改变时所引起的压力变化。可以通过有创压力监测注射或抽取一定容量的 CSF 测压。

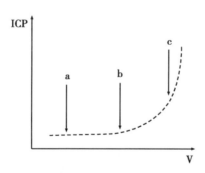

图 5.1 颅内压力–容积关系示意图：（a）最初尽管容积变化，由于存在缓冲机制，ICP 仍保持不变；（b）ICP 开始升高的点称为失代偿点；（c）缓冲机制耗尽后，容积的进一步增加会导致 ICP 显著升高。顺应性（C）=ΔV/ΔICP；弹性 =1/C；ICP，颅内压；V，容积

颅内高压的病理生理

根据脑内不同成分的额外容积增加可进行颅内压增高机制的分类。

脑实质

由脑实质内水含量过多所引起的容积增加称为脑水肿。根据水是积聚在细胞外或细胞内，来描述不同类型的脑水肿（表 5.1）。大多数病理状态下，三种类型并存，理解分类的重要性并识别以哪种类型为主，从而适当选用类固醇和高渗药物治疗。

表 5.1　脑水肿的类型

特征	血管源性水肿	细胞毒性水肿	间质性水肿
细胞内 / 外	细胞外	细胞内	细胞外
病理生理	毛细血管通透性增加 / BBB 破坏	离子转运受损 / 代谢衰竭	流体静水压直接效应
白质 / 灰质	白质	白质和灰质	白质
原因	肿瘤 / 感染 / 梗死晚期	创伤 / 梗死早期	脑积水
使用类固醇的效果	有效	无效	无效
使用渗透疗法的效果	有效	有效	无效

脑血容量

动脉血流入与静脉血回流的不匹配导致总 CBV 的变化。静脉阻塞如窦血栓形成、颈托过紧、右心劳损、肺栓子和高 PEEP 会减少静脉回流。自身调节丧失、缺氧、皮层广泛去极化和癫痫发作等会增加动脉血流入。

脑脊液

脑脊液在蛛网膜绒毛中的吸收减少、或脑脊液从脑室向蛛网膜下腔的流出受阻，会导致脑积水和 ICP 升高。梗阻性脑积水的常见原因包括：血管畸形、脑室内出血和肿瘤对脑室系统造成的直接压力。交通性脑积水通常由感染、蛛网膜下腔出血和创伤性颅脑损伤引起。

额外的非生理性容积

占位性病变，无论是神经轴索内部还是外部，都为颅腔的额外容积，会导致颅高压。

颅内压升高的临床特点

根据病理生理过程的急性程度和范围，颅内高压可表现为相对轻微的症状，如头痛，也可表现为严重的昏迷和死亡。急性条件下，即使相对较小颅内容积增加也会导致 ICP 快速升高，从而出现昏迷。慢性条件下，如交通性脑积水或生长缓慢的肿瘤，可以容纳较大的容积增加而产生相对轻微的症状。

急性表现

意识水平变化

这是由于上行网状激活系统受压或双侧丘脑和（或）双侧皮质损伤。

脑疝

脑疝是代偿性储备耗竭的临床表现，这是由于脑组织在颅内腔隙的裂隙内移位。这是不良预后的征象，应始终被视为神经外科急诊（图 5.2）。

颞叶通过小脑幕切迹或向下和向内移位引起小脑幕疝，这导致动眼神经、具有上行网状激活系统的脑干上部及大脑脚受压。临床表现为同侧瞳孔扩大、无反应、对侧偏瘫、意识减退，临床上称为"定位征象"，这种情况即使在没有影像学结果时也可进行手术干预。然而有时压迫背推挤向对侧动眼神经和中脑，使大脑脚与对侧小脑幕游离缘相挤，在大脑脚上形成小脑幕疝压迹（Kernohan 压迹），这产生了"假定位征"，表现为相反的临床表现。

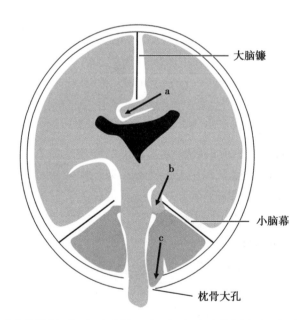

图 5.2　脑疝的类型：（a）大脑镰下疝；（b）小脑幕切迹疝；（c）扁桃体疝

扁桃体疝是后颅窝扩张的表现，小脑扁桃体通过枕大孔疝出压迫髓质。扁桃体疝常表现为心肺功能衰竭，并可能产生库欣反射三联征，即心动过缓、高血压和呼吸不规则。这是一种血管升压反应，这种交感神经过度激活可能是脑干直接损伤后的挽救机制，三分之一的难治性颅内高压患者存在这一表现。

亚急性和慢性表现

头痛

通常由硬脑膜和大脑表面脑血管的受牵拉和压迫引起。一般会随着卧床，通气不足和紧张而加重。更常见于局灶性损伤而非广泛性脑水肿，因为前者的硬膜扭曲更加严重。

呕吐

由于刺激迷走神经核和脑干，以及颅内高压引起，常不伴有恶心。

视盘水肿

CSF 的压力通过视神经鞘直接传递到视神经盘。压力增加可能引起视乳头肿胀，进而导致视神经缺血性改变和视力减退。发展为视盘水肿需要长达 24 小时，所以即使不出现视盘水肿，也不能明确排除颅内高压。由高 ICP 引起的视盘水肿为双侧存在，并可能导致永久性视力丧失。

外展神经麻痹

由于外展神经在出颅前的颅内段较长，因而容易受到压迫。岩骨韧带水平如斜坡上受压可造成外展神经麻痹。

神经功能缺陷

这与占位性病变造成的脑功能区受压有关，临床表现为由肿瘤和出血引起的局灶性神经症状。

颅内压升高的影像学特征

影像学检查可显示占位性病变，如肿瘤、出血和感染；然而无占位性病变但又存在高颅压时，影像学检查可能显示不出任何征象。研究证实，急性创伤时，不可能通过 CT 扫描预测 ICP。然而，下列影像学特征可能提示 ICP 的升高（图 5.3）：

- 脑沟消失
- 灰白质分界不清
- 脑室受压
- 中线移位（大脑镰下疝）
- 基底池受压
- 小脑幕疝或扁桃体疝

• 急性脑积水伴脑室周围透明（脑室周围低密度代表由于高静水压而导致的脑室内液体渗出）

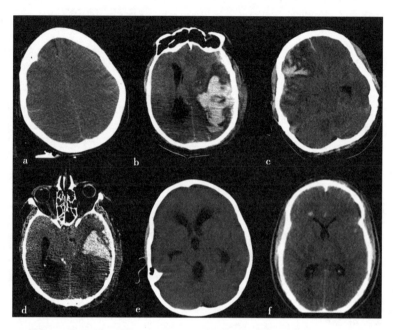

图5.3 颅内高压的影像学特征：（a）缺血／缺氧性损伤出现弥漫性肿胀、灰白质分界不清；（b）左侧脑实质内较大血肿，表现为占位性效应：侧脑室消失、大脑镰下疝和中线移位；（c）右侧额颞挫伤和基底池闭塞；（d）左侧颞叶血肿形成小脑幕切迹疝，中脑颞叶明显受压，小脑幕边缘内侧可见颞角；（e）急性脑积水，颞角扩张，侧脑室前角周围的脑室周围明显低信号；（f）该患者GCS评分很低，影像学检查显示为弥漫性轴索损伤伴分散的瘀点出血，无明确的颅高压影像学征象；然而该患者的ICP始终大于25mmHg。该实例表明，很难根据CT结果判断ICP的情况。CT，计算机断层扫描；GCS，格拉斯哥昏迷评分；ICP，颅内压

（孙哲 译，林楠 校）

推荐阅读

Bratton, S.L., Chestnut, R.M., Ghajar, J., et al: Guidelines for the management of severe traumatic brain injury. VI. Indications for intracranial pressure monitoring. *J Neurotrauma* 2007; **24**(Suppl 1):S37–S44.

Chesnut, R.M., Temkin, N., Carney, N., et al: A trial of intracranial-pressure monitoring in traumatic brain injury. *N Engl J Med* 2012; **367** (26):2471–2481. doi:10.1056/NEJMoa1207363.

Hiler, M., Czosnyka, M., Hutchinson, P., et al: Predictive value of initial computerized tomography scan, intracranial pressure, and state of autoregulation in patients with traumatic brain injury. *J Neurosurg* 2006; **104**(5):731–737. doi:10.3171/jns.2006.104.5.731.

Morton, R., Ellenbogen, R. Intracranial hypertension. In: Ellenbogen, R., Abdulrauf, S., Sekhar, L., (Eds.). *Principles of Neurological Surgery*. 3rd ed. Philadelphia, PA: Elsevier;2012.

第6章
脑缺血

Bradley Hay，Sophia Yi，Piyush Patel

要点

- 脑血流量下降至约20ml/（100g·min）时脑电图监测会出现缺血的表现。
- 脑梗死严重缺血的中心区域，称为缺血中心区；周围中度缺血区域，称为缺血半暗带。
- 血流停滞引起的全脑缺血更容易造成海马、皮质、小脑和纹状体的神经元细胞坏死。
- 细胞毒性水肿发生在缺血早期；随后血脑屏障的破坏会引起血管源性水肿。
- 血脑屏障的破坏可发生在脑缺血的急性期或者晚期。
- 兴奋性中毒学说是指谷氨酸的过度释放，激活突触后受体，导致细胞内钙离子浓度大量增加，从而激活一系列不受控制的生化进程，最终导致神经元细胞死亡。
- 脑缺血发生很长一段时间后发生的细胞凋亡程序导致发生延迟性神经元死亡。
- 炎性细胞的介入，星形胶质细胞和小胶质细胞的激活，以及细胞因子的释放，导致缺血区域周边大量的细胞损害。
- 脑组织的修复，以及脑血管对二氧化碳的反应性和自动调节功能的恢复，需要4~6周或更长的时间。

缩略词

AMPA	α-amino-3-hydroxy-5-methyl-4-isoxazolepro-pionate	α-氨基-3-羟基-5-甲基-4-异噁唑丙酸
ATP	Adenosine triphosphate	三磷酸腺苷
BBB	Blood-brain barrier	血脑屏障
CBF	Cerebral blood flow	脑血流量

CNS	Central nervous system	中枢神经系统
CPP	Cerebral perfusion pressure	脑灌注压
EEG	Electroencephalograph	脑电图
eNOS	Endothelial nitric oxide synthase	内皮型一氧化碳合成酶
IL-1	Interleukin-1	白介素-1
IL-6	Interleukin-6	白介素-6
iNOS	Inducible nitric oxide synthase	诱导型一氧化氮合成酶
MAP	Mean arterial pressure	平均动脉压
NMDA	N-methyl-D-aspartate	天冬氨酸
nNOS	Neuronal nitric oxide synthase	神经型一氧化氮合成酶
NO	Nitric oxide	一氧化氮
NOS	Nitric oxide synthase	一氧化氮合成酶
TNF	Tumor necrosis factor	肿瘤坏死因子

目录

引言

尽管中枢神经系统（central nervous system，CNS）的组织代谢率很高，但自身却缺乏氧与葡萄糖的储备，因此中枢神经系统无法耐受较长时间的缺血。脑缺血的病理生理学机制比较复杂；缺血引起一系列的细胞反应过程共同导致神经元损伤。本章将重点阐述脑血流量（cerebral blood flow，CBF）阈值变化和不同类型的脑缺血损伤，并总结概述引起中枢神经损伤的主要病理过程。

脑血流与脑缺血

当平均动脉压（mean arterial pressure，MAP）低于脑血管自动调节阈值下限时，脑灌注压（cerebral perfusion pressure，CPP）的维持将依赖于血压的变化。当平均脑血流量下降至约 20ml/（100g·min）时，脑电图显示脑电波频率下降，低于这个界限值时，脑电活动将受到抑制（图 6.1）。当脑血流量下降至 10ml/（100g·min）时，神经元细胞便会开始出现以 K^+ 外流和 Ca^{2+} 内流为特征的能量代谢障碍。如脑血流不能及时恢复，一旦发生膜电位去极化，神经元将在短时间内死亡。

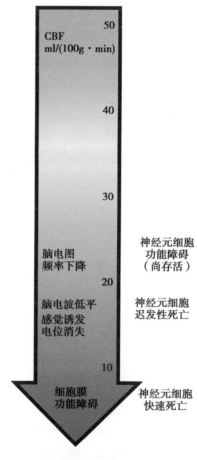

图 6.1　脑电功能异常和细胞死亡时的脑血流量阈值

脑缺血一般分为全脑缺血和局部缺血。全脑缺血以全脑广泛性的脑血流量下降为主要特征（如心脏骤停）。缺少氧和葡萄糖的供应导致神经细胞内三磷酸腺苷（adenosine triphosphate，ATP）的含量在数分钟内急剧下降，造成神经细胞的损伤或死亡。全脑缺血时，海马、大脑皮层第 3 层（外部椎体细胞层）、纹状体中的神经元细胞以及小脑中的浦肯野细胞对缺血十分敏感，容易出现损伤。

局部缺血（如脑卒中）以脑中大血管的局部供血区域脑血流量下降为主要特征。在局部缺血区域，末梢动脉供血中心区域细胞快速死亡，称为缺血中心区。梗死灶外围，细胞尚有可能存活的区域被称作缺血半暗带。缺血半暗带仍处于缺血状态，细胞处于电沉默状态，但膜电位还未因缺血而发生去极化。半暗带区域的神经细胞尚可存活几个小时，如果及时建立再灌足血流，便能挽救半暗带的神经元细胞。缺血半暗带中，脑血管的自动调节功能和二氧化碳的反应性减弱甚至消失，使其对脑灌注压和 CO_2 分压的变化变得非常敏感。如果继发的低氧和低血压在接下来的几个小时或者几天内持续存在，缺血半暗带存活的神经元便会逐渐死亡，半暗带转变为缺血中心区。一旦梗死病变形成，坏死的脑组织在接下来的几个星期内会逐渐被吸收，形成的囊腔将会由胶质瘢痕组织填塞。大多数情况下，梗死病变周围区域脑血管的自动调节功能以及对二氧化碳的反应性在大约 4~6 周内重新建立。

病理生理学机制

兴奋性中毒学说

能量衰竭是缺血性损伤病理生理的中心环节。维持细胞跨膜离子梯度是一个需要主动耗能的过程。当细胞内 ATP 水平降低，将无法再维持离子梯度，Na^+ 快速内流，K^+ 外流，膜电位开始去极化（图 6.2）。神经元突触前膜去极化，导致大量兴奋性神经递质 - 谷氨酸释放。这种由过量的谷氨酸释放介导的损伤称为兴奋性中毒。谷氨酸能够激活 NMDA 和 AMPA 受体，增加 Na^+ 和 Ca^{2+} 内流，使得神经元进一步去极化。同时，细胞内大量增加的 Ca^{2+} 也具有细胞毒性，Ca^{2+} 能够激活细胞内一系列生化反应导致细胞损伤，包括激活各种蛋白酶、酯酶、核酸酶，从而逐渐破坏细胞内成分。线粒体缓冲过量的 Ca^{2+}，导致大量的自由基形成，造成氧化损伤。膜去极化导致线粒体通透性改变，细胞色素 c（氧化磷酸化电子传递链中重要组成部分）被释放到细胞质中，使凋亡蛋白酶活化，启动细胞凋亡。

脑微血管内血小板的激活，以及白细胞进入损伤区域，引起微循环阻塞，加剧缺血性损伤。此外，Na^+ 和 Ca^{2+} 内流使水从细胞外进入细胞内，导致细胞毒性水肿。如果缺血损伤程度较重，2~3 天后受损处血脑屏障破裂，血浆蛋白由破损处进入脑组织，进一步加重脑水肿（血管源性水肿）。缺血后脑水肿的发生会造成颅内压增高，又进一步加重缺血。

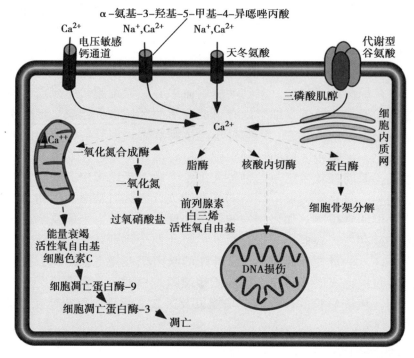

图 6.2 兴奋性中毒学说。过量释放的谷氨酸激活谷氨酸受体，神经元去极化，钙离子内流，激活内质网内钙离子释放，细胞内大量增加的钙离子进一步不受控制地激活一系列酶

血脑屏障破坏

脑卒中后，血脑屏障破坏可发生在两个不同的时期；血流恢复早期出现，或者是卒中后 2~3 天出现迟发性破坏。血脑屏障损伤能引起血管源性水肿，是产生继发性损伤和颅内出血的主要原因之一。血脑屏障损伤的程度取决于脑梗死面积大小、血管闭塞程度以及再灌注范围。缺血后大量的自由基生成，通过氧化作用破坏细胞间紧密连接蛋白，使得细胞间连接被打开，血脑屏障因此出现功能障碍（详见第 2 章）。

组织酸中毒

在缺氧情况下，无氧代谢 ATP 合成效率较低并会产生乳酸。合并高血糖时，更多的糖会作为代谢底物用于无氧代谢，因此，此时组织 pH 值的降低会比血糖正常时更明显。

凋亡和坏死

细胞死亡一般分为凋亡或坏死。程序性细胞死亡，或称细胞凋亡，是多种细胞凋亡蛋白酶激活的一个协调过程，导致细胞中主要成分的分解。凋亡过程中，神经元细胞最终被分解成多个碎片，碎片残骸会以对相邻细胞影响最小的方式被破坏并重新吸收。与此相反，神经元细胞坏死主要是因能量衰竭，导致蛋白质合成受到抑制、细胞肿胀、细胞膜破裂，引起炎症反应损伤邻近的细胞。缺血时，某些暂未坏死的神经元可能因为启动了凋亡进程而发生延迟死亡，所以缺血发生几周后仍能可发生神经细胞不断死亡。

一氧化氮

缺血能激发诱导型一氧化氮合成酶（inducible nitric oxide synthase，iNOS）的合成，并激活神经型一氧化氮合成酶（neuronal nitric oxide synthase，nNOS）（图 6.3）从而产生一氧化氮（nitric oxide，NO）。NO 和超氧阴离子结合后产生的过氧化硝酸盐会破坏细胞的蛋白质、细胞膜以及 DNA。而内皮型一氧化氮合成酶（endothelial nitric oxide synthase，eNOS）产生的 NO却是一种血管舒张剂，其具有抗炎和抗血栓作用，在缺血状态下，有利于维持 CBF，减少神经元损伤。因此 NO 在脑缺血的病理生理学中具有双重作用。

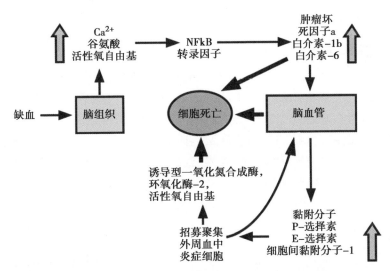

图 6.3 缺血后脑组织的炎症反应。转录因子 NfkB 的激活引起诱导炎性细胞因子的合成和释放。脑血管中各种黏附分子的表达介导炎症细胞进入脑组织。这些炎症细胞造成神经损伤

炎症反应

缺血早期便会引起炎症反应。黏附分子的表达，比如细胞间黏附分子（intercellular adhesion molecule，ICAM），血管内皮细胞黏附分子（vascular cell adhesion molecule，VCAM），内皮细胞选择素和白细胞整合素的表达，使白细胞进入缺血区域黏附并聚集。除了引起微循环的闭塞，白细胞还会释放蛋白水解酶和自由基，加重损伤。减少黏附分子的表达可以减少白细胞向脑组织迁徙黏附，从而减轻损伤。白细胞，神经元细胞，神经胶质细胞也会产生一些促炎性细胞因子。这些促炎性细胞因子包括有白介素 –1（interleukin–1，IL–1），白介素 –6（Interleukin–6，IL–6），以及肿瘤坏死因子（tumor necrosis factor，TNF–α），能介导炎症反应，聚集或激活更多炎症细胞（见图 6.3）。在炎症急性期，使用细胞因子受体拮抗剂可以减小梗死面积。然而，长期抑制这些细胞因子实际上会增加损伤。这表明，促炎性细胞因子虽然在缺血急性期是有害的，但其对神经细胞的长期存活来说仍然是必要的。

神经源性炎症是由包围在血管周围的大量初级感觉神经细胞在局部释放特定的神经肽，如 P 物质（substance P，SP）和降钙素基因相关肽（calcitonin gene–related peptide，CGRP）引起的。这些神经肽直接作用于血管内皮细胞和平滑肌细胞，引起血管舒张和通透性增加，导致血浆外渗和水肿，另外神经肽还与其他介质一起参与先天免疫细胞（肥大细胞、树突状细胞）和适应性免疫细胞（t 淋巴细胞）的引导与激活。神经源性炎症也是脑水肿形成的重要原因之一，能够引起神经功能障碍。

损伤与修复过程

随着缺血的发生，兴奋性中毒在最初几分钟至几小时内作为损伤机制占主导地位。炎症机制随后被激活，逐渐占主导，几天后达到峰值。值得一提的是，缺血后长达 6 个月时间内仍可以观察到小胶质细胞的激活。因此有人认为这种发生在大脑的长期炎症反应提示缺血性损伤不仅只是一个急性损伤的过程，也同样是一个慢性脑病的过程。血脑屏障破坏大约发生在缺血后 2~3 天。脑组织在缺血损伤发生后会通过启动一系列反应试图限制损伤程度并促进修复和再生（图 6.4）。

神经血管单元

之前许多缺血性损伤的病理生理学研究主要集中在神经细胞上。事实上梗死会损伤神经细胞，也会损伤星形胶质细胞、少突胶质细胞和血管内皮细胞。同时还会有很多免疫细胞被激活，如小胶质细胞，以及会有大量炎症细胞进入脑组织内，这都会影响到最终损伤程度。所以现在的治疗措施也越来越集中于保护和促进整个神经血管单元的恢复。图6.5展示了缺血时损伤的各组织成分。

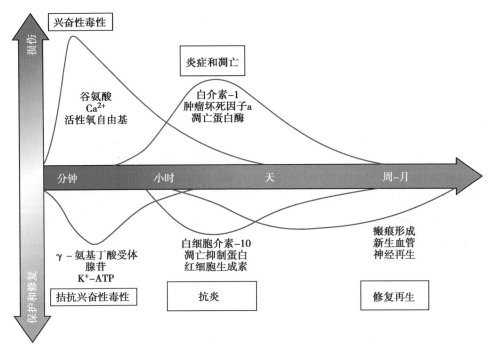

图6.4 脑缺血后神经元死亡的时间进程。兴奋性毒性机制导致早期神经元迅速坏死。炎症和细胞凋亡机制引起细胞在几天到几周后持续死亡

总结

缺血后神经损伤的病理机制有多种，但这些机制并不是同时一起发生造成最终损伤的。尽管早期主要是由兴奋性中毒机制引起细胞坏死，但后续血脑屏障的破坏、细胞凋亡、细胞坏死以及炎症反应使细胞进一步死亡。因此，单一机制为治疗靶点往往不能取得成功。依据梗死的病理生理学机制，在各个适当的时间点上联合采用针对各损伤机制的治疗可能将会更有效果。最后，在缺血实验模型中发现，6~8个月后中枢神经系统仍可见炎症反应，这表明神经元的死亡（以及可能存在神经元再生）并不仅仅发生在缺血急性期。因此，缺血性脑损伤也可被视为一种慢性脑病。

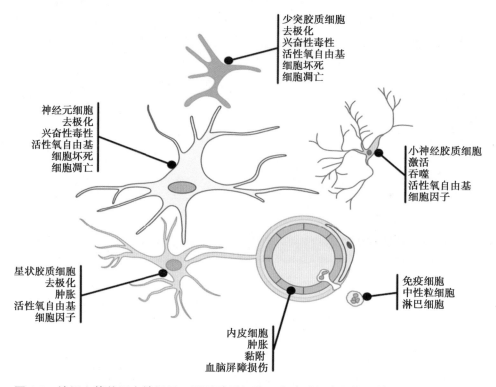

少突胶质细胞
去极化
兴奋性毒性
活性氧自由基
细胞坏死
细胞凋亡

神经元细胞
去极化
兴奋性毒性
活性氧自由基
细胞坏死
细胞凋亡

小神经胶质细胞
激活
吞噬
活性氧自由基
细胞因子

星状胶质细胞
去极化
肿胀
活性氧自由基
细胞因子

免疫细胞
中性粒细胞
淋巴细胞

内皮细胞
肿胀
黏附
血脑屏障损伤

图6.5 神经血管单元由神经元、星形胶质细胞、小胶质细胞和微血管组成，如图所示。缺血可导致单元各部分受损。图中显示了被触发的损伤机制类型

（吴侑煊 译，彭宇明、林楠 校）

推荐阅读

Astrup, J., Siesjo, B.K., Symon, L.: Thresholds in cerebral ischemia: The ischemic penumbra. *Stroke* 1981; **12**:723–725.

Back, T., Kohno, K., Hossmann, K.A.: Cortical negative DC deflections following middle cerebral artery oc- clusion and KCl-induced spreading depression: Effect on blood flow, tissue oxygenation, and electroen cephalogram. *J Cereb Blood Flow Metab* 1994; **14**:12–19.

Dirnagl, U.: The pathobiology of injury after stroke: The neurovascular unit and beyond. *Ann NY Acad* 2012; **1268**:21–25.

Endres, M., Laufs, U., Liao, J.K., Moskowitz, M.A.: Targeting eNOS for stroke protection. *Trends Neurosci* 2004; **90**:281–289.

Hossmann, K.A.: Ischemia-mediated neuronal injury. *Resuscitation* 1993; **26**:225–235.

Knowland, D., Arac, A., Sekiguchi, K.J., et al: Stepwise recruitment of transcellular and paracellular pathways underlies blood-brain barrier breakdown in stroke. *Neuron* 2014; **82**:603–617.

Polster, B.M., Fiskum, G.: Mitochondrial mechanisms of neural cell apoptosis. *J Neurochem* 2004; **90**:1281–1289.

Prakash, R., Carmichael, S.T.: Blood-brain barrier breakdown and neovascularization processes after stroke and traumatic brain injury. *Curr Opin Neurol* 2015; **28**:556–564.

Rosenberg, G.A.: Ischemic brain edema. *Prog Cardiovasc Dis* 1999; **42**:209–216.

Siesjo, B.K.: Pathophysiology and treatment of focal cerebral ischemia. Part I: Pathophysiology. *J Neurosurg* 1992; **77**:169–184.

Zheng, Z., Yenari, M.A.: Post-ischemic inflammation: Molecular mechanisms and therapeutic implications. *Neurol Res* 2004; **26**:884–892.

第7章
脑保护

Bradley Hay，Sophia Yi，Piyush Patel

要点

- 静脉麻醉与吸入麻醉在神经保护方面无区别。
- 大多数麻醉药可以降低大脑对脑缺血损伤的易感性。
- 维持脑缺血患者脑灌注压在正常范围内很有必要。
- 维持正常的动脉二氧化碳分压水平，过度通气只短暂地用于脑松弛。
- 高血糖会加剧脑缺血损伤，可使用胰岛素。
- 在低级别动脉瘤的夹闭和创伤性颅脑损伤的管理中，轻度低温可能没有益处。任何时候都应对高温进行处理。
- 癫痫会恶化脑损伤，应该立即处理。
- 目前，脑保护有赖于生理环境的稳定而不是药物。

缩略词

AMPAR	α-amino-3-hydroxy-5-methyl-4-isoxazolepropionic acid receptor	α-氨基-3-羟基-5-甲基-4-异噁唑受体
ATP	Adenosine triphosphate	三磷酸腺苷
CMR	Cerebral metabolic rate	脑代谢率
CBF	Cerebral blood flow	脑血流量
CBV	Cerebral blood volume	脑血容量
CMRO$_2$	Cerebral metabolic rate for oxygen consumption	脑氧代谢率
CNS	Central nervous system	中枢神经系统
CPP	Cerebral perfusion pressure	脑灌注压
DBP	Diastolic blood pressure	舒张压
EEG	Electroencephalography	脑电图
GABA	Gamma-aminobutyric acid	γ-氨基丁酸

ICP	Intracranial pressure	颅内压
MAP	Mean arterial pressure	平均动脉压
NMDA	N–methyl–D–aspartate	N–甲基–D–天冬氨酸
NMDAR	N–methyl–D–aspartate receptor	N–甲基–D–天冬氨酸受体
SAH	Subarachnoid hemorrhage	蛛网膜下腔出血
SBP	Systolic blood pressure	收缩压
TBI	Traumatic brain injury	创伤性颅脑损伤

目录

引言

在神经外科、心脏外科和颈动脉手术过程中可能发生缺血性脑损伤，使人们不断寻找降低脑缺血易感性方法。本章简要回顾了目前有神经保护作用的麻醉药物的相关信息，以及对有缺血性损伤风险的脑的生理学管理。

麻醉药物对脑缺血的影响

脑缺血问题的解决方法最初集中于降低大脑对三磷酸腺苷（adenosine triphosphate，ATP）的需求，认为这样大脑能够耐受更长时间的缺血。由于在特定条件下，麻醉药物可抑制脑代谢率（cerebral metabolic rate，CMR）、增加脑血流量（cerebral blood flow，CBF），因此一直在神经保护方面被广泛研究。遗憾的是，几乎所有的证据都是来自动物实验，可用于指导临床的人体研究非常少。

巴比妥类

巴比妥类药物可以产生脑电图（electroencephalography，EEG）的爆发性抑制，但是在全脑缺血时它们并没有降低脑缺血损伤。但是，巴比妥类药物可以降低局部脑损伤的程度。在临床试验中，有研究已证实硫喷妥钠可以降低体外循环术后神经损伤。最近更多的动物实验证实，在严格控制脑温度的情况下，巴比妥类有中度的脑保护作用。另外，低剂量产生的爆发性抑制可能减少损伤，其程度与大剂量的减少程度相似。巴比妥类药物长期的脑保护作用还没有被证实。

吸入麻醉药

大量的动物实验已经证实吸入麻醉药氟烷、异氟烷、七氟烷和地氟烷可以降低局部缺血的脑损伤。然而，各吸入麻醉药之间没有明显的差别，和巴比妥类药物的保护作用相似。

大多数的实验研究中，在缺血性损伤几天后评估损伤。由于缺血后的一段时期内神经元持续丢失，短期的神经保护治疗策略可能没有带来长期的益处。吸入麻醉药可以产生短期内的神经保护作用，但是不超过两周，这表明吸入麻醉药只是延迟而不是预防神经元死亡。在许多轻度局部缺血的模型中，七氟烷有持续的神经保护作用，这表明如果损伤程度很轻，吸入麻醉药可以产生持续的神经保护作用。一旦发生神经损伤，梗死的扩展可能阻碍长期的神经保护作用。

丙泊酚

丙泊酚也可能产生爆发性抑制，使脑氧代谢率（cerebral metabolic rate for oxygen consumption，$CMRO_2$）降低 50%。实验性研究表明，丙泊酚可以显著降低脑卒中导致的缺血性损伤，这和巴比妥类药物以及吸入麻醉药的保护程度相似。丙泊酚对轻度缺血性脑损伤具有持续的保护作用，但是并不适用于中、重度损伤。

氯胺酮

氯胺酮是一种有效的 N-甲基-D-天冬氨酸（N-methyl-D-aspartate，NMDA）受体拮抗剂。在局部缺血的模型中，有显著的神经保护作用，但是神经精神方面的副作用限制了它的临床应用。NMDA 受体拮抗剂已经用于急性脑卒中的治疗，但是没有任何临床试验显示其有神经保护作用。

依托咪酯

依托咪酯可以通过 EEG 爆发抑制使 CMRO$_2$ 降低 50% 以上。与巴比妥类药物不同的是，依托咪酯可以快速清除，不会产生心肌抑制或低血压。然而，局部缺血的人体试验发现，依托咪酯与地氟烷相比更容易导致组织酸中毒和低氧血症。实验性研究表明，依托咪酯可增加脑损伤导致严重的后果。

药物

在脑卒中的实验模型中，许多药物显示出明显地减少脑梗死的作用。包括 ① α-氨基-3-羟基-5-甲基-4-异噁唑受体（α-amino-3-hydroxy-5-methyl-4-isoxazolepropionic acid receptor，AMPAR）拮抗剂和 N-甲基-D-天冬氨酸受体（N-methyl-D-aspartate receptor，NMDAR）拮抗剂；② γ-氨基丁酸（gamma-aminobutyric acid，GABA）兴奋剂；③钙通道拮抗剂；④营养因子。而在临床中，除了在蛛网膜下腔出血时使用的尼莫地平（尼卡地平）外，没有其他药物表现出神经保护作用。

生理参数对脑缺血的影响

生理参数如平均动脉压（mean arterial pressure，MAP）、动脉二氧化碳分压（PaCO$_2$）、血糖、温度都对脑缺血的预后有明显的影响。

温度

实验研究表明温度只需略微降低（≈33~34℃）便可大幅度降低脑对缺血性损伤的易感性。然而，在一项大型的多中心试验中，轻度低温没有改善脑动脉瘤手术患者短期或长期预后，在颅脑损伤患者的低体温试验中也发现了类似的结果。这些重要的研究结果促使重新评估亚低温在手术室的使用。

相反，脑温度升高，无论是发生在脑缺血时还是之后，通常升高 1℃ 便会导致脑损伤的恶化。当体温升高时，缺血会导致神经元坏死从而导致脑梗死。因此，有脑缺血风险或缺血性损伤的患者，避免体温升高是明智的。

脑灌注压

当血压在一定范围内时脑血流自动调节可以维持 CBF 相对稳定。然而，由于缺乏临床试验数据，没有指南推荐绝对的目标血压。目标血压的选择主要依靠患者的基础血压，合并症情况，中枢神经系统（central nervous system，CNS）损伤的程度和性质。在可行的情况下，根据患者的基础血压行个体化管理更为可取。大约 1/3 严重创伤性颅脑损伤（traumatic brain injury，TBI）的患者脑血流自动调节机制受损，并且 MAP 升高将会导致脑血容量（cerebral blood volume，CBV）增加和充血，进而导致颅内压（intracranial pressure，ICP）升高。因此，脑灌注压（cerebral perfusion pressure，CPP）在

60~70mmHg 对脑损伤的患者来说已足够（详见第 34 章）。

急性缺血性脑卒中的患者，在症状出现后 4.5 小时内进行静脉溶栓治疗，是被最广泛证实有效的再灌注措施。最近的临床试验也证实，在症状出现后 6 小时内对符合溶栓治疗的患者行取栓（取出和移出栓子）的疗效。溶栓治疗前通常推荐收缩压（systolic blood pressure，SBP）≤ 185mmHg 和舒张压（diastolic blood pressure，DBP）≤ 110mmHg。不能做溶栓治疗的患者不需要处理高血压，除非血压非常高（SBP>220mmHg 或者 DBP>120mmHg），并且当需要治疗时，在缺血性脑卒中后第一个 24 小时内 MAP 下降不应超过 15%。

回顾性数据发现，当接受血管内治疗的全麻患者术中 SBP 低于 140mmHg 时，神经预后会更糟，但原因不明。因此，当选择全麻时应使血压维持在正常范围或使 SBP 高于 140mmHg。

蛛网膜下腔出血（subarachnoid hemorrhage，SAH）的患者其局部 CBF 降低。然而血压升高可以改善 CBF 并且降低神经功能缺损，但必须考虑到高血压导致动脉瘤破裂的风险。目前欧洲卒中协会指南呼吁 SBP 超过 180mmHg 时应开始治疗，如果抗高血压治疗开始，MAP 应维持在 90mmHg 水平或以上。

低血压已被证实对脑损伤（缺血性或创伤性）是有害的。低血压会明显增加脑梗死面积，脑卒中的患者应避免低血压。同样，对脑损伤的患者来说，低血压是预后不良的非常重要的因素之一。维持足够的 MAP 和 CPP 至关重要。当血管内容量充足时，可以通过 α 受体兴奋剂来升高 MAP。

血糖

正常大脑灌注充足时，葡萄糖进行有氧代谢，但缺血时，葡萄糖的无氧代谢将产生乳酸和 ATP。高血糖时，缺血性大脑的葡萄糖供给是增加的，产生大量乳酸并且大脑的 pH 降低。酸中毒会导致明显的神经元坏死。急性血糖升高和缺血半暗带挽救减少和最终梗死灶面积增大有关。高血糖导致更高的颅内出血率，降低溶栓再通的受益，整体上增加神经的损伤。

用胰岛素治疗高血糖可以降低神经功能损伤。因此，对有脑缺血风险以及缺血性损伤的患者建议治疗高血糖。开始治疗的血糖阈值是不确定的。急性脑卒中、TBI 及 SAH 患者，未能证明积极降低血糖是有益的，可能与有害的低血糖发作有关。基于目前的数据，当急性脑卒中或 TBI 患者的血糖超过 180mg/dl 开始治疗是合理的，同时密切监测血糖水平避免低血糖。

动脉二氧化碳分压

调节动脉二氧化分压是改变 CBF 和 CBV 的有效方法之一。脑缺血和创伤性颅脑创伤的患者若发生低碳酸血症可能是灾难性的。预防性过度通气对脑卒中患者没有任何益处。事实上，实验室数据表明低碳酸血症可以明显降低缺血患者和脑损伤患者的 CBF，与不良预后有关。

癫痫预防

癫痫发作与神经元活动的增加、CBF 和 CBV（导致 ICP 升高）的升高及脑酸中毒有关。即使脑灌注正常，未经治疗的癫痫也会产生神经元坏死。预防和快速治疗癫痫是重要的目标（详见第 42 章）。

总结

目前，通过药物降低脑缺血性损伤的易感性是有限的。现有数据表明，是麻醉状态而非麻醉药物可降低大脑对缺血性损伤的易感性。然而在缺血性实验模型中，吸入麻醉药、巴比妥类药物、丙泊酚被证实可降低脑损伤，但不具持久性。在临床研究中，与镇静状态相比，麻醉药物没有显示保护作用。即使麻醉药物提供了一定程度的保护作用，这个保护作用也很容易被麻醉诱导后的血压下降所消除。因此，为了降低脑缺血性损伤，应把重点放在维持生理状态的稳定。

（俞美荣　译，彭宇明、林楠　校）

推荐阅读

Berkhemer, O.A., Fransen, P.S., Beumer, D., et al: A randomized trial of intraarterial treatment for acute ischemic stroke. *N Engl J Med* 2015; **372**:11–20.

Connolly, E.S. Jr, Rabinstein, A.A., Carhuapoma, J.R., et al: Guidelines for the management of aneurysmal subarachnoid hemorrhage. *Stroke* 2012; **43**:1711–1737.

Davis, M.J., Menon, B.K., Baghirzada, L.B., et al: Anesthetic management and outcome in patients during endovascular therapy for acute stroke. *Anesthesiology* 2012; **116**(2):396–405.

Jinadasa, S., Boone, D.: Controversies in the management of traumatic brain injury. *Anesthesiol Clin* 2016; **34**:557–575.

Kawaguchi, M., Furuya, H., Patel, P.M.: Neuroprotective effects of anesthetic agents. *J Anesth* 2005; **19**:150–156.

Powers, W.J., Derdeyn, C.P., Biller, J., et al: 2015 American Heart Association/American Stroke Association focused update of the 2013 guidelines for the early management of patients with acute ischemic stroke regarding endovascular treatment. *Stroke* 2015; **46**:3024–3039.

Quillinan, N., Herson, P.S., Traystman, R.J.: Neuropathophysiology of brain injury. *Anesthesiol Clin* 2016; **34**:453–464.

Steiner, T., Juvela, S., Unterberg, A., et al: European Stroke Organization guidelines for the management of intracranial aneurysms and subarachnoid haemorrhage. *Cerebrovasc Dis* 2013; **35**:93–112.

Todd, M.M., Hindman, B.J., Clarke, W.R., Torner, J.C.: Mild intraoperative hypothermia during surgery for intracranial aneurysm. *N Engl J Med* 2005; **352**:135–145.

The Brain Trauma Foundation: The American Association of Neurological Surgeons. The Joint Section on Neurotrauma and Critical Care. Hyperventilation. *J Neurotrauma* 2000; **17**:513–520.

第 8 章
静脉麻醉药

NienkeValens，Anthony Absalom

缩略词

BZ	Benzodiazepine	苯二氮䓬类
CBF	Cerebral blood flow	脑血流量
CBV	Cerebral blood volume	脑血容量
$CMRO_2$	Cerebral metabolic rate of oxygen	脑氧代谢率
CO_2	Carbon dioxide	二氧化碳
CPP	Cerebral perfusion pressure	脑灌注压
EEG	Electroencephalogram	脑电图
fMRI	Functional magnetic resonance imaging	功能磁共振成像
GABA	Gamma-aminobutyric acid	γ- 氨基丁酸
ICP	Intracranial pressure	颅内压
NMDA	N-methyl-D-aspartate	N- 甲基 -D- 天冬氨酸
PET	Positron-emission tomography	正电子发射断层显像
TCI	Target controlled infusion	靶控输注

目录

引言

麻醉药的作用机制目前尚未明确，仍然需要深入研究。除了氯胺酮是 N–甲基–D–天冬氨酸（N–methyl–D–aspartate，NMDA）受体拮抗剂外，其他大多数静脉麻醉药（例如丙泊酚、硫喷妥钠和依托咪酯）可能通过兴奋 γ–氨基丁酸–A（gamma–aminobutyric acid–，$GABA_A$）受体，使 $GABA_A$ 依赖的氯通道开放时程延长，氯离子通道开放时间增加可引起细胞膜超极化，进一步抑制神经元的信号传递。每种药物很可能在 $GABA_A$ 受体上都有独立的结合位点，根据受体亚单位的不同而有不同的作用特点（例如遗忘、镇静和催眠）。尽管目前主要对 $GABA_A$ 受体研究较多，但静脉麻醉药可能在其他受体和离子通道上也有重要作用。

苯二氮䓬类（benzodiazepine，BZs）药物有镇静而没有催眠作用。这类药物通过结合激活的受体 α 亚单位也作用于 $GABA_A$ 受体。目前为止共发现两类 BZ 受体亚型。BZ_1 与抗焦虑作用有关，这类受体主要位于小脑和脊髓。BZ_2 受体有抗惊厥和镇静作用，位于大脑皮层、海马和脊髓。

应用正电子发射断层显像（positron–emission tomography，PET）和磁共振成像（functional magnetic resonance imaging，fMRI）等功能成像研究发现，虽然静脉麻醉药的临床效果相似，但对局部血流和代谢的影响差异很大。除了氯胺酮，其他静脉麻醉药均会引起全脑脑血流量（cerebral blood flow，CBF）减少和代谢降低。

除了氯胺酮外，静脉麻醉药均会引起 EEG 频率减慢，这些药物会引起特异性的 EEG 改变，相关专家可以识别这种差别。一般而言，除氯胺酮外的静脉麻醉药，均会引起剂量相关性的从高频向低频逐渐的能量变化。麻醉较深时，会出现爆发性抑制；随着抑制的进一步加深，爆发出现较少，并最终达到等电位模式，意味着麻醉过深或药物过量。

神经外科麻醉和神经重症的理想静脉麻醉药应具有以下特性：

- 苏醒迅速
- 能够早期评估神经功能状况
- 可快速调控
- 对其他器官系统影响轻微
- 有镇痛作用
- 具有抗癫痫的作用（或至少无诱发癫痫作用）
- 可改善脑血流动力学，尤其是：
  - 维持脑血管自动调节功能
  - 维持脑血管对 CO_2 的反应
  - 降低脑氧代谢率（cerebral metabolic rate of oxygen，$CMRO_2$）的同时减少 CBF
  - 降低脑血容量（cerebral blood volume，CBV）
  - 降低或对颅内压（intracranial pressure，ICP）无影响

目前尚无一种药物能够满足上述标准。神经外科麻醉诱导的常用药物是丙泊酚、硫喷妥钠和依托咪酯。神经外科麻醉中，虽然这三种药物均可用作麻醉诱导，但各有利弊，会在下面进行详述。

丙泊酚

丙泊酚是目前神经外科麻醉中应用最多的静脉诱导和麻醉维持用药。最近也应用于唤醒开颅手术以提供轻度镇静作用。

其具有麻醉诱导平稳，刺激小，起效和苏醒迅速的特点。虽然有报道发现可出现惊厥，但由于并未发现与之相关的异常 EEG 活动，因此认为是"假性癫痫"。丙泊酚有抗惊厥作用（曾经被用来治疗难治性癫痫持续状态），可剂量依赖性降低动脉压进而可能降低脑灌注压（cerebral perfusion pressure，CPP）。在神经外科麻醉中，丙泊酚有以下作用：

- 逐渐减少 CBF
- 降低 $CMRO_2$ 达 60%
- 降低 ICP，尤其当 ICP 高于基础值时
- 维持脑血管自动调节功能
- 维持脑血流 – 代谢耦联
- 维持脑血管对 CO_2 的反应
- 具有自由基清除特性
- 阻断钙通道，拮抗谷氨酸受体（体外实验）

硫喷妥钠

硫喷妥钠目前已不是首选的静脉麻醉诱导药。除了偶尔用于快速序贯诱导外，临床上硫喷妥钠大多只用于在神经重症监护中使难治性颅内高压患者达到巴比妥类深昏迷状态，以降低其 ICP。硫喷妥钠分布容积广，因此重复给药或长时间输注会有明显蓄积，出现苏醒延迟。

硫喷妥钠有以下特点：

- 减少 CBF 的同时降低 $CMRO_2$
- 降低 CBV 和 ICP
- 动物实验中对局灶性脑缺血有保护作用
- 具有自由基清除特性
- 减少钙内流
- 阻断钠通道
- 可以用于治疗癫痫持续状态

依托咪酯

依托咪酯在诱导时可维持血流动力学平稳，这对维持脑灌注压（cerebral perfusion pressure，CPP）至关重要。硫喷妥钠对 CBF、$CMRO_2$ 和脑血管自动调节功能的影响与丙泊酚相似。但是依托咪酯会抑制皮质类固醇的合成，对于重症患者，可能单次用药即可出现。依托咪酯的应用因此受限。

依托咪酯会引起癫痫样的 EEG 变化，在特殊患者中即使小剂量也可能引发癫痫。因此癫痫手术中可用于皮层脑电图下癫痫致痫灶的定位。

右美托咪定

右美托咪定是 α_2-肾上腺素能受体激动剂。临床上有剂量依赖性的抗焦虑、镇痛和镇静作用。目前认为是通过位于脑干（蓝斑核）的 α_2 受体发挥作用的。根据 EEG 特点和临床表现（可唤醒）发现，其所产生的镇静作用与睡眠相似。不良反应有心动过缓和血压的双向改变。小剂量的交感阻滞作用会引起低血压，而较大剂量直接激动血管平滑肌上的 α_2 受体，可增强外周血管阻力，引起高血压并降低心输出量。

右美托咪定用于神经外科麻醉有如下特点：

- 提供可唤醒的镇静状态
- 在健康志愿者中可以同时降低 $CMRO_2$ 和 CBF
- 对呼吸影响轻微
- 维持脑血管对 CO_2 的反应
- 对诱发电位影响较小或无影响

- 对 EEG 几乎无癫痫样反应
- 在人体未明确有抗惊厥作用

氯胺酮

氯胺酮是有拟交感活性的 NMDA 受体拮抗剂。由于氯胺酮可引起 ICP 增高并有苏醒期反应、逼真的梦幻、肢体离断感以及谵妄等不良反应，致使其在神经外科麻醉中应用受限。

在英国，氯胺酮有（R−）和（S+）异构体的外消旋合剂。（S+）氯胺酮的效力是（R−）的两倍，副作用较少，并有较高的清除率和较大的分布容积。

氯胺酮有如下作用：
- 增加 $CMRO_2$ 和 CBF（作为麻醉辅助用药低剂量使用时较少出现）
- 单独应用于麻醉维持可升高 ICP
- 动物实验中通过拮抗 NMDA 有脑保护作用
- 呼吸抑制作用轻微
- 维持脑血管对 CO_2 的反应

苯二氮䓬类

苯二氮䓬类（benzodizepines，BZs）可能与延迟镇静有关，因此一般不用于神经外科麻醉诱导，但是小剂量可作为麻醉前用药。重症监护室中脑外伤患者低温治疗需要镇静，在脂质蓄积致使丙泊酚代谢受损时，常用这类药物来维持。

BZs 有如下作用：
- 轻度减少 CBF
- 轻度降低 $CMRO_2$
- 轻度降低 ICP
- 维持脑血管对 CO_2 的反应
- 维持脑血管自动调节功能
- 提高癫痫阈值

但是平台效应出现后，再增大剂量也不会有明显作用。所有这些作用均会被竞争性 BZ 拮抗剂氟马西尼逆转，但可能会引发癫痫。

全凭静脉麻醉

静脉麻醉药常用于麻醉维持。丙泊酚适用于长时间输注，因为其输注即时半衰期与输注时间的关系不大。因此，长时间输注后也能够迅速苏醒，有利于神经功能评估。

瑞芬太尼是纯 μ 受体激动剂。其酯键可被组织和血浆中的非特异性酯酶水解。具有恒定的输注即时半衰期，与丙泊酚合用是较为理想的麻醉维持用药。可提供良好的术中镇痛和肌松作用，术后镇静作用轻微，与作用时间较长的阿片类药物合用常引起恶心呕吐。因此，使用替代药物减轻术后疼痛很有必要。

丙泊酚和瑞芬太尼持续输注都可用于麻醉维持。丙泊酚的常规剂量为 3~12mg/（kg·h），瑞芬太尼为 0.05~0.5mcg/（kg·min）。随着微量控制输注泵的发展，可应用基于三室效应模型的 TCI 系统将丙泊酚和瑞芬太尼用于麻醉诱导和维持。输入患者的体重和年龄，根据预估的血浆浓度，可计算出适当的输注速度。丙泊酚诱导和维持的常用靶浓度分别为 4~6μg/ml 和 2~4μg/ml。瑞芬太尼的常用靶浓度为 4~8ng/ml。目前已经证实应用 TCI 输注系统进行麻醉诱导有利于维持血流动力学稳定，可使神经外科患者受益。

静脉麻醉药物药理作用小结（定性表示）

	作用受体	ICP	$CMRO_2$	呼吸抑制作用	心血管抑制作用	应用指征
丙泊酚	GABA	↓↓	↓↓	++	++	麻醉诱导和维持
硫喷妥钠	GABA	↓↓	↓↓	++	+	麻醉诱导巴比妥类深昏迷
依托咪酯	GABA	↓↓	↓↓	++	–/+	麻醉诱导（循环不稳定的患者）
氯胺酮	NMDA	↑/↓	↑	–	–	低血容量创伤患者
右美托咪定	α_2-肾上腺素能受体	↓	↓	–	浓度相关性	功能神经外科
苯二氮䓬类	GABA	↓	↓	+	+	ICU 镇静术前镇静

（范议方 译，林楠 校）

推荐阅读

Absalom, A.R., Struys, M.R. (2005) *An Overview of TCI and TIVA*. Belgium: Academia Press.

Hemmings, H.C. Jr., Akabas, M.H., Goldstein, P.A., et al: Emerging molecular mechanisms of general anesthetic action. *Trends Pharmacol Sci* 2005; **26**(10):503–510.

Rozet, I., Metzner, J., Brown, M., et al: Dexmedetomidine does not affect evoked potentials during spine surgery. *Anesth Analg* 2015; **121**:492–501.

Souter, J., Rozet, I., Ojemann, J., et al: Dexmedetomidine sedation during awake craniotomy for seizure resection: Effects on electrocorticography. *J Neurosurg Anesthiol* 2007; **19**:38–44.

第 9 章
吸入麻醉药

Una Srejic

要点

- 除了氧化亚氮所有的吸入麻醉药都会降低脑代谢。
- 所有的吸入麻醉药在高浓度时都扩张脑血管，其中地氟烷和异氟烷比七氟烷的脑血管扩张效果更明显。
- 脑血管扩张引起脑血流、脑血容量和颅内压的增高，进而损伤脑的自主调节功能。过度通气产生的低碳酸血症能抵消部分脑血管扩张。
- 目前尚缺乏人类的随机研究验证吸入麻醉药的神经保护或预处理效应。
- 控制好心输出量、平均动脉压和动脉血二氧化碳分压能最大限度降低吸入麻醉药对颅内压的负面影响。

缩略词

AR	Autoregulation	自主调节
CBF	Cerebral blood flow	脑血流
CBV	Cerebral blood volume	脑血容量
$CMRO_2$	Cerebral metabolic rate for oxygen	脑氧代谢率
CO	Cardiac output	心输出量
CPP	Cerebral perfusion pressure	脑灌注压
CSF	Cerebrospinal fluid	脑脊液
ICP	Intracranial pressure	颅内压
MAP	Mean arterial pressure	平均动脉压

目录

- 异氟烷
- 七氟烷
- 地氟烷
- 氙气
- 推荐阅读

引言

神经外科麻醉实施中，了解吸入麻醉药对脑氧代谢率、自主调节和血管反应性的药理作用相关知识十分必要。应用吸入麻醉药调控这些生理参数对患者的 ICP 和损伤后的神经元存活可能产生有益或有害的影响。

生理学：脑血流、代谢和自主调节

在正常情况下，平均动脉压在 60~150mmHg 范围内波动时，平均 CBF 可以保持相对稳定。CBF 受血管张力和局部环境化学物质［神经源性一氧化氮、血管活性肠肽（vasoactive intestinal peptide，VIP）、钾离子、代谢物质、前列腺素类、谷氨酸和钙离子］的影响，通常维持在 50ml/（100g·min）。CBF 受诸多因素影响，包括 MAP<60mmHg 或 >150mmHg、低 PaO_2、$PaCO_2$、血管痉挛、癫痫发作和心输出量（cardiac output，CO）等（见第 3 章）。

吸入麻醉药（异氟烷、地氟烷和七氟烷）都对 CBF 有双重影响。这些吸入麻醉药均可降低脑氧代谢率。在最低肺泡有效浓度（minimum alveolar concentration，MAC）接近 0.6 时，脑血管轻度收缩，导致 CBF 降低。但当异氟烷和地氟烷 MAC 超过 0.6 时，CBF 和 $CMRO_2$ 的变化将逐渐分离，即 CBF 增加而 $CMRO_2$ 降低，这通常被称为"解偶联"，虽然 CBF 仍与 $CMRO_2$ 耦联，但两者间的关系斜率与之前不同。对于七氟烷，当其 MAC 至少达 1~1.5 时，上述现象才会发生。这种渐进式的脑血管扩张会损伤自主调节功能进而导致血压依赖的脑血流变动。当自主调节功能受损时，会发生缺血或过度灌注，导致水肿或出血。氙气和 N_2O 不会以这种方式影响大脑。

在病理条件下，大脑对吸入麻醉药的反应与生理条件下不同。在缺氧、酸中毒、水肿和炎症等情况下，脑的自主调节会呈现局部丧失（"血管麻痹"）状态。这可能导致这些区域出现不可预测的生理改变。

在正常脑中，脑血管 $PaCO_2$ 的反应性正常。过度通气和低碳酸血症能克服吸入麻醉药超过 0.6 MAC 时引起的血管舒张，因为过度的低碳酸血症会减少脑血流量和引发潜在的缺血。因此，通常在临床实践中当使用吸入麻醉药时，维持 $PaCO_2$ 的目标值在 32~35mmHg 之间。高碳酸血症引起的过度的脑血管扩张会通过增加颅内血容量引起 ICP 升高。异氟醚、地氟醚和七氟醚均会随其浓度的增加而增加 ICP，其中七氟醚的效应最弱。同时，由于这三者舒张全身血管的特性，也会降低 MAP、CPP 和 CBF（第 3 章）。

吸入麻醉药通过降低大脑的电活动来减少 $CMRO_2$，直到大脑电活动降至等电点（"平线" EEG）。此时，$CMRO_2$ 将减少 60%，并且不会随吸入麻醉药的使用而进一步减少，除非进一步降低体温（第 4 章）。

体感诱发电位（somatosensory evoked potential，SSEP）、运动诱发电位（motor evoked potential，MEP）、脑干听觉诱发电位（brainstem auditory evoked potential，BAEP）和视觉诱发电位（visual evoked potential，VEP）显示：随着吸入麻醉药剂量的增加，其潜伏期逐渐延长，波幅逐渐减小。MEP 和 VEP 的波形对吸入麻醉药最敏感，而 SSEP 和 BAEP 最不敏感（第 49 章）。

尽管在啮齿鼠的研究中观察到吸入麻醉药的神经保护和预处理效应，但在临床领域中，目前仍缺乏前瞻性或随机临床研究的证据支持（图 9.1）。

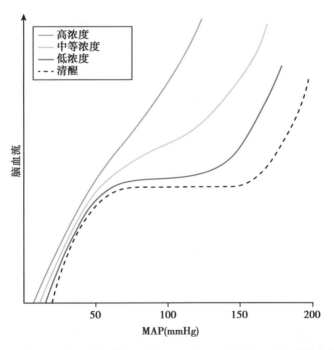

图 9.1 吸入麻醉药对 CBF 自主调节影响的示意图显示了随着吸入麻醉药剂量的增加，脑血流和自主调节功能的变化。吸入麻醉药剂量依赖性的扩张脑血管，导致脑自主调节功能减弱，使高限值和低限值均向左移动。MAP，平均动脉压。（摘自：Miller's Anesthesia，published 2015，Chapter 17，Figure 17–10）

氧化亚氮

N_2O 是 N–甲基–D–天门冬氨酸（NMDA）受体阻滞剂（如氯胺酮和氙气），因此，它与其他吸入麻醉药的作用机制不同。N_2O 不影响脑自主调节功能和脑血管张力。单独给药时，N_2O 可兴奋交感神经系统，增加 CBF、CBV、$CMRO_2$，进而增加 ICP。由于 N_2O 在神经外科手术麻醉中极少单独给药，因此上述效应临床意义不大。但是，在颅内压显著升高的患者中，不推荐 N_2O 联合其他吸入麻醉药的麻醉方案。

相反地，择期神经外科手术麻醉中，N_2O 可与静脉麻醉药（丙泊酚、阿片类和苯二氮䓬类药物）以及轻 – 中度过度通气结合来抵消其某些自然属性。N_2O 有增加气体容积的作用，可能导致气颅。N_2O 可增加患者术后恶心呕吐的发生率，但仍存在争议。

异氟烷

在 0.6 MAC 以下，异氟烷降低 $CMRO_2$，且对 CBF 的影响最小。超过 1.1 MAC 时，异氟醚可使 CBF 增加 20% 并影响脑自主调节功能。这种剂量依赖性的血管舒张可以增加 ICP。当异氟烷达 2.0 MAC 时，EEG 上的脑电活动可降至等电点。因此，在颅内压严重升高的患者中，相比于吸入复合阿片类药物的麻醉，全凭静脉麻醉（total intravenous anesthesia，TIVA）可能是更好的选择。

七氟烷

与异氟烷类似，七氟烷在 0.6 MAC 以下时降低 CBF 和 $CMRO_2$，超过 1.0 MAC 时增加 CBF 和 $CMRO_2$。七氟烷对脑血管活性影响最小，其浓度在 1~1.5 MAC 时均可保持 CBF 稳定和维持自主调节功能。因此，在超过 1.0MAC 时，地氟烷增加 ICP 效应最大，异氟烷次之，七氟烷最小。

七氟烷是吸入麻醉药中刺激性最小的，因此是理想的儿童吸入麻醉诱导剂。因其血/气分配系数低，其诱导和苏醒速度都非常快。

在癫痫易感者，包括抗惊厥药服用病史、发热癫痫病史或接受大剂量吸入麻醉诱导的患者中，七氟烷可能与 EEG 上的癫痫样活动相关。通常，七氟烷诱导产生的棘波并无任何后遗症。但在这些患者中，应避免过度通气和 MAC 超过 1.5。

约 40% 的学龄前儿童在七氟烷麻醉后可能出现躁动。小剂量的可乐定、右美托咪定或丙泊酚可有效地减少这种现象。

地氟烷

在 1.0MAC 时，地氟烷血管舒张效应最强，其次是异氟烷，最后是七氟烷。在地氟烷 MAC 超过 1.0 时，脑的自主调节功能消失。地氟烷是目前唯一已知的能够增加脑脊液产生和改变脑脊液动力学的吸入麻醉药。这种特性可能与其增加 ICP 相关。与七氟烷类似，地氟烷也具有较低的血/气分配系数，因此也能很快的被吸入和排出。此外，它的交感兴奋作用可增加心率、CO 和 CBF。

氙气

氙气是一种吸入惰性气体，具有血流动力学稳定、心脏保护和神经保护（实验等级证据）等麻醉特性。它是一种非竞争性 NMDA 受体阻滞剂，氙气能够快速诱导和苏醒，且无致畸性。但是由于价格昂贵，在美国临床上并没有被广泛使用（在欧洲有使用）。与其他吸入药物一样，氙气也会降低 $CMRO_2$，导致灰质 CBF 降低（白质 CBF 增加），并降低 ICP。它的血/气分配系数同样很低，只有 0.115。目前，氙气正被研究作为 ASA Ⅲ 和Ⅳ级患者中 N_2O 可能的替代物（表 9.1）。

表 9.1 吸入麻醉药对 CBF、$CMRO_2$ 和 ICP 的影响

	CBF	$CMRO_2$	ICP
氧化亚氮	↑↑	↑或→	↑↑
氙气	↓（灰质）↑（白质）	↓	↑或→
异氟烷	↑或→	↓↓	→或↗或↑
七氟烷	↓或→或↗	↓↓↓	→或↗或↑
地氟烷	↓或↑	↓↓	↑或→

箭头表示半定量变化

↗，轻度增加；↑，增加；↑↑，显著增加；→，不变；↓，降低；↓↓，显著降低

CBF，脑血流；$CMRO_2$，脑氧代谢率；ICP，颅内压

摘自：Adapted from Cottrell and Young's Neuroanesthesia 5th Ed.Chapter 5.Table 5-1

（迟冬梅 译，林楠 校）

推荐阅读

Cottrell, J.E., Young W. (2010). *Neuroanesthesia.* Philadelphia, PA: Mosby Elsevier, Chapter 5, Table 5-1, pp. 78–95.

Holmstrom, A., Akeson, J.: Desflurane increases intracranial pressure more and sevoflurane less than isoflurane in pigs subjected to intracranial hypertension. *J Neurosurg Anesth* 2004; **16**:136–143.

Jovic, M., Unic-Stojanovic, D., Isenovic, E., et al: Anesthetics and cerebral protection in patients undergoing carotid endarterectomy. *J Cardiothorac Vasc Anesth* 2015; **29**(1):178–184.

Lieberman, J.A., Feiner, J., Lyon, R., Rollins, M. D.: Effect of hemorrhage and hypotension on transcranial motor-evoked potentials in swine. *Anesthesiology* 2013; **119**:1109–1119.

Meng, L.Z., Gelb, A., Regulation of cerebral autoregulation by carbon dioxide. *Anesthesiology* 2015; **122**:196–205.

Meng, L.Z., Hou, W., Chui, J., Han, R., Gelb, A. W.: Cardiac output and cerebral blood flow, *Anesthesiology* 2015; **123**:1198–1208.

Maze, M.: Preclinical neuroprotective actions of xenon and possible implications for human therapeutics: A narrative review. *Can J Anesth* October 27, 2015 (epub ahead of print) PMID 26507536.

Miller, R., et al: (2015), *Miller's Anesthesia*, 8th ed. Chapter 17, Figure 17-10, Philadelphia, PA: Elsevier Saunders.

Petersen, K.D., Landsfeldt, U., Cold, G.E., et al: Intracranial pressure and cerebral hemodynamics in patients with cerebral tumors. A randomized prospective study of patients subjected to craniotomy in propofol-fentanyl, isoflurane-fentanyl or sevoflurane-fentanyl anesthesia. *Anesthesiology* 2003; **98**:329–336.

Stocchetti, N., Maas, A.I., Chieregato, A., van der Plas, A.A.: Hyperventilation in head injury: A Review. *Chest* 2005; **127**:1812–1827.

第10章
阿片类药物及辅助用药

Mariska Lont，Anthony Absalom

要点

- 在维持正常血二氧化碳分压和血压的前提下，阿片类药物对脑血流、代谢和颅内压的影响最小。
- 开颅手术后疼痛可以很剧烈，围术期使用适量的吗啡不会增加镇静、恶心或气道反射受抑制的发生率。
- 神经外科手术最好避免使用纳洛酮，因为阿片类药物作用的突然逆转可能对脑血流动力学产生有害的影响。
- 琥珀胆碱可引起颅内压（intracranial pressure，ICP）短暂轻度升高，在需要快速控制气道时并非使用禁忌。当新型的肌松拮抗剂 sugammadex 可供使用时，罗库溴铵为安全可靠的选择。
- 对于围术期高血压的控制，肾上腺素受体拮抗剂和钙离子通道阻滞剂比血管扩张药更可取，因为它们降低血压的同时并不增加脑血流和颅内压。

缩略词

5-HT	5-hydroxytryptamine	5-羟色胺
BBB	Blood brain barrier	血脑屏障
CBF	Cerebral blood flow	脑血流
CMR	Cerebral metabolic rate	脑代谢率
EEG	Electroencephalographic	脑电图
HS	Hypertonic saline	高渗盐水
ICP	Intracranial pressure	颅内压
ICU	Intensive care unit	重症监护室
NMBA	Neuromuscular blocking agent	神经肌肉阻滞剂

目录

阿片类药物

阿片类药物是镇静和催眠麻醉药的重要辅助用药。除了镇痛、限制疼痛刺激引发的血压升高，阿片类药物伴有镇静作用，这有助于维持更平稳的术中血流动力学和快速苏醒。神经外科麻醉常用的阿片类镇痛药包括吗啡、芬太尼、舒芬太尼、瑞芬太尼和阿芬太尼。舒芬太尼是一种高度选择性阿片类激动剂，北美洲和欧洲常用，但在英国并不常用。它的效价是芬太尼的10~15 倍，清除半衰期更短。瑞芬太尼具有独特的药代动力学特征，起效和失效更为迅速。瑞芬太尼结构中有酯键，可被血液和组织中广泛存在的非特异性酯酶迅速水解，输注后的作用时间不随血浆药物浓度变化而变化（即药物作用时间与输注时间长短无关）。

心血管作用

阿片类药物可降低交感神经张力并增加副交感神经张力。大剂量应用阿片类药物都会引起心动过缓，由此导致的低血压可由阿托品或格隆溴铵纠正。阿片类药物能显著增强镇静催眠药的效价。中等剂量的瑞芬太尼可以显著减少丙泊酚用量，以防止伤害性刺激的反应。当使用中等剂量或大剂量阿片类药物时，如果不减少催眠药的剂量，则可能出现低血压。

呼吸系统作用

阿片类药物和催眠药在呼吸抑制作用方面具有显著的协同性。阿片类药物可减弱气道反射，防止气管内插管引起的咳嗽。有神经电生理监测的手术中不宜使用肌松药，由于瑞芬太尼的药代动力学特征，瑞芬太尼联合其他镇静药是此类手术的理想用药方案。

脑血流动力学

在维持正常血二氧化碳分压情况下，大剂量的阿片类药物可引起脑血流（cerebral blood flow，CBF）和脑氧代谢率轻度降低。在临床剂量情况下，该作用可能极其轻微。一些研究显示，给予阿片类药物后导致颅内压升高，这可能是继发于平均动脉压和脑灌注压降低后脑血管的自我调节所产生的血管舒张作用。然而，当使用血管活性药维持平均动脉压时，阿片类药物对颅内压没有影响。阿片类药物有助于减轻气管插管、吸引和上头钉等刺激性操作对脑血流动力学产生的不利影响。

电活动

脑电图（electroencephalographic，EEG）变化呈剂量依赖性，小剂量芬太尼和舒芬太尼对脑电图影响很小。大剂量芬太尼（30~70μg/kg）可以导致δ波活动（高电压，慢波）。舒芬太尼输注引起的脑电图变化可能存在天花板效应。尽管大剂量的阿片类药物应用可能改变感觉诱发电位的潜伏期和波幅，但这并不妨碍将其应用于监测脊髓功能。总之，阿片类药物对听觉诱发电位和运动诱发电位的影响很小。

术后镇痛

开颅术后中度至重度疼痛可导致交感神经兴奋和高血压，这是开颅术后血肿的危险因素。由于担心镇静、瞳孔变化、恶心和抑制气道反射等副作用，阿片类药物在围术期使用不足。然而许多研究表明，吗啡的使用并未显著增加这些不良反应的发生率。术后镇痛常用的阿片类药物包括吗啡、哌腈米特、芬太尼、羟考酮和曲马多。高达30%的患者体内缺少将可待因代谢为吗啡的转换酶导致药物无效，因此可待因的应用正在减少。

其他作用

阿片类药物通过刺激化学感受器触发区中的5-羟色胺（5-hydroxy-tryptamine，5-HT3）和多巴胺受体引起恶心和呕吐。长时间输注或反复给予长效制剂可导致胃排空障碍、肠梗阻、便秘、瞳孔收缩、瘙痒和视物模糊。

丙泊酚复合瑞芬太尼麻醉后恶心呕吐较少见，可能是与丙泊酚的止吐作用和瑞芬太尼快速清除有关。除瑞芬太尼外，术中应用大剂量阿片类药物可能导致麻醉苏醒延迟。

纳洛酮

纳洛酮作为一种竞争性拮抗剂对 μ 阿片受体具有高度亲和力，对 κ 受体和 δ 受体的亲和力较弱。纳洛酮本身对 CBF 和氧代谢影响很小。虽然它可以用来逆转阿片类药物引起的镇静和呼吸抑制，但它也可以拮抗镇痛作用。阿片类药物作用突然逆转可引起疼痛、高血压、心律失常、心肌缺血和颅内出血。使用纳洛酮应逐渐滴定至预定的临床效果，当剂量接近 1.5μg/kg 时需格外小心。应谨记一次推注纳洛酮的拮抗效果仅可持续 20~30 分钟，对使用长效阿片类药物的患者，药物失效后可能恢复到有阿片类作用的状态。

α_2-肾上腺素受体激动剂

α_2-肾上腺素受体激动剂具有镇静、镇痛和抗焦虑作用，其中常用的药物有可乐定和右美托咪定。右美托咪定的选择性更强，对 α_2 受体的选择性比 α_1 受体高 1600 倍。该类药物通过作用于蓝斑的 α_2 受体减少神经活性传导至上行投射系统，从而发挥镇静作用。由于具有降低交感神经活性和儿茶酚胺水平的作用使其成为潜在的神经保护剂。

右美托咪定降低脑血流的作用可能是由于抑制上行投射系统活性而非直接作用于脑血管。然而，它可以激活外周血管平滑肌 α_2 受体引起全身血管收缩。尽管 CBF 降低可能影响脑氧输送并导致氧提取增加，但有动物研究表明右美托咪定不影响脑氧代谢。然而，临床研究表明，右美托咪定不影响 CBF 和 $CMRO_2$ 的耦联，CBF 与 $CMRO_2$ 同步下降。迄今为止，尚无明确的证据表明右美托咪定可安全用于脑损伤患者。

右美托咪定在欧洲现已上市，但目前仅限应用于重症监护室（intensive care unit，ICU）的镇静。右美托咪定是一种有用的辅助药物，可用于手术室中行脑深部电极植入术、清醒开颅术和癫痫手术等需要清醒镇静的功能性神经外科手术，有潜在的益处。

神经肌肉受体阻滞剂

琥珀胆碱可能导致颅内压短暂轻微升高。颅内压升高的临床意义并不明确，在需要快速控制气道情况下可以考虑使用此药。通过术前使用非去极化神经肌肉阻滞剂可以将颅内压升高程度最小化。快速气管插管时可以给予罗库溴铵 1.2mg/kg。由罗库溴铵引起的深度神经肌肉阻滞可迅速被能选择性结合神经肌肉阻断药的 sugammadex 拮抗。这对进行气管插管后需迅速进行神经电生理监测或诊断性操作大有帮助。

抗癫痫药物如苯妥英或卡马西平可以加速肌松药（neuromuscular blocking agent，NMBA）的代谢。例如，卡马西平几乎使维库溴铵清除速度加倍。另外，术中使用硫酸镁可以延长非去极化肌松药作用时间。

抗高血压药物

在脑血流自我调节功能受损的患者中，围术期高血压发作可导致颅内压升高从而可能出现颅内出血。此类情况可见于使用喉镜、切皮或拔管时，可使用直接血管扩张剂、肾上腺素受体拮抗剂或钙离子通道阻滞剂进行治疗处理。

直接血管扩张剂

直接血管扩张剂，如硝普钠、硝酸甘油和肼屈嗪通过松弛血管平滑肌和降低血管阻力来降低血压。使用此类药物必须谨慎，因为血管扩张可以导致脑血流增加和颅内压升高，同时脑灌注压降低。此外，如果脑组织异常区域的血管对血管扩张剂的敏感性选择性增加，则可能会出现"盗血现象"并加重缺血损伤。为了降低高血压反跳的风险，这些药物必须缓慢停药。

肾上腺素受体拮抗剂

拉贝洛尔是较常用的肾上腺素受体阻滞剂之一。它具有 α 和非心脏选择性 β 肾上腺素能阻滞作用。α 和 β 的阻滞作用比值为 1∶7。与直接血管扩张剂不同，它可以降低平均动脉压而不伴随颅内压增加。与硝普钠相比，拉贝洛尔能改善神经外科术后难治性高血压患者的脑灌注压。艾司洛尔是一种由血浆酯酶代谢的超短效肾上腺素受体拮抗剂，常用于控制围术期血压波动。乌拉地尔是突触后 α_1-拮抗剂，可抑制儿茶酚胺引起的血管收缩。最近乌拉地尔应用于神经外科麻醉有所增加。

钙离子通道阻滞剂

尼卡地平能阻断心肌和平滑肌钙离子内流，导致全身血管阻力降低，很少或没有负性肌力作用，对 ICP 无影响。良好的药代动力学曲线使其易于滴定。在高血压急症期间，尼卡地平明显优于长效钙通道拮抗剂，后者可能导致脑血管扩张。第 35 章讨论了尼莫地平在蛛网膜下腔出血中的应用。

其他药物

糖皮质激素

糖皮质激素稳定血脑屏障（blood brain barrier，BBB）并增加脑脊液吸收，对减轻由原发或转移脑肿瘤导致的血管源性脑水肿有较好疗效。该类药物在脑肿瘤患者中应用更有助于改善全身症状（如头痛和意识状态改变）而非局部症状。在创伤性颅脑损伤中，使用糖皮质激素已被证明与增加死亡风险相关。在急性脊髓损伤患者中使用糖皮质激素并未证明能够改善长期运动功能。应用糖皮质激素的弊端是血糖增高可能导致术后神经功能结局变差和术后感染风险增高。

渗透性药物

甘露醇和高渗盐水（Hypertonic saline，HS）是常用的治疗颅内压急性升高的药物。通过产生渗透梯度，将液体从组织间隙拉到血管腔中，降低血液黏滞性。由此导致的脑血流增加引起自身调节性血管收缩并可能降低颅内压。甘露醇（0.25~0.5g/kg）具有清除自由基的作用，并依赖于完整的血脑屏障发挥作用。当血清渗透压超过 320mosmol/kg 时，甘露醇可积聚在损伤组织中导致反跳效应，因此不应使用。

高渗盐水可以以不同的体积和张力（3%~23.4%）进行间歇性滴注或连续性泵注。高渗盐水越来越多地用于术中脑松弛。有个别研究证据表明高渗盐水显著降低开颅手术中脑膨出风险，然而对长期结局指标的影响仍在研究中。

（王洁　译，林楠　校）

推荐阅读

Haldar, R., Kaushal, A., Gupta, D., Srivastava, S., Singh, P.K.: Pain following craniotomy: Reassessment of the available options. *Biomed ResInt* 2015; **2015**:509164.

Ortega-Gutierrez, S., Thomas, J., Reccius, A., et al: Effectiveness and safety of nicardipine and labetalol infusion for blood pressure management in patients with intracerebral and subarachnoid haemorrhage. *Neurocritical Care* 2013; **18**:13–19.

Prabhakar, H., Singh, G.P., Anand, V., Kalaivani, M.: Mannitol versus hypertonic saline for brain relaxation in patients undergoing craniotomy (Review). *Cochrane Database Syst Rev* 2014; 7: CD010026.

第11章
术前评估

Eleanor Carter，Amit Prakash

缩略词

AED	Antiepileptic drug	抗癫痫药物
ASA	American Society of Anesthesiologists	美国麻醉医师协会
CNS	Central nervous system	中枢神经系统
GCS	Glasgow Coma Scale	格拉斯哥昏迷量表
ICP	Intracranial pressure	颅内压
INR	International normalized ratio	国际标准化比值
LMWH	Low molecular weight heparin	低分子肝素

目录

 – 糖皮质激素
 – 抗癫痫药物
 – 抗帕金森药物
- 调查评估
- 特定手术的术前评估
 – 肿瘤手术
 – 神经血管手术
 – 功能神经外科手术
 – 创伤性颅脑损伤手术
 – 脊柱手术
- 术前风险评估
- 知情同意
- 术后治疗
- 推荐阅读

引言

术前评估是提供安全有效的围术期管理的关键。这一过程涉及采集特定患者、特定手术相关信息，优化合并症管理和手术风险评估等内容。其目的是合作沟通，术前患者告知及制定个体化的基于循证医学证据的围术期管理计划。

术前评估门诊

术前评估通常是在专科门诊进行，理想情况下，在择期手术术前 4~6 周进行。根据患者到场和紧急程度，应当为需要加急行神经外科手术的门诊患者提供预约。门诊应由麻醉医师主导，并由外科医师、内科医师、专科护士、药剂师和职业治疗师提供多学科支持。这种术前综合评估的模式已被证实能够降低停手术事件的发生，提升患者就诊体验，并减少并发症发生率和围术期死亡率。

一般术前评估

神经外科手术涉及多种过程，但存在一些常见的术前评估要素。首要目标是确定患者的基线健康和功能状态，识别异常情况并最小化风险。术前信息可从多渠道收集，包括患者、家属和医疗记录。

常规病史和查体

应向患者问询以下信息：①现病史和既往病史；②手术史和麻醉并发症；

③处方药和非处方药；④相关家族病史；⑤器官系统功能状态和生活史（就业情况、驾驶状况和家庭支持）。因为这些医疗情况与神经外科病理情况直接相关（表 11.1），且治疗过程中的许多干预可能影响患者独立生活能力，因此需要了解上述细节。

初步查体包括心肺和气道评估。神经外科患者，尤其是有颈椎颈髓疾病的患者，呼吸困难和插管困难发生率较高，如发生非预期呼吸困难或插管困难的情况，很可能会导致危及生命的并发症。

表 11.1　与神经外科病理学直接相关的医疗情况

颅内动脉瘤	高血压 吸烟，毒品使用，特别是可卡因 成人多囊肾病，Ehlers–Danlos 综合征，马凡综合征
动静脉畸形	1 型神经纤维瘤病（NF1），Sturge–Weber 综合征，Osler–Weber–Rendu 综合征，von Hippel–Lindau（VHL）综合征
颈动脉狭窄	动脉粥样硬化，高血压，糖尿病，吸烟
脑肿瘤	身体其他部位的原发癌 NF1，结节性硬化病，VHL，Li Fraumeni 综合征，Turner 综合征，Turcot 综合征，Gorlin 综合征，人免疫缺陷病毒
垂体病变	垂体功能减退或亢进，多发性内分泌肿瘤 1
听神经瘤	2 型神经纤维瘤病
脑或脊髓感染	其他部位的感染灶，免疫力低下
脊柱畸形	脑性瘫痪，脊柱裂，肌营养不良强直性脊柱炎，类风湿性关节炎，限制性肺疾病

神经专科评估

术前神经专科评估可以建立患者的基线状态，如果术后发现新的神经缺陷，该术前基线可用于对比。其病史应包括症状、诊断、目前神经功能缺损和对治疗的反应等细节。任何与颅内压升高相关的体征或症状，包括头痛、恶心、呕吐、视力模糊或神智错乱，都非常重要，并可指导围术期的神经保护策略。对于癫痫患者，其癫痫发作频率和类型、任何先兆特征以及治疗反应性都应被获取。神经专科查体重点包括评估患者的 GCS、瞳孔大小、反应性和侧向定位，以及脑神经或周围神经损伤的程度。应评估患者沟通能力的恰当度和流畅度，这些提示患者可能要进行清醒开颅和其他类型的功能神经外科或消融性神经外科手术。

药物管理

除常规用药外，应注意围术期糖皮质激素（用于控制脑水肿）、抗癫痫、抗凝和抗血小板药物的使用。此外，还应注意药物过敏以及对染料、造影剂反应等情况。

抗凝和抗血小板药物

大多数抗凝和抗血小板药物由于其出血风险和破坏性后果严重，在神经外科手术术前通常会停药。然而，介入治疗（动脉瘤介入栓塞术、脑支架置入术）的血栓形成风险高，因此需要在围术期使用抗血小板药物。

通常，阿司匹林和氯吡格雷需术前 10 天停药，以确保手术时血小板功能正常。华法林则需术前停药满 5~7 天，以达到 INR<1.2。在某些血栓栓塞风险较高的患者中，需要使用低分子肝素进行抗凝桥接治疗。对于新型直接作用口服抗凝剂的术前管理，如利伐沙班、达比加群和阿哌沙班，通常需咨询专门的血液科医生。

糖皮质激素

在中枢神经系统肿瘤患者中，糖皮质激素常被用于减轻脑水肿及其引起的颅内压相关症状。糖皮质激素应用的主要副作用包括糖耐量受损、体重增加、消化道出血、免疫抑制、电解质紊乱、骨质疏松和情绪改变等，其中大部分需要在围术期进行对症处理。

抗癫痫药物

如果内科或外科团队无特殊要求，抗癫痫药物通常可在围术期继续服用。如果患者术后不能以口服方式服药，则应选择抗癫痫药物的替代给药途径。

抗帕金森药物

抗帕金森药物围术期通常继续使用，其给药时机对预防术后强直非常重要。对于抗帕金森药物耐药需接受脑深部电极植入术或其他丘脑损毁性手术的患者，其用药应咨询其手术团队。

调查评估

术前检查是为了检测和监测患者潜在的健康状况，常需根据患者的合并症和手术风险等级进行选择。各地可依据英国国家和国际关于术前检查的指南制定当地的政策和程序。

特定手术的术前评估

神经外科手术依其侵入性的从较小到大，对应围术期风险的从低到高。因此，术前评估根据手术过程的不同而有很大差异。

肿瘤手术

脑肿瘤的症状和体征取决于肿瘤大小、位置、肿瘤占位效应、水肿程度和有无脑积水等。神经专科病史和查体应与神经影像学检查相结合，以更好的预测术后神经功能。由于血钠紊乱和糖皮质激素相关性的高血糖发生率较高，术前监测电解质和血糖十分重要。垂体肿瘤还与全身内分泌和代谢紊乱有关，需进行全面的内分泌评估。

神经血管手术

急诊神经血管外科手术的风险很高，往往无法进行全面的术前综合评估。然而，需考虑的核心问题包括基线神经功能的评估和相关并发症的管理，如脑积水、心肺功能障碍和电解质紊乱等。在择期神经血管外科手术中，需进行全面的术前评估，尤其注意相关的全身状况。应了解患者抗凝和抗血小板药物的使用情况，并制定相应围术期管理计划。对于介入神经放射学手术，在某些情况下可能需考虑是否适合在局部麻醉下实施手术。

功能神经外科手术

功能性神经外科手术用于治疗帕金森病、癫痫、抽动秽语综合征和严重的抑郁症。术前需采集完整的用药史，并与专家一起制定关于围术期药物使用剂量和时长的计划。还应评估这些药物的全身效应及其与麻醉药物的潜在相互作用。

创伤性颅脑损伤手术

创伤性颅脑损伤患者术前不太可能接受正规治疗。评估其他创伤，尤其是胸部创伤和其他可能引起大出血的损伤尤为重要。这些类型的损伤可能影响术中的氧合和脑灌注压。围术期应尽可能稳定相关损伤，并防止围术期继发性脑损伤的发生。

脊柱手术

脊柱疾病可继发于先天性疾病、创伤或衰老。脊柱手术患者的基础健康状况可能相对较好。然而，术中定位、出血和术后镇痛是该手术的主要挑战。术前评估的重点包括是否进行制动，当前的镇痛要求并制定全面的围术期治疗计划。需要完整回顾和识别患者的医疗相关情况，并确保得到充分的治疗和管理。完整的气道评估必不可少，如需使用纤维支气管镜引导插管，术前应与患者充分沟通。

术前风险评估

术前风险评估的目的包括预测术后并发症发生率和死亡率，患者知情同意并推进安全的术后治疗计划。没有一种评分系统被证明可以有效地常规使用于神经外科手术的个体评估。在择期神经外科手术中，简单的功能状态评分，如 ASA 分级，可粗略地预测患者预后。对于所有患者，都应保证合并症得到最佳管理，以避免不必要的病情延误而影响患者的手术转归。

知情同意

由于意识障碍、语言和听力缺陷或视力障碍，与神经外科患者的沟通可能很困难。如怀疑患者是否有能力对治疗进行知情同意，可进行精神能力评估。应尽一切努力与患者进行有效沟通，包括其亲属或其精神能力正常时指定的代理人。

神经外科麻醉术前讨论应包括麻醉计划、有创监测的使用、术后疼痛管理以及与患者紧密相关的并发症和死亡风险。需特殊提及的风险包括定位相关的并发症，例如眼睛和外周神经损伤、舌头损伤以及与神经电生理监测相关的针痕。开颅手术的术中唤醒需选择合适的患者，并与其进行充分的沟通，以便在实施这项高要求的手术时患者能充分配合。

术后治疗

安全有效的术后治疗需建立在术前充分评估和信息搜集的基础上。术前应制定有效的镇痛方案、预防和治疗术后恶心呕吐的策略以及恢复或调整患者用药的计划。如预期需要有创监测、器官支持或机械通气，可能需提前安排重症监护室转入。此外，一小部分神经外科的患者可能适合日间手术。

（迟冬梅　译，林楠　校）

推荐阅读

Association of Anaesthetists of Great Britain and Ireland: Preoperative assessment and patient preparation – The role of the anaesthetist 2, 2010. Available online at www.aagbi.org/sites/default/files/preop2010.pdf, accessed date 18 October 2017.

Barnett, S.R., Nozari, A.: The preoperative evaluation of the neurosurgical patient. *Int Anesthesiol Clin* 2015; **53**:1–22.

Jones, K., Swart, M., Key, W.: Guidance on the provision of anaesthesia services for pre-operative assessment and preparation. *Royal College of Anaesthetists* 2014. Available online at www.rcoa.ac.uk/system/files/GPAS-2014-02-PREOP_2.pdf, accessed date 18 October 2017

Kristensen, S.D., Knuuti, J., Saraste A., et al: 2014 ESC/ESA guidelines on noncardiac surgery: Cardiovascular assessment and management. *Eur Heart J* 2014; **35**:2383–2431.

National Institute for Health and Care
Excellence.: Preoperative tests for
elective surgery, 2003. Available online at
www.nice.org.uk/guidance/cg3, accessed date
18 October 2017.

Reponen, E., Tuominen, H., Korja, M.: Evidence
for the use of preoperative risk assessment scores
in elective cranial neurosurgery: A systematic
review of the literature. *Anesth Analg* 2014;
119:420–432.

第12章
神经影像学的基本概念

Daniel Scoffings

要点

- 对于颅内出血，CT 检查方便、快速、敏感性高，因此成为大部分神经重症监护患者常用的神经影像学检查手段。
- CT 是颅脑和颈椎创伤的基本影像学检查方法，并常用于胸腰椎扫描。
- 当头颈部出现某些特定损伤时，CT 血管造影和 CT 静脉造影可用于查找钝性脑血管损伤。
- 灌注 CT 有助于动脉瘤性蛛网膜下腔出血后血管痉挛的诊断。
- MRI 对弥漫性轴索损伤、缺血和脊髓损伤的变化比 CT 敏感。
- 由于 MRI 需要使用配套的输液泵和呼吸机，因此气管插管患者进行 MRI 检查操作更为复杂和耗时。

缩略词

3D	Three dimensiona	三维
CSF	Cerebrospinal fluid	脑脊液
CT	Computed tomography	计算机断层扫描
CTA	Computed tomography angiography	CT 血管造影
CTP	Computed tomography perfusion	CT 灌注成像
CTV	Computed tomography venography	CT 静脉造影
DSA	Digital subtraction angiography	数字减影心血管造影术
EDH	Extradural hematoma	硬膜外血肿
FLAIR	Fluid–attenuated inversion recovery	流体衰减反转恢复
MRI	Magnetic resonance imaging	磁共振成像
SAH	Subarachnoid hemorrhage	蛛网膜下腔出血
SDH	Subdural hematoma	硬膜下血肿
SWI	Susceptibility–weighted imaging	磁敏感加权成像

目录

引言

择期神经外科手术患者行影像学检查的主要目的是评估病变的位置和性质、肿块效应、脑水肿和术后并发症。而某些不需要手术的脑外伤和蛛网膜下腔出血的患者行影像学检查的主要目的则是判断颅内损伤的程度和预后，并排除脊柱不稳定。

计算机断层扫描

尽管敏感性逊于 MRI，但 CT 常常仍然作为评估神经重症监护患者脑功能的首选检查手段。这主要是由于它应用广泛、图像采集速度比 MRI 快，并且没有与 MRI 配套的特殊泵和呼吸机的要求。在某些病房会应用移动 CT 扫描仪进行床旁成像，从而避免了将危重患者运送至放射科的伴随风险。虽然移动 CT 扫描仪图像质量通常不如固定扫描仪清楚，但足以检测新发出血、脑积水、脑移位和大面积的脑实质水肿。

大多数脑 CT 检查不使用造影剂，但造影后成像有助于疑似感染和肿瘤的诊断。通过静脉注射造影剂后，分别在动脉期和静脉期快速获取三维 CT 数据是 CT 血管造影（computed tomography angiography，CTA）和 CT 静脉造影（computed tomography venography，CTV）的基础。CT 灌注成像（computed tomography perfusion，CTP）是在造影剂注射前后反复扫描头部来进行的。根据这些数据，可以得到显示脑血流量、脑血容量和转运时间参数的彩图。当 CTP 可以评估梗死组织和潜在可挽救缺血的区域时，即可用于评估蛛网膜下腔出血（subarachnoid hemorrhage，SAH）后可疑血管痉挛的患者。

磁共振成像

脑和脊椎的成像可以使用多种不同的 MRI 序列。T1 加权像上，白质信号强度高于灰质，脑脊液（cerebrospinal fluid，CSF）呈低信号。T2 加权像上，白质信号强度低于灰质，而 CSF 呈高信号。在 FLAIR 序列中 CSF 信号变抑制，信号强度降低。因此，乍看起来可能会将 FLAIR 像与 T1 加权像混淆；然而，FLAIR 像具有额外的 T2 加权，因此白质信号强度低于灰质，这与 T1 加权像相反。

扩散加权图像对水质子的运动敏感。发生急性脑梗死和脑脓肿时，水的扩散受限，扩散加权图像显示高信号。这些图像还包含 T2 加权因素，这意味着扩散加权图像上的高信号也可能是由 T2 加权图像上增强（"T2 闪过"）引起的。T2* 加权梯度回声序列和 SWI 对血液降解产物中的铁引起的局部磁场干扰高度敏感，可用于检测脑创伤后出血区域。

脊柱创伤

5%~10% 钝性多发伤的患者可伴发颈椎损伤。对于符合加拿大 C 脊椎检查规则（表 12.1）的高危患者和不能主动转头至每侧 45° 的低危患者，都推荐进行颈椎 CT 检查。成人钝性外伤患者行 CT 检查是否必须佩戴颈托尚存争议，但最近一项荟萃分析指出，正常的高质量的颈椎 CT 应该允许去除颈托。不推荐因此进行弯曲和伸展体位摄片。颈椎的某些特定损伤如半脱位和 C1~3 的骨折，会增加颈动脉钝性损伤的风险，因此一些中心会进行 CTA 筛查。

表 12.1 加拿大 C 脊椎检查规则

高危因素 至少以下一项	低危因素 至少以下一项
• 危险的伤害机制（从高于 1 米或 5 级台阶的高度坠落，轴向载荷到头部—例如潜水、高速机动车碰撞、翻车事故、从机动车辆上弹出、涉及机动车辆的事故、自行车碰撞、骑马事故）	• 简单的追尾碰撞 • 坐姿时无不适 • 伤后一直可以走动
• 上肢或下肢感觉异常	• 颈椎中线无压痛

X 线片仍是评估可疑胸腰椎损伤的主要方法，而对于强烈怀疑胸椎或腰椎损伤并有异常神经学症状的患者，则推荐使用 CT。多发伤患者经常接受胸部、腹部和骨盆的 CT 检查，在这些病例中，从同一数据集重新格式化胸腰椎图像就已足够。脊髓损伤患者进行 MRI 检查，主要是用于评估脊髓损伤引起神经学异常，还可以评估脊柱韧带和椎间盘的完整性。

颅内创伤

颅脑损伤进行 CT 检查的主要目的是明确出血的类型和部位，识别诸如脑水肿和脑疝等并发症，以及评估颅骨凹陷性骨折（表 12.2）。

表 12.2　急性颅脑损伤行 CT 检查的适应证

1 小时以内 *	8 小时以内 *
• 首次评估 GCS<13	• 年龄 ≥ 65 岁
• 伤后 2 小时 GCS<15	• 任何出血或凝血功能障碍病史
• 可疑开放性或凹陷性颅骨骨折 • 颅底骨折的任何征象 • 创伤后癫痫发作 • 局灶性神经功能受损	• 危险的伤害机制（被机动车撞倒的行人或骑自行车的人、从机动车辆上弹出的乘客或从高于 1 米或 5 级台阶的高度坠落）
• 不止 1 次发生呕吐	• 头外伤前逆行性遗忘超过 30 分钟

* 在识别危险因素的 1 或 8 小时内进行 CT 检查

颅骨骨折

使用薄扫、多层 CT 进行多平面重建更容易识别颅骨骨折。当骨折涉及静脉窦或颈动脉时，应分别考虑应用 CTV 和 CTA 寻找相关的静脉血栓或钝性动脉损伤。

硬膜外血肿

创伤性颅内出血可以是实质性的，如挫伤或轴外出血，包括硬膜外血肿（extradural hematoma，EDH）、硬膜下血肿（subdural hematoma，SDH）和 SAH。典型的 EDHs 呈双凸形，并且通常局限在颅缝。高达 90% 的硬膜外血肿伴有邻近区域颅骨骨折。大多数 EDHs 是动脉性的，而静脉出血相对少见。EDH（"漩涡征"）内的低衰减区域提示有活动性出血。损伤后经常出现中间清醒期，可能是由于失血缓慢或初始低血压引起。

硬膜下血肿

SDH 与严重的颅脑损伤有关，多达 30% 的重度颅脑损伤患者会有硬膜下积液。SDH 比 EDH 更常见，由桥静脉的断裂引起。集合是中凹的，可以穿过颅缝（图 12.1）。急性期 CT 上血液呈高衰减，未经治疗的血肿逐渐与正常脑组织呈等衰减，并且在慢性期变为低衰减。SDH 最常见的部位是在大脑凸面上，但也可以发生在大脑镰、小脑幕以及后颅窝和中颅窝。CT 上双侧额部凸起性低密度硬膜下水肿多出现于严重颅脑损伤后几天内，通常无需干预即可自行吸收。

弥漫性轴索损伤

弥漫性轴索损伤与轴突断裂和白质束破坏有关。某些部位与轴索损伤有关，包括皮质下白质、胼胝体的体部和压部，以及小脑上脚区域的脑干。严重的过伸性损伤可能导致大脑脚和脑桥延髓的轴索损伤。MRI，特别是 SWI，比 CT 更容易识别弥漫性轴索损伤的微出血。

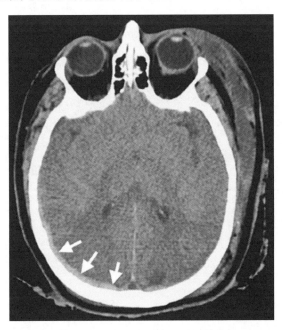

图 12.1 轴位 CT 显示急性硬膜下血肿（箭号），具有典型的凹内侧缘

蛛网膜下腔出血

自发性 SAH 最常见的原因是动脉瘤或动静脉畸形破裂。少数由硬脑膜动静脉瘘、出血性肿瘤或出血性疾病引起。SAH 在 CT 上显示为蛛网膜下腔中的衰减增加（图 12.2）；敏感性与发病时间密切相关。在头痛发作 6 小时内行 CT 检查的敏感性为 99%，到第 7 天则下降至 50%。目前的做法仍然是在疑似 SAH 而 CT 阴性的情况下，进行腰椎穿刺以寻找 CSF 黄变症。CT 显示的血液

的范围和位置有助于提示出血来源。

尽管数字减影心血管造影术（digital subtraction angiography，DSA）仍然是参考标准，但是 CTA 常常是动脉瘤检测的首要检查，并且诊断准确性相当。如果 CTA 检查结果为阴性，则应行 DSA 检查，15%~20% 的病例中 DSA 检查结果也为阴性。约 5~7 天后重复血管造影有助于识别被局部出血填塞的隐匿性动脉瘤。若重复 DSA 检查仍为阴性提示非动脉瘤性 SAH（发生率高达 15%），常发生在中脑周围。这种出血可能起源于静脉，预后较好。多达 20% 的患者是多发动脉瘤，如果其中一个动脉瘤出现不规则的"突起"则提示近期发生过破裂。

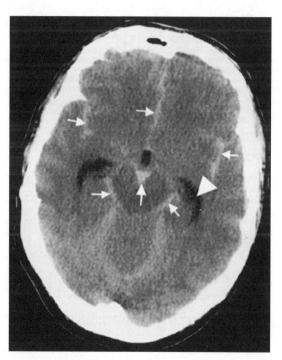

图 12.2　轴位 CT 显示基底池前半球间裂和侧裂（箭号）出现广泛急性蛛网膜下腔出血，侧脑室颞角扩张提示脑积水（箭头）

颅内压升高

颅内高压的患者脑成像也可能无异常表现，因此即使 CT 或 MRI 成像正常也不能排除 ICP 升高的诊断。相反，广泛的脑沟缩窄、脑室受压和基底池缩窄表明弥漫性脑肿胀和 ICP 升高（图 12.3）。不同颅内腔室之间的压力梯度可形成多种类型的脑疝，如：

- 枕骨大孔扁桃体疝
- 小脑蚓部的小脑幕切迹上疝
- 颞叶（钩）疝
- 小脑幕切迹下疝
- 大脑镰下疝

占位效应会引发相应的脑积水（例如第四脑室的消失会导致第三脑室和侧脑室扩张，大脑镰下疝会导致对侧侧脑室扩张）。

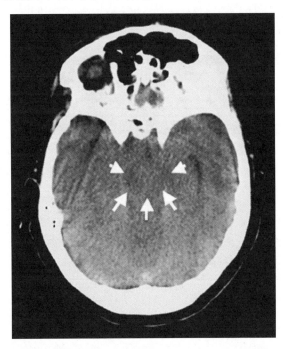

图 12.3　颅内高压患者的轴位 CT 显示中脑周围和四叠体池完全消失（箭号）

颅内肿瘤

颅内肿瘤的详尽影像学表现不在本章讨论范围之内，在此仅进行概述。

胶质瘤

在 T2 加权图像和 FLAIR 图像上，低级别浸润性胶质瘤的白质和皮质通常表现为高信号中的非强化区域。占位效应导致脑沟和脑回的扩张。虽然有时图像上肿瘤界限清楚，但肿瘤范围往往超出图像显示的异常区域。多形性胶质母细胞瘤的特征是在非强化坏死的中心区域周围有不规则的边缘强化，CT 表现为低衰减，T1 加权图像表现为低信号，T2 加权图像表现为高信号。高 T2 信号包围病灶的强化部分并延伸到半球白质。虽然常常被认为是血管源性水肿，但瘤周信号的改变多是水肿和肿瘤细胞的混合。

转移瘤

转移瘤好发于灰白质交界处，并且在 50% 的病例中是孤立存在的。转移瘤的特点是强化均匀或呈环形，相较病变的大小，瘤周血管源性水肿的范围常常很广泛。

脑淋巴瘤

原发性脑淋巴瘤好发于毗邻室管膜和（或）软脑膜。免疫功能正常的患者，静脉注射钆后表现为相对低 T2 信号、均匀强化、清晰可见的团块。而获得性免疫缺陷综合征的患者，脑淋巴瘤往往呈现更多的异质性环状强化。

脑膜瘤

脑膜瘤的轴外位置通常表现为肿瘤和脑之间的薄环状 CSF 信号或宽硬膜基底。典型表现为均匀强化，20% 会发生钙化，并且邻近脑的血管源性水肿并不少见。20% 的脑膜瘤患者发生相邻颅骨的骨质增生。

（孙哲　译，金海龙　校）

推荐阅读

National Institute for Health and Care Excellence (2016). *Spinal injury: Assessment and initial management*. NICE Guideline (NG41).

Dreizin, D., Letzing, M., Sliker, C.W., et al: Multidetector CT of blunt spine trauma in adults. *Radiographics* 2014; **32**:1842–1865.

Liang, T., Tso, D.K., Chiu, R.Y., Nicolaou, S.: Imaging of blunt vascular neck injuries: A clinical perspective. *Am J Roentgenol* 2013; **201**:893–901.

Currie, S., Saleem, N., Straiton, J.A, et al: Imaging assessment of traumatic brain injury. *Postgrad Med J* 2016; **92**:41–50.

Mir, D.I., Gupta, A., Dunning, A., et al: CT perfusion for detection of delayed cerebral ischemia in aneurysmal subarachnoid hemorrhage: A systematic review and meta-analysis. *Am J Neuroradiol* 2014; **35**:866–871.

第13章
神经外科手术入路

Michael McDermott

要点

- 额颞入路及其改良方式是前颅窝和中颅窝病变最常见的神经外科手术入路。
- 双额开颅术可用于前颅窝底的病变以及延伸至鼻腔和鞍上区域的病变。
- 经蝶窦入路可为经唇内、经鼻或完全鼻腔三种方式。
- 后颅窝入路手术可因三叉神经或迷走神经牵拉反射而引起严重的心动过缓。
- 在行坐位或半坐位手术前，超声心动图对检测心脏右向左分流有所帮助。

目录

一般原则

手术入路的选择在很大程度上取决于病变的位置、周围解剖结构、肿瘤的特征、患者的合并症及外科医生的经验。本章将讨论一些常用的神经外科手术方法。

任何入路的主要原则是以最小的脑牵拉程度暴露病变，从而尽可能减少潜在的脑损伤。在许多情况下，这意味着去除更多的骨瓣，以尽量减少脑组织牵拉。因此，每种入路可获得的暴露程度是不同的，这取决于：①骨瓣去除量；②蛛网膜剥离量，这用于分离脑叶（例如，沿着 Sylvian 裂的额叶和颞叶）同时分离大脑表面的血管及其周围的神经。头部应高于心脏，以避免静脉充血。还应考虑使用腰穿蛛网膜下腔或脑室外引流来减少颅内腔的容积，从而减小相应的暴露所引起的牵拉。

在涉及静脉窦病变的开颅手术中，意外的出血通常可以通过直接加压和止血剂来控制。但也有可能发生大出血和空气栓塞。一般来说，外科医生和麻醉医生应对病变部位、手术入路、预计失血量和血流动力学变化（如小脑幕区域电凝止血时的心动过缓）进行术前讨论和随时的术中沟通，这样才能有利于术中并发症的管理。

单侧额颞入路

单侧额颞入路用于单侧肿瘤或血管病变。可以通过单侧额颞入路治疗的病变包括小嗅沟脑膜瘤、小鞍结节脑膜瘤、前循环动脉瘤和基底动脉顶端动脉瘤。额颞入路的变异形式包括：

（1）额下内侧入路，将骨瓣延伸至中线。这种方法可以改良为以眶缘作为二次去除骨瓣，即颅 – 眶入路。

（2）额颞外侧入路，即"翼点"入路（图 13.1），其中骨瓣以曲线方式朝眶上缘延伸至颞上线的上方，而后平行于眶上缘至额颧突，在额颧突的下方，向后穿过蝶骨翼，向下进入蝶骨鳞部后，向后返回至颞上线。

（3）眶颧入路（通常称为"O–Z"入路（图 13.2），包括翼点入路骨瓣，然后取出眶上缘、额颧突、颧骨体后半部和颧骨弓。

（4）扩大中颅窝入路，切除前方卵圆孔间岩尖、后方耳蜗弓状隆起以及外侧岩浅大神经（Kawase 入路）。

对于额下内侧入路，患者仰卧，颈部向胸部屈曲，头部在颈部伸展而不旋转。对于翼点入路和"O–Z"入路，患者仰卧，同侧肩部抬高，头部旋转30°。额颞部开颅手术通常需要不同程度的蝶骨嵴、后眶顶和前床突的骨切除，并可扩大切除眶缘伴或不伴颧骨切除（颅眶入路和眶颧入路）。去除眶缘需要从眶顶切开眶周。在眼眶切开过程中，可出现三叉神经 – 眼反射，包括心动过缓、低血压、呼吸暂停和胃动力亢进。通常通过分离 Sylvian 裂来暴露病变。潜在损伤的结构包括颈内动脉、大脑前动脉、大脑中动脉、后交通动脉、嗅神经、视神经、视交叉、动眼神经和垂体柄。

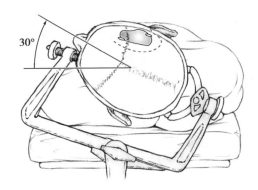

图 13.1 单侧额颞（翼点）入路体位、皮肤切口和骨瓣

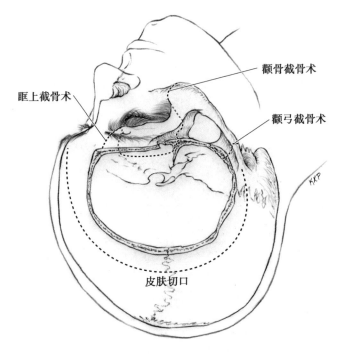

图 13.2 右侧额颞眶颧入路开颅术。除翼点入路外，还有眶上内侧缘、颧骨体、颞下颌关节上方颧弓切除术

双额入路与扩大双额入路

　　双额入路用于中线区肿瘤的切除术（图 13.3）。经双额入路治疗的病变包括大嗅沟脑膜瘤、大蝶骨平台脑膜瘤、鞍结节脑膜瘤和一些大的颅咽管瘤。可在肿瘤定位之前放置腰蛛网膜下腔引流，有助于大脑减张。手术时患者仰卧，颈部向胸部屈曲，头部保持正中位，向颈后伸展。冠状开颅切口从一侧颧弓至另

一侧颧弓。皮瓣反折至暴露眶上神经的位置。在侧面，颞肌向下和向后反折，保留额部的面神经分支。双额骨瓣上抬，注意不要侵犯上矢状窦。

对于向外侵犯的大型肿瘤，可能需要扩大双额入路。这种方法需在眼眶周围进行分离，去除眶缘。如前所述，在眼眶剥离过程中，可能会引起三叉神经–眼反射。可能损伤的结构包括上矢状窦、嗅神经、视神经/交叉和大脑前动脉。最近经验表明，尽管进行了广泛的骨切除，并发症的发生率还是相当低的，感染并不常见。

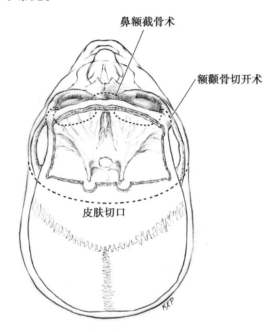

图 13.3 双额冠状切口开颅术。对于颅底入路，双侧眶上截骨时可以一体切除眶上横杆（扩大的双额开颅术）

大脑半球间入路

半球间入路用于中线或接近中线的病变，包括大脑前动脉远端动脉瘤、镰旁脑膜瘤、胼胝体病变以及侧脑室和第三脑室病变（图 13.4）。在肿瘤定位之前可放置腰穿蛛网膜下腔引流。术中患者仰卧，头部轻微屈曲。该方法的另一种改良方式是，患者半侧卧位，头部向手术台转动 90°，并以 45° 横向上弯曲。

这两个位置的开颅手术均需穿过上矢状窦。窦破裂可导致空气栓塞或大量失血，但通常可直接加压止血。其他潜在损伤的结构包括远端大脑前动脉、感觉和运动皮层。如果采用经胼胝体脑室入路，有可能损伤丘脑和深部静脉回流系统，并可能导致脑室内出血。

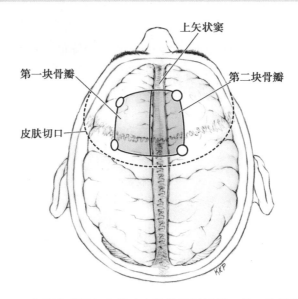

图 13.4　大脑半球间入路横跨中线的双侧骨瓣。第一块骨瓣在中线侧方以避免损伤静脉窦和上矢状窦。直视下，可将硬脑膜从中线切开至对侧，并移除第二块骨瓣

经蝶窦入路

经蝶窦入路可用于伴或不伴鞍上扩张的鞍区病变或斜坡病变（图 13.5）。患者仰卧位，身体屈曲，头部保持嗅花位。伴有鞍上扩张的患者可行腰穿蛛网膜下腔引流。向腰穿引流管中注入盐水可将肿瘤向下推，有利于肿瘤的暴露。维持正常或稍高的 $PaCO_2$ 也是有益的。有时在术后留置引流管用于脑脊液漏的管理或预防脑脊液外漏。在暴露过程中可能受损的结构包括海绵窦、颈内动脉、视交叉和垂体柄。海绵窦的损伤出血较易用止血剂来控制。颈内动脉损伤可致大量失血，需要血管内介入治疗干预。

目前使用的手术入路方式有经唇内、经鼻、经鼻蝶。经唇下入路的方式，则需要打开上切牙上方的牙龈，分离黏膜而进入鼻腔。黏膜被分离翻向蝶骨缘，用咬骨钳去除骨组织进入蝶窦。大多数经验丰富的外科医生倾向于采取经鼻显微手术的方法，经单侧鼻孔打开一个较小的通路即可满足手术视野和肿瘤暴露的需要。该开口可以向前延伸至鞍前壁上方，包括鞍结节和蝶骨平台，从而可以切除较大的鞍上肿瘤，即所谓的"扩大经蝶窦"入路。鼻内窥镜手术是目前的微创技术，可仅通过可视化的内窥镜到达前方，并可通过手术器械进行双侧鼻孔的操作。

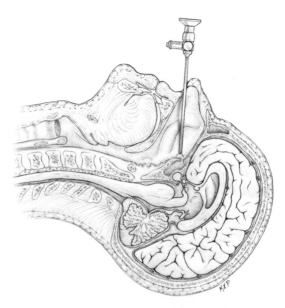

图 13.5　内窥镜下经鼻蝶窦入路。与使用鼻内窥镜和显微镜（经鼻蝶窦显微外科入路）的手术入路一致，不需要唇下或外部切口

岩旁入路（迷路后-中颅窝入路）

岩旁入路方式多样，需部分切除岩骨。这里，我们介绍迷路后-中颅窝入路，该入路用于斜坡上三分之二处的病变，如岩斜脑膜瘤和脊索瘤（图13.6）。常规需对三叉神经、外展神经、面部和前庭耳蜗神经进行神经电生理监测。常放置腰穿蛛网膜下腔引流。患者取仰卧位，肩部下方垫高，头部转动 60°。颞顶部位打开小骨瓣，然后切开乳突 / 后颅窝，暴露乙状窦，在后颅窝迷路后暴露乙状窦前硬脑膜，并朝岩上窦下方的岩尖暴露。颞部硬脑膜和乙状窦前硬脑膜开放，切口与岩上窦和小脑幕切迹相连。可能受损伤的结构包括：乙状窦 / 颈静脉球，听觉系统，第Ⅳ、Ⅴ、Ⅵ、Ⅶ、Ⅷ对脑神经；脑干和 Labbé 静脉。对于该区域较大的肿瘤，如脑膜瘤，新发神经功能缺损的发生率高于 50%。

枕下中线入路

枕下中线入路用于小脑半球的病变，以及背侧髓质和脑桥中线附近的病变（图 13.7）。对于松果体区域的肿瘤，该开口为小脑幕下入路提供了暴露小脑表面的途径。

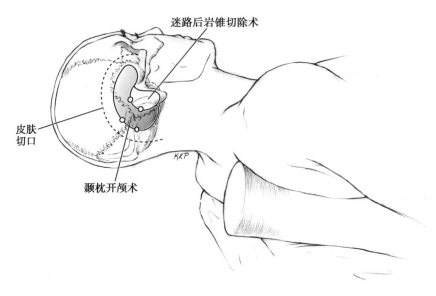

图 13.6　岩骨入路后颅窝和中颅窝肿瘤切除术。颞部开颅联合乙状窦前、迷路后骨切除术。乙状窦前沿中颅窝底和小脑幕剪开硬膜

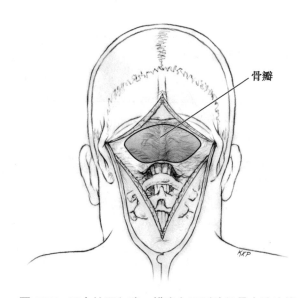

图 13.7　正中枕下入路。横窦向下到达枕骨大孔边缘

　　该手术入路无需放置腰穿引流管，因为术中可以暴露小脑延髓池而释放脑脊液。患者取俯卧位，头部屈曲，下巴内扣。肥胖、乳房大或体型大的患者在俯卧位时存在静脉压和气道压力升高的问题，严重者可能需要取坐位。坐位手术时，空气栓塞的风险较高，需要超声心动图来排除心脏右向左分流的情况。

无论是俯卧位还是坐位，中线切口都是从枕骨隆突上几厘米向下延伸到C3~C4水平。开颅手术位置在横窦上方，枕大孔下方。对于第四脑室延伸到上颈椎段的肿瘤（如室管膜瘤），可能需要切除C1椎板。这种术式潜在的危险是损伤横窦、小脑后下动脉和脑干。对于窦汇区的大肿瘤（Torcula Herophili），需要范围更大的开颅手术，切开枕叶和小脑两侧的颅骨。

乙状窦后入路

乙状窦后枕下入路主要用于斜坡中三分之一的病变切除，如脑桥小脑角肿瘤、微血管减压、脑桥前外侧病变和小脑下前动脉瘤（图13.8）。术前有

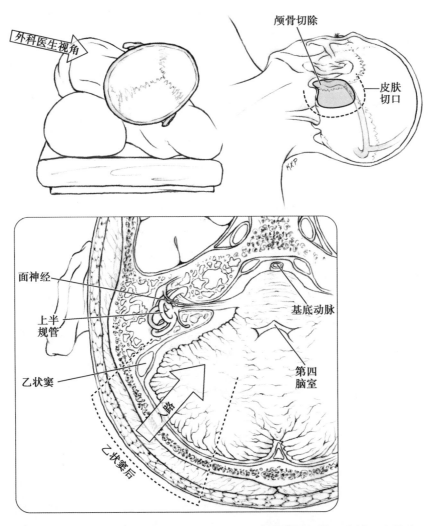

图 13.8　桥小脑角乙状窦后入路。乙状窦上方颅骨使用菱形磨钻。这是脑膜瘤、听神经瘤、三叉神经痛和面肌痉挛的常用入路

时会放置腰穿蛛网膜下腔引流管。患者取半侧卧位，肩部下方垫高。头部向地面转动 90°。暴露横窦和乙状窦的边缘，可使用导航定位。开颅时可能发生横窦和乙状窦出血，常可通过加压止血。剪开硬膜后，小脑常会膨出，需要小脑延髓池或桥小脑角池释放脑脊液进行减压。小脑的松弛有利于脑干和脑神经的暴露。根据病变部位不同，必要时可以进行脑神经的神经电生理监测。可能受损的结构包括脑桥和脑神经，主要是三叉神经、外展神经、面神经和前庭蜗神经。对于位置较低的病变，还需监测迷走神经。

远外侧枕下入路

远外侧入路用于枕骨大孔外侧、前外侧区以及斜坡下三分之一的病变切除，如枕骨大孔脑膜瘤、小脑后下动脉瘤和延髓质海绵状血管畸形（图13.9）。暴露小脑延髓池可释放脑脊液，因此不必进行腰穿蛛网膜下腔引流。患者处于四分之三的俯卧位（类似公园座椅的角度），头部向颈部屈曲，从垂直方向旋转 120°，横向弯曲 20°。对侧手臂用吊带固定在手术床头侧边缘。枕下开颅手术从中线到乙状窦侧方切开。通过枕骨髁向下钻入舌下神经管，同时切除 C1 颈椎椎板。可能受损的结构包括椎动脉、小脑后下动脉、颈静脉球、脑干下部和下部脑神经。

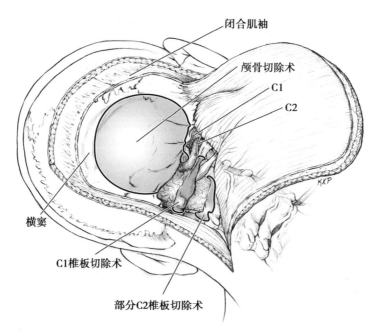

图 13.9 远外侧枕下入路。枕下开颅术延伸至枕髁后 1/3 合并 C1（有时 C2）半椎板切除术

表 13.1 神经外科手术入路颅内区间划分

手术入路	区间	典型病变
翼点入路	ACF，MCF	肿瘤：胶质瘤，脑膜瘤，神经鞘瘤，
额下入路	ACF	颅咽管瘤
双额入路	ACF	巨大垂体腺瘤、血管病变：动脉瘤，
扩大额入路	ACF	动静脉畸形，动静脉瘘
眶颧入路	ACF，MCF	
扩大中颅窝入路	MCF，PCF	
大脑半球间入路	幕上，侧脑室，第三脑室	肿瘤：胶质瘤，脑膜瘤 脑室内肿瘤和血管病变：动静脉畸形，大脑前动脉动脉瘤
经鼻、经蝶入路	蝶骨，筛骨，鼻窦，鞍区，斜坡，ACF	肿瘤：垂体腺瘤，颅咽管瘤，脊索瘤，神经母细胞瘤，脑膜瘤
岩骨入路	MCF，PCF，CPA，斜坡	肿瘤：脑膜瘤，神经鞘瘤，脊索瘤 血管病变：动静脉畸形，基底动脉瘤
正中枕下入路	PCF，松果体区，第四脑室，FM	胶质瘤，脉络丛乳头状瘤，室管膜瘤，髓母细胞瘤，松果体肿瘤 血管病变：动静脉畸形，罕见的大脑后下动脉远端动脉瘤
乙状窦后入路	PCF，CPA，FM	肿瘤：神经鞘瘤，脑膜瘤，胶质瘤，表皮样囊肿
远外侧枕下入路	PCF，CPA，FM，颈髓交界处	肿瘤：脑膜瘤 血管病变：大脑后下动脉动脉瘤，延髓海绵状血管畸形

ACF，前颅窝；CPA，脑桥小脑角；FM，枕骨大孔；MCF，中颅窝；PCF，后颅窝

（吴蓓 译，林楠 校）

推荐阅读

Chi, J.H., McDermott, M.W.: Tuberculum sellaemeningiomas. *Neurosurg Focus* 2003; **14**(6):Article 6, June.

Chi, J.H., Parsa, A.T., Berger, M.S., Kunwar, S., McDermott, M.W.: Extended bifrontal craniotomy for midline anterior fossa meningiomas: Minimization of retraction-related edema and surgical outcomes. *Neurosurgery* 2006 October; **59**(4)(Suppl 2):ONS426–34.

McDermott, M.W., Durity, F.A., Rootman, J., Woodhurst, W.B.: Combined frontotemporal-orbitozygomatic approach for tumors of the sphenoid wing and orbit. *Neurosurg* 1990; **26**:107–116.

McDermott, M.W., Parsa, A.T.: Surgical management of olfactory groove meningiomas. Neurosurgical operative atlas. In: B. Behnam, (Ed.) *Neuro-oncology*, 2nd ed. 2007, New York, NY: Thieme, pp. 161–170.

Quinones-Hinojosa, A., Chang, E.F., McDermott, M.W.: Falcotentorialmeningiomas: Clinical, neuroimaging, and surgical features in six patients. *Neurosurg Focus* 2003; **14**(6): Article 11, June.

Quinones-Hinojosa, A., Chang, E.F., Khan, S.A, Lawton, M.T., McDermott, M.W.: Renal cell carcinoma metastatic to the choroid plexus mimicking intraventricular meningioma. *Can J Neurol Sci* 2004; **31**:115–120.

第14章
手术体位

Chanhung Z.Lee，Michael McDermott

要点

- 腹压升高、静脉淤阻，以及头部低于心脏水平可导致颅内压升高。
- 颈部高度扭曲或屈曲可引起静脉回流障碍从而导致静脉淤阻。
- 长时程手术中颈部弯曲可导致气管导管扭曲，从而引起 PEEP 以及气道阻力增加。
- 由于坐位开颅手术患者更容易发生空气栓塞，所以此类患者术前需要使用超声心动图判断是否患有卵圆孔未闭。
- 在俯卧位手术时，应充分使用长枕固定体位，以尽量降低胸腹内压。

缩略词

| PEEP | Positive end–expiratory pressure | 呼气末正压 |
| PFO | Patent foramen ovale | 卵圆孔未闭 |

目录

-（远外侧入路）
- 俯卧位
  -（枕下入路）
- 推荐阅读

引言

神经外科手术中患者体位摆放至关重要。恰当的手术体位可在较小幅度牵拉脑组织的同时最大限度的暴露病灶，同时确保麻醉状态患者在手术体位下的躯体及生理安全。此外，摆放体位时需警惕体位对患者脑血流的不利影响及其引起的颅内压升高。不恰当的体位可导致长时间组织压迫进而引起器官损害、气道梗阻或皮肤破损，当牵拉神经组织时可导致神经功能受损。

总体原则

术中问题可因体位摆放不当引起颅内压升高、静脉淤阻以及气道梗阻。增加的额外腹压，颈内静脉扭曲引起的静脉淤阻，以及头部低于心脏水平均可造成颅内压升高。静脉淤阻可导致脑组织肿胀，并导致大量静脉出血，对手术操作造成困难。虽然患者出现舌体肿胀较为罕见，但其形成原因与俯卧位或远外侧入路体位引起的静脉血流淤阻有关，而这源于腹部垫撑不足或气管导管扭曲造成的 PEEP 增加或颈部过度旋转或弯曲引起的静脉淤阻。一般来说，颈部屈曲体位时，下颏至前胸壁间需满足 1 或 2 个手指宽度，此外使用加强气管导管可避免导管扭曲。

受压点保护不当会导致皮肤破损或外周神经受压。常见的受压点包括肘部、足跟、髂嵴、乳房以及男性外阴。外周神经受损往往是由于神经牵拉造成的，特别是臂丛神经极易因牵拉受损。通常患者的手术体位，应为患者清醒时可长时间保持的舒适体位。美国麻醉医师协会对预防围术期外周神经损伤已发表了相关的实用指南建议。各种手术过程中，均需用抗敏胶带复合使用眼膏或凝胶保持眼睑闭合，从而避免角膜损伤。当患者需要经颅电刺激诱发电位监测时，即使放置牙垫同样会造成口腔软组织损伤尤其是舌与唇部损伤。后面我们将逐一讨论常见神经外科手术入路的特殊体位要点。

仰卧位

（额颞入路、双额入路、额下入路及经纵裂入路，图 14.1）

进行经双额、额下、纵裂以及其他额颞手术入路的患者，应仰卧于手术台上，部分仅需轻度旋转颈部，此时患者循环功能受引力作用较小。经纵裂入路时头部略微屈曲或者经额下入路时头部略微伸展，可进行侧脑室或第三脑室手术操作，此时颈部的屈曲或伸展幅度通常较小。当患者处于头高脚低位时易发生空气栓塞，尤其在双额开颅术时，上矢状窦开放的情况下更容易发生。

　　此外，仰卧位时仍需注意保护患者四肢。通常双侧上肢置于身体两侧，当屈肘或弯曲交叉于体前时，需在患者肘部和腕部下放置海绵软垫，防止损伤尺神经及正中神经。双侧膝盖应垫高以减轻对腰背部牵拉，同时于足跟部放置软垫防治皮肤受损。

仰卧位（额颞入路、双额入路、额下入路以及经纵裂入路）
1 垫枕
2 托手板软垫
3 膝盖与足踝间软枕
4 足跟软垫
5 充足的下颏与锁骨间距

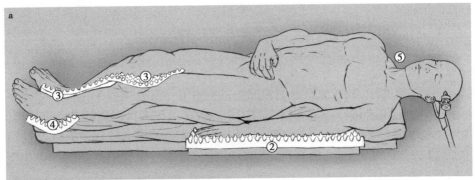

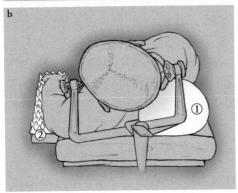

图 14.1　半侧卧位（a）与垫枕仰卧位（b）。此种体位时颈部不应出现臂丛过度牵拉或静脉淤阻

半侧卧位或垫枕仰卧位

（岩骨入路、乙状窦后入路、单侧额颞入路，见图 14.1）

经岩骨入路、乙状窦后入路以及其他中度旋转头部的手术体位，需要将仰卧位患者身体同侧肩部垫高。对于颈部弯曲程度小的老年人，使用肩枕尤为重要，以避免颈部旋转造成的颈内静脉扭曲。经岩骨入路和乙状窦后入路时，可使用绷带固定下拉抬高的肩部，以减少对手术视野阻挡的影响，但对肩部的过度牵引可导致臂丛神经牵拉受损。此体位下的其他要点可参照仰卧位。

坐位

（幕下小脑上入路）

坐位体位常用于后颅凹经幕下小脑上入路手术。此种体位有助于手术视野暴露，减少手术部位血液和脑脊液的影响，减少静脉出血，降低颅内压。这种体位主要发生的并发症包括空气栓塞（发生率 9%~43%）、低血压、脑灌注不足、术后张力性气颅（源于空气进入硬膜下腔）。由于此种体位发生空气栓塞的风险较高，很多医院倡导预行坐位开颅术的患者需术前筛查超声心动检查排除卵圆孔未闭。虽然有部分病例表明此项检查仍存在一定的局限性，但术前筛查卵圆孔未闭对围术期管理仍具有重要意义。坐位手术前可对存在卵圆孔未闭的患者进行经皮卵圆孔封闭术。术前对患者进行经胸骨心脏超声、呼末二氧化碳监测以及经静脉右心房导管置入等监测手段，可有效即时监测出空气栓塞事件的发生。如果患者发生空气栓塞事件的风险很高时，应避免使用氧化亚氮进行全身麻醉。

当进行经幕下小脑上入路坐位手术时，颈部过度屈曲可引起患者气管导管扭结。此时应使用加强气管导管并避免颈部过度屈曲以减少其他相关不良事件发生，例如潜在的颈椎缺血。由于颈部长时间过度屈曲可导致静脉及淋巴管阻塞，从而引起舌体肿胀和软腭水肿。虽然此类并发症并不常见，但对术后气道梗阻、低氧血症以及高碳酸血症存在一定的潜在风险。

侧卧位

（顶枕后开颅，图 14.2）

侧卧位常用于行顶枕后开颅术的患者。此种体位下常使用腋窝卷，防止臂丛神经受压，减少支撑肩部的压力。正确放置腋窝卷的位置对预防臂丛神经损伤至关重要，其垫放位置应位于上胸部而非腋窝处。侧卧位时应沿着患者背部和腹部放置毯子或其他撑垫物品，以保持患者侧卧体位。患者膝盖在此体位时需弯曲并于双膝之间放置软垫，防止压迫腓骨头以及腓总神经。

侧卧位（顶枕后开颅）

1 腋窝卷
2 背部与腹部支撑
3 底侧膝盖弯曲
4 双腿间垫枕
5 膝盖与脚踝软垫
6 同侧肩部向下牵引
7 头部于中位

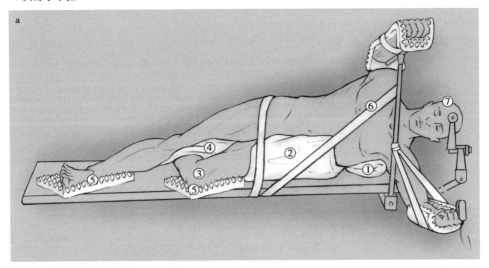

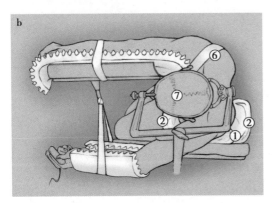

图 14.2　侧卧位。上臂还可以沿身体长轴放置于躯体上，下侧手臂可屈肘穿过胸前，手部上移靠近肩部。注意腋窝卷需放置于胸部放置腋窝组织受压迫受损伤

公园长椅位或 3/4 侧俯卧位

（远外侧入路，图 14.3）

公园长椅位或 3/4 侧俯卧位常用于远外侧入路手术。此种体位主要让患者侧卧于手术台，将支撑臂悬挂于手术台顶部边缘，并使用吊索固定以提供充分的支撑与保护。此时必须注意保护所有受压点。与侧卧位相同，应于支撑胸侧垫放腋窝卷。患者躯干于侧卧位基础上旋转 15° 至半俯卧位，并使用垫枕或毯子固定支撑。同侧肩部向足端牵引，但过分牵引同样会造成臂丛神经牵拉受损。

此种体位需侧头并弯曲颈部，颈部屈曲 120°，侧曲 20°。颈部的旋转屈曲可导致气管导管与颈内静脉扭结。麻醉插管应选用加强气管导管，但无论任何型号气管导管均须仔细固定支撑，以避免患者头部可能朝向地面转动造成的导管移位。同时，头部位置需仔细调整防止颅内静脉流出道阻塞。

3/4 侧俯卧位（远外侧入路）
1 支撑臂悬挂于手术台外
2 腋窝卷
3 背部与腹部支撑
4 底侧膝盖弯曲
5 双腿间与双腿下软垫
6 同侧肩部向下牵引

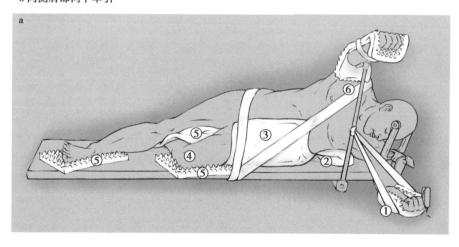

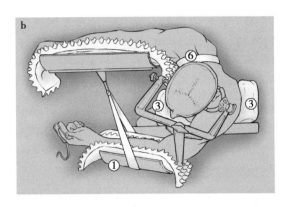

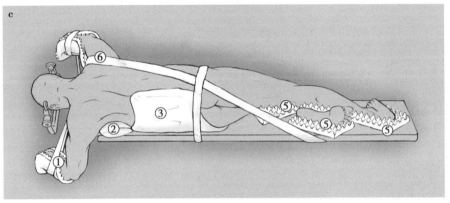

图 14.3　3/4 侧俯卧位。上臂还可以沿身体长轴放置于躯体上，下侧手臂可屈肘穿过胸前，手部上移靠近肩部

俯卧位

（枕下入路，图 14.4）

俯卧位体位常用枕下入路或后段脊髓手术，此种体位发生的潜在并发症较多。将患者置于俯卧位时常常引起血流动力学改变以及通气功能受损。由于患者容量状态以及心脏储备功能不同，可引起其心脏前负荷与心输出量降低造成低血压。

此种体位患者被置于特制的框架或固定的床垫上，或使用两个垫枕支撑胸部以及骨盆，双臂放置于身体两侧。为满足腹部静脉以及股静脉回流顺畅，以及充足的膈肌活动度，垫枕应尽量远离关键血管，并且其体积应足够大以防止腹部受压。仔细检查患者胸部及男性会阴防止受到压迫，并于手臂及膝盖下放置垫枕，垫高脚踝使脚趾自然下垂。由于枕下入路时需要弯曲颈部，此时需使用加强气管导管防止出现导管扭结。虽然俯卧位手术术后出现失明事件的发生率很低，但对长时间手术、大量失血、低血压以及青光眼患者需尤为注意，必须避免对眼部的直接压迫。

俯卧位（枕下入路）头部放置Mayfield头架
1 垫枕
2 双臂下垂于两侧
3 防止腹部受压
4 防止乳房及男性会阴受压
5 手臂及膝盖垫衬
6 内收下颏
7 Mayfield 头架

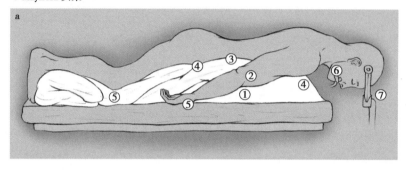

俯卧位（枕下入路）头放置于头圈上
1 垫枕
2 双臂顺沿于头侧
3 防止腹部受压
4 防止乳房及男性会阴受压
5 手臂及膝盖垫衬
6 头圈防止眼鼻部受压

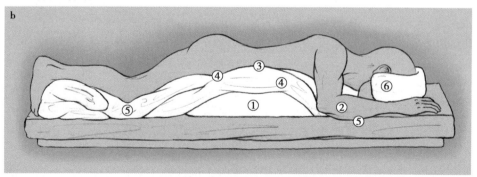

图 14.4 俯卧位。（a）头部于颈椎固定以满足枕骨下及上段脊髓手术操作。（b）头部被海绵垫或其他垫衬装置支撑，适用于下段脊髓手术。需要特殊注意眼部及鼻部未受压迫

（周扬　译，刘晓媛　校）

推荐阅读

American Society of Anesthesiologists Task Force on Prevention of Perioperative Peripheral Neuropathies: Practice advisory for the prevention of perioperative peripheral neuropathies: An updated report by the American Society of Anesthesiologists Task Force on prevention of perioperative peripheral neuropathies. *Anesthesiology* 2011; **114**:741–754.

American Society of Anesthesiologists Task Force on Perioperative Visual Loss: Practice advisory for perioperative visual loss associated with spine surgery: An updated report by the American Society of

Anesthesiologists Task Force on Perioperative Visual Loss. *Anesthesiology* 2012; **116**:274–285.

Casorla, L., Lee, J.W.: Patient positioning and associated risks. In: Miller, R.D., Eriksson, L.I., Fleisher, L.A., Wiener-Kronish, J.P., Young, W.L. (Eds.). *Miller's Anesthesia*, 8th ed. Philadelphia: Elsevier Churchill Livingstone; 2015: 1240–1265.

Ganslandt, O., Merkel, A., Schmitt, H., et al: The sitting position in neurosurgery: Indications, complications and results. A single institution experience of 600 cases. *Acta Neurochi (Wien)* 2013; **155**:1887–1893.

Laban, J.T., Rasul, F.T., Brecker, S.J., Marsh, H.T., Martin, A.J.: Patent foramen ovale closure prior to surgery in the sitting position. *Br J Neurosurg* 2014; **28**:421–422.

Tamkus, A., Rice, K.: The incidence of bite injuries associated with transcranial motor-evoked potential monitoring. *Anesth Analg* 2012; **115**:663–667.

Warner, M.E.: Patient positioning and potential injuries. In: Barash, P.G., Cullen, B.F., Stoelting, R.K., Cahalan, M.K., Stock, M.C., Ortega, R. (Eds.). *Clinical Anesthesia*, 7th ed. Philadelphia: Lippincott Williams & Wilkins; 2013: 803–823.

第15章
择期幕上手术的麻醉

Anne Booth，Rowan Burnstein

要点

- 术前评估的目的是评价神经功能状态，确定有无颅高压，改善潜在的合并症，并制订术后治疗计划。
- 麻醉诱导的目标是尽量减少生理参数的波动。
- 麻醉苏醒应平稳，使认知功能迅速恢复，以便进行早期神经功能评估。
- 可以采用全凭静脉麻醉或吸入麻醉，并联合使用肌肉松弛剂。
- 术中麻醉管理的目标是维持正常血压、正常体温、机械通气下维持正常二氧化碳水平以及维持脑组织松弛。
- 开颅手术后的镇痛通常需要联合阿片类药物和局麻药头皮神经阻滞。

缩略词

5–ALA	5–amino levulinic acic	5–氨基乙酰丙酸
CPP	Cerebral perfusion pressure	脑灌注压
CSF	Cerebrospinal fluid	脑脊液
CT	Computed tomography	计算机断层扫描
GCS	Glasgow Coma Scale	格拉斯哥昏迷评分
ICP	Intracranial pressure	颅内压
MRI	Magnetic resonance imaging	磁共振成像
PEEP	Positive end–expiratory pressure	呼气末正压

目录

- 术中管理
  - 诱导
  - 体位
  - 麻醉维持
  - 液体管理
  - 术中并发症
- 术后管理
- 推荐阅读

病变

　　幕上区是指位于小脑幕以上的脑区。该部位病变的手术指征很多，一般包括占位性病变、血管异常性病变（见第 16 章）和功能神经外科手术（见第 21 章）。占位性病变可以是肿瘤性的或非肿瘤性的。大约 60% 的幕上肿瘤为原发性脑肿瘤，其中最常见的是神经胶质瘤。神经胶质瘤包括偏良性的分化程度高的毛状星形细胞瘤，恶性的间变星形细胞瘤和多行性胶质母细胞瘤。其他常见的良性肿瘤包括脑膜瘤和垂体腺瘤。

　　胶质瘤可破坏血脑屏障，在 CT 和 MRI 扫描通常显示为明显强化。其周围常有广泛的水肿区，尤其是对于迅速增长的肿瘤，水肿通常对皮质激素反应良好。肿瘤切除术后，水肿可能持续存在甚至加重。肿瘤内的血流量差异很大，且肿瘤内部脑血流自我调节功能受损。高血压可导致肿瘤内血流量增加，继而加重水肿和引起出血。周围脑组织可能由于肿瘤压迫导致可相对缺血。

　　脑膜瘤约占原发性脑肿瘤的 15%，其生长缓慢，可能血供丰富。有时为减少肿瘤血供，可行术前栓塞术。根据肿瘤大小和位置，可能需要多次手术切除。

　　垂体腺瘤是起源于蝶鞍区的良性肿瘤，可表现出内分泌功能受影响和（或）局部结构受压的相关症状。

　　约 35% 的幕上肿瘤为继发性肿瘤，主要来源于肺（50%）和乳腺（10%）。继发性肿瘤的发生率随着年龄增长而升高。对于原发疾病控制良好的患者，可考虑手术切除颅内病变。

　　其他幕上病变包括血肿、囊性病变、积液和脑脓肿。脑脓肿可能起源于鼻窦或耳部感染，尤其常见于免疫抑制或糖尿病患者、心脏右 - 左分流和静脉药物滥用者。

临床表现

　　多数脑肿瘤生长缓慢，由于脑组织的自适应机制，肿瘤可能长至很大时才出现症状。幕上肿瘤可引起全身或局部症状。高颅压症状（头痛、恶心、呕吐、共济失调、视力障碍和认知障碍）通常起病隐匿，尤其是病变缓慢增大的患者。肿瘤压迫周围功能区可能引起局部症状。新发癫痫通常为成年幕上肿瘤患者的首发症状。局部神经功能障碍和高颅压症状可能对初期激素治疗反应良好。患者可能需要进行诊断性手术（活检）、减压手术或肿瘤切除术。

手术入路

幕上病变活检可采用立体定位或微创开颅术。减压手术通常采用翼点入路或额部开颅术（见第 13 章）。前种术式可进入颞叶和顶叶，要求患者取仰卧位，头偏向病变对侧；后种术式包括双额开颅术，适用于双侧或中线病变。如果术中脑肿胀明显，缝合时可去骨瓣。数月后可采用颅骨修补术修复缺损颅骨。

术前管理

术前评估包括明确病变位置、大小、手术难度、术中体位，无论临床表现或影像学结论如何都应预估可能的出血、颅内压的改变。应进行准确的临床神经状态评估，包括评估局部神经功能、使用格拉斯哥评分（GCS）评估意识水平，并需要详尽了解患者的合并症。

麻醉前一般不常规使用术前药物，但如果患者非常焦虑且没有明显的高颅压，也可考虑使用。通常使用短效苯二氮䓬类药物足矣。抗癫痫药和激素应当用至手术当天，并于术后继续使用。

术前给予 5-ALA 有助于术中辨认和切除胶质瘤，以增加肿瘤全部切除的可能性。应在麻醉诱导前 2~4 小时给药。5-ALA 可导致光过敏，给药后 24 小时内患者应避免阳光直接照射和强光源照射。高达 25% 的患者出现明显的术中低血压，可给予去甲肾上腺素或其他血管收缩药物。

应根据术前评估结果制定术后管理计划，包括是否需要转入加护病房或重症监护病房。

术中管理

全身麻醉的目标为：
- 诱导平稳
- 血流动力学稳定（低血压可导致脑血流自动调节受损区域的缺血，而高血压可增加出血和血管源性脑水肿的风险）
- 脑组织松弛（提供最佳手术路径和减少牵拉损伤）
- 麻醉苏醒快速、平稳，以便早期神经功能评估

诱导

麻醉诱导应使用静脉麻醉药物，通常选用丙泊酚或硫喷妥钠，联合阿片

类药物和非去极化肌松药。给药前应预测血流动力学反应，以维持血压平稳。单次追加诱导药物、短效阿片类药物或静脉推注利多卡因可减轻置入喉镜时的血压波动。

麻醉诱导期间，多数患者应进行标准常规监测。行开颅手术患者应进行连续动脉压监测，合并其他疾病，尤其是高血压病和缺血性心脏病的患者，应在麻醉诱导前开始连续动脉压监测。高级血流动力学监测或中心静脉置管的指征包括心肺疾病、预计术中大量出血或液体转移。术中应监测核心体温，置入尿管，尤其是术中给予高渗性液体时。必要时可使用其他神经功能监测，如脑电图（见第 50 章）、体感和运动诱发电位（见第 49 章）、经颅多普勒（见第 51 章）和颈静脉球导管（见第 46 章）。

通常在完善各项监测后才开始上头架。头钉的刺激可能导致血压升高，处理方法同减轻喉镜刺激时的措施，也可在上头钉之前行局麻药头皮浸润麻醉。

体位

推荐采用头正中位，抬高 30°，以改善静脉回流降低 ICP。屈曲或转头可能阻碍中心静脉回流，导致 ICP 显著升高，恢复正中头位可改善。有经验的神经外科医生应该能在不影响静脉回流的前提条件下适当转动头位。头部降低影响中心静脉回流，可导致 ICP 升高。使用 PEEP，尤其 PEEP>10cmH$_2$O 时，可能导致潜在的 ICP 升高或静脉出血。

麻醉维持

麻醉药的选择主要取决于麻醉医生，可以使用丙泊酚全凭静脉麻醉技术或吸入药物（七氟烷、地氟烷和异氟烷），同时联合短效阿片类药物和肌松药。选择麻醉技术应以不升高 ICP、不降低 CPP，以及术后快速苏醒为目标。如果术中不监测颅神经功能或运动反应，应在肌松监测下持续给予肌松药。控制通气以维持正常二氧化碳水平，并维持正常体温。

液体管理

对于一般神经外科患者，使用不含葡萄糖的等渗晶体液作为维持和复苏液体，以防止低渗液所致的脑组织水肿。对于糖代谢正常的神经外科患者，应避免使用含葡萄糖液体。这些液体可能加重缺血损伤和脑水肿。必须避免低血糖或高血糖，因为两者均可能导致细胞损伤。然而，"严格血糖控制"与脑的葡萄糖获取减少有关，可增加脑组织代谢压力。应当监测血糖水平，并维持在 5.0~10mmol/L（90~180mg/dl）。

术中并发症

严重并发症包括出血、术中脑水肿和空气栓塞。关于空气栓塞的处理见

第 17 章。大出血时，应备有充足的血制品，复苏的目标是使血细胞比容达到 30%。（大出血时）可能出现凝血活酶释放所致的弥散性血管内凝血障碍，应及时给予凝血因子。急性脑水肿需要积极处理，参见框 15.1。

框 15.1　术中脑水肿的处理

优化氧合水平

尽量增加静脉回流：保证足够的头高位（抬高 15°~30°）

降低氧代谢：加深麻醉、单次给予静脉麻醉药或利多卡因

用甘露醇或高渗盐水减少脑组织的细胞外液；也可辅助使用呋塞米

脑脊液引流

考虑低二氧化碳血症

考虑低体温（无证据）

考虑抗癫痫药

术后管理

术前有意识障碍的患者术后应转入重症监护病房治疗。这些患者术后可能需要呼吸支持治疗，但应根据术前和术中情况，并与神经外科医生和重症科医生共同协商决定。

术前 GCS 评分较高的患者，一般可在遵嘱睁眼和恢复呛咳反射后拔除气管导管。主要目标是平稳苏醒，尽量减少呛咳，以免脑组织静脉压增加导致 ICP 升高。术后高血压通常是由镇痛不足所致。其他可能原因包括低体温、高二氧化碳血症、低氧血症、低血浆渗透压、贫血、头部操作、苏醒期反应、交感刺激或含肾上腺素的局麻药作用。如果可能，应判断高血压的可能原因，并进行处理。治疗高血压可使用短效 β 受体阻滞剂，如美托洛尔、拉贝洛尔或艾司洛尔。直接血管扩张药可升高 ICP，应避免使用。收缩压 >160mmHg 或平均动脉压 >110mmHg 与开颅手术后血肿发生率升高有关。

术后充分镇痛十分重要。需要平衡考虑强阿片类药物的镇痛作用与镇静作用。采用多模式镇痛可以达到良好镇痛效果。可联合使用局麻药、扑热息痛或对乙酰氨基酚、术中给予镁剂以及适当使用中－长效阿片类药物以达到良好镇痛效果。

（于浩杰　译，林楠　校）

推荐阅读

Au, K., Bharadwaj, S., Venkatraghavan, L., Bernstein, M. (2016). Outpatient brain tumor craniotomy under general anesthesia. *Journal of Neurosurgery*, **125**(5), 1130–1135. https://doi.org/10.3171/2015.11.JNS152151.

Batra, A., Verma, R., Bhatia, V. K., Chandra, G., Bhushan, S. (2017). Dexmedetomidine as an Anesthetic Adjuvant in Intracranial Surgery. *Anesthesia, Essays and Researches*, **11**(2), 309–313. https://doi.org/10.4103/0259-1162.194555.

Gruenbaum, S. E., Meng, L., Bilotta, F. (2016). Recent trends in the anesthetic management of craniotomy for supratentorial tumor resection. *Current Opinion in Anaesthesiology*, **29**(5), 552–557. https://doi.org/10.1097/ACO.0000000000000365.

Gupta, A., Sattur, M. G., Aoun, R. J. N., et al (2017). Hemicraniectomy for Ischemic and Hemorrhagic Stroke: Facts and Controversies. *Neurosurgery Clinics of North America*, **28**(3), 349–360. https://doi.org/10.1016/j.nec.2017.02.010.

Ruggieri, F., Beretta, L., Corno, L., et al (2017). Feasibility of Protective Ventilation During Elective Supratentorial Neurosurgery: A Randomized, Crossover, Clinical Trial. *Journal of Neurosurgical Anesthesiology*. https://doi.org/10.1097/ANA.0000000000000442.

第16章
颅内血管病患者的麻醉

Manuel Aliaño Hermoso，Ram Adapa，Derek Duane

要点

- 颅内动脉瘤性蛛网膜下腔出血发病的患者通常年龄大于 40 岁，男女比例约为 2:3。
- SAH 患者 30 天死亡率高达 50%，即使在存活患者中，病残率也高达 30%。
- 大脑前循环血管系统是颅内动脉瘤的高发部位。
- SAH 可能导致严重心、肺及代谢方面的并发症，因此需在进行外科治疗或血管内介入治疗前进行最优处理。
- 围术期血压管理对于预防在再出血或脑血管痉挛引起的继发性脑缺血至关重要。
- 吸入麻醉或全凭静脉麻醉适于颅内动脉瘤的手术麻醉。
- 大部分神经血管病患者术中需进行加强血流动力学管理及神经功能监测。
- 动静脉畸形是指发育异常的血管团，高达 10%AVM 患者合并动脉瘤。
- AVM 术中，不可控的静脉出血是一个重要的危险因素。
- 脑水肿、出血等充血性并发症是 AVM 患者术后重要的死亡及致残原因。

缩略词

AVM	Arteriovenous malformation	动静脉畸形
CBF	Cerebral blood flow	脑血流
CPP	Cerebral perfusion pressure	脑灌注压
CSF	Cerebrospinal fluid	脑脊液
CSW	Cerebral-induced salt wasting	脑耗盐综合征
CT	Computerized tomography	计算机断层扫描成像

CTA	Computerized tomographic angiography	计算机断层血管成像
DSA	Digital subtraction angiography	数字剪影血管造影
EEG	Electroencephalography	脑电图
GCS	Glasgow Coma Scale	格拉斯哥昏迷评分
ICP	Intracranial pressure	颅内压
MAP	Mean arterial pressure	平均动脉压
SAH	Subarachnoid hemorrhage	蛛网膜下腔出血
SIADH	Syndrome of inappropriate antidiuretic hormone secretion	抗利尿激素分泌异常综合征
TIVA	Total intravenous anesthesia	全凭静脉麻醉
TPG	Transmural pressure gradient	跨壁压

目录

动脉瘤性蛛网膜下腔出血

流行病学

颅内动脉瘤破裂引起的蛛网膜下腔出血（subarachnoid hemorrhage，SAH）的发生率为每年 8~10/10 万，约为所有类型脑血管意外的 10%。成年动脉瘤破裂好发于 40~60 岁的患者，男女比例约为 2∶3。多达 80% 的蛛网膜下腔出血的是由颅内动脉瘤破裂引起，但仍存在其他非动脉瘤性蛛网膜下腔出血（框 16.1）。

框 16.1　非动脉瘤性蛛网膜下腔出血的原因
创伤
动静脉畸形（arteriovenous malformation，AVMs）
动脉夹层
脑硬膜静脉窦血栓
凝血功能障碍
垂体卒中
可卡因滥用

院前死亡率接近 10%，住院患者的 2 周死亡率约为 25%，30 天死亡率近 45%，中重度致残率高达 30%，预后良好患者仅为 30%，未经治疗及再出血患者 6 个月死亡率高达 50%。

死亡率和致残率与下列因素有关：①初次出血的神经功能损伤程度；②再出血（未治疗的患者，2%~4% 在发病 24 小时内再出血，20% 在 2 周内出血再出血）；③脑血管痉挛引起的缺血性脑损伤（40%~60% 的患者影像学检查可发现缺血性脑损伤）；④癫痫发作；⑤心功能障碍。

患者的预后与年龄、入院时格拉斯哥昏迷评分（Glasgow Coma Scale，GCS）、脑内和脑室血出血量及再出血密切相关。

脑动脉瘤病理生理学

脑动脉分叉处的脑血流形成湍流，引起脑动脉壁退行性改变，此为脑动脉瘤形成的原因。结构异常的血管对血流动力学变化的反应比较敏感，在一些因素作用下可促使动脉瘤的形成（框 16.2）。

最常见的动脉瘤呈囊性（浆果样），其他类型不常见：梭形动脉瘤、夹层动脉瘤、创伤性动脉瘤及霉菌性动脉瘤。大部分囊性动脉瘤为直径小于 12mm 的小动脉瘤；直径大于 24mm 的是大动脉瘤，在动脉瘤的比例中不足 5%；多发动脉瘤约占脑动脉瘤患者 15%~20%。

脑动脉瘤可位于大脑前动脉（40%）、大脑后交通动脉（25%）及大脑中动脉分叉处（25%），位于椎动脉系统的脑动脉瘤仅为 10%，大部分发生在基底动脉。

框 16.2 动脉瘤形成相关因素
动脉瘤家族史
动脉粥样硬化
高血压
过量饮酒
吸烟
肥胖
主动脉狭窄
多囊肾
肌纤维性发育不良
雌激素缺乏
埃勒斯－当洛斯综合征
马方综合征

脑动脉瘤破裂后病理生理学改变包括：
- ICP 的急剧升高
- CBF 降低（也许可能有利于减少进一步出血）
- 脑血管痉挛
- 脑血管自动调节能力丧失
- CPP 降低
- 蛛网膜下腔的血液扩散引起炎症反应

血肿的压迫、脑缺血引起的直接神经结构损坏及交感神经介导的心功能不全是死亡和神经功能障碍的主要原因。动脉瘤破裂的可能性与其大小（>6mm 破裂出血的可能性更大）、形态、位置及 SAH 既往史相关。初次动脉瘤破裂出血时，血液可沿着蛛网膜下腔播散，然而，再次出血时，多形成脑内血肿：脑实质内血肿（20%~40%）、脑室血肿（10%~20%）及硬膜下血肿（5%）。

诊断与检查

蛛网膜下腔出血（SAH）的主要临床表现：突然严重头痛伴呕吐、颈部疼痛（脑膜刺激征）、畏光、癫痫、脑神经征、局灶性神经功能缺失、一过性意识丧失或昏迷。急诊非增强 CT 检查可确诊 95% 以上的蛛网膜下腔出血患者。

数字剪影血管造影（digital subtraction angiography，DSA）检查是确定脑动脉瘤的大小、位置及形态结构的金标准。增强 CT 血管成像（CTA）在注射造影剂后可进行三维结构重建成像，目前普遍应用于术前检查。CTA 检查的敏感性和特异性超过 80%，且随着动脉瘤的增大而增加。

如果 SAH 初次 CT 检查为阴性，通过腰穿检查脑脊液的黄变情况进行判断。脑脊液变黄是由红细胞降解产生的胆红素引起。

脑动脉瘤的治疗

分级系统有助于临床损伤程度分级，评估并发症发生的可能性及知道预后治疗。Hunt 和 Hess 量表（框 16.3）依据动脉瘤患者的临床表现分为 0 级（未破裂动脉瘤）到 5 级（深度昏迷）。世界神经外科医师联合会根据 GCS 评分和运动缺陷进行分级：Ⅰ，15/ 缺失；Ⅱ，14-13/ 缺失；Ⅲ，14-13/ 出现；Ⅳ，12-7/ 出现或缺失；Ⅴ，6-3/ 出现或缺失）。Fisher 分级系统依据 CT 显示的出血量进行分级：1，无蛛网膜下腔血；2，弥散性出现；3，局限性血肿；4，脑内或脑室内弥散性血肿或无 SAH。一般来说，在治疗前神经系统状况良好且颅内出血量小的患者预后较好。

框 16.3　Hunt 和 Hess 分级量表（Journal of Neurosurgery 1968；28（1）：14-20）	
0 级	未破裂动脉瘤
1 级	无症状或轻微头痛伴轻微颈僵
2 级	中 - 重度头痛，颈僵，除脑神经麻痹外不伴神经功能缺失
3 级	昏睡、意识混乱或轻度局灶性神经功能缺陷
4 级	昏迷，中 - 重度偏瘫，可能出现早期去大脑强直或自主神经功能紊乱
5 级	深度昏迷，去脑强直，濒死状态

在动脉瘤破裂后 1~3 天内进行外科手术或血管内治疗能将再出血和血管痉挛的风险降至最低。Hunt 和 Hess 分级为Ⅰ级或Ⅱ级的患者应立即治疗，而 GCS 评分低于 8 的患者通常在神经功能改善时才采取治疗措施。一些中心为Ⅲ级至Ⅳ级患者在早期通过诱导性高血压针对脑血管痉挛进行积极治疗。

动脉瘤的外科治疗包括：应用动脉瘤夹夹闭动脉瘤颈部、复杂的血管分流手术及简单地应用棉纱包裹动脉瘤囊。手术治疗的并发症和死亡率取决于外科医生的经验、动脉瘤的大小和位置，以及是否存在脑水肿和脑出血。

目前，大部分动脉瘤可以通过经血管内弹簧圈栓塞介入治疗，球囊重塑，或联合应用血管内支架治疗。介入治疗的优点包括：创伤小、更适合具有严重合并症的患者，对后循环动脉瘤患者良好的预后。一项国际的蛛网膜下动脉瘤的研究显示，尽管介入栓塞手术再出血率较高，但介入栓塞早期及远期不良预后的发生远低于动脉瘤夹闭术。对介入栓塞动脉瘤患者进行脑血管造影复查，确定是否需要进一步栓塞治疗及动脉瘤是否复发。

麻醉管理

在外科治疗及介入治疗动脉瘤术中，麻醉管理的目标包括：①避免跨壁压（transmural pressure gradient，TPG）升高引起动脉瘤破裂（TPG=MAP-ICP）；②维持充足的 CPP 及脑氧饱和度；③减轻因脑水肿或脑充血引起的脑肿胀。总之，无论是外科手术还是介入栓塞动脉瘤，麻醉管理的基本原则一致：保证动脉瘤安全，避免破裂（详见第 28 章）。

术前评估

蛛网膜下腔出血的患者，术前需要对颅内及颅外并发症详细评估进行（框 16.4 和框 16.5），并发症的详情见第 35 章。Hunt and Hess 分级 I 或 II 级的患者多表现为轻度的脑血流动力学紊乱，而分级 III 和 IV 患者则出现脑血管自动调节能力和二氧化碳反应性丧失。

框 16.4　蛛网膜下腔出血的颅内并发症

再出血

脑血管痉挛引起脑缺血 / 脑梗死

脑积水

颅内血肿增大

癫痫

框 16.5　蛛网膜下腔出血颅外并发症

心功能不全

心律失常

神经源性肺水肿引起低氧血肿

抗利尿激素分泌综合征或脑耗盐综合征引起的低钠血症

消化道出血

术前评估应包括完整的病史、体格检查、神经系统查体及对影像学的资料分析。术前优化心肺及代谢功能状态非常必要，包括：①治疗心律失常；②纠正低血容量，降低脑血管痉挛发生率；③改善和纠正心功能不全引起的低血压；④改善因神经源性肺水肿引起的低氧血症；⑤纠正因抗利尿激素分泌综合征或脑耗盐综合征引起的低钠血症。

继续内科药物治疗存在的合并症，围术期应持续应用尼莫地平及抗癫痫药物或依据本院的治疗规范进行治疗。

基本的术前检查包括：血常规、血电解质检查、心肌钙蛋白水平、凝血功能、血型检测、12-导联心电图、超声心动图（必要时）及胸部 X 片。分级良好的患者可术前用药，但应避免常规术前用药。

监测

除了常规的心脏、呼吸、尿量及鼻咽温度监测，有必要在诱导前实施有创动脉压监测。有创和无创血流动力学监测在指导容量治疗方面是必要的方法，尤其是在疑似心功能不全的患者中。其他特定的脑功能监测方法包括：颈静脉球氧饱和度监测、经颅超声多普勒监测脑血流速度、脑电图及诱发电位。在术中应间断的进行血气分析以判断氧合、二氧化碳、酸碱及电解质水平，以及乳酸、血糖及血红蛋白水平的检测。

麻醉诱导

通过大管径套管针进行静脉麻醉诱导是最常用的麻醉诱导技术。MAP 或 ICP 大幅度改变将引起 TPG（TPG = MAP-ICP）的变化，甚至导致动脉瘤破裂，与高死亡率密切相关。应避免置入喉镜、插管及上头皮钉等操作引起血压升高。静脉或局部给予利多卡因、β 阻滞剂、短效阿片类药物或静脉诱导药物可避免以上情况引起的血压升高。MAP 应维持在术前正常水平 20% 以内，以保持充足的 CPP。分级较差的患者常伴颅内高压，只能承受微小的血流动力学变化，因此，诱导期间需要特别注意 ICP 和 MAP 的控制。

麻醉维持与苏醒

脑动脉瘤外科治疗可以应用吸入麻醉或全凭静脉麻醉维持。常选用短效药物如：丙泊酚、芬太尼、瑞芬太尼或舒芬太尼。当应用吸入麻醉时，维持轻度的过度通气能够避免剂量相关性脑血管扩张作用。减少脑容积的方法包括：高渗透压药物（甘露醇或高渗盐水）、适度的过度通气及脑脊液引流，以上方法应在硬膜剪开后缓慢实施，以免 TPG 剧烈变化引起不良后果。

外科手术中，常需要暂时性阻断供血血管以便于分离切除或夹闭动脉瘤。当阻断超过 15~20 分钟时，需要提升血压，增加侧支循环灌注以减少脑缺血的风险。尚无有力证据证明低温技术、巴比妥类药物和丙泊酚及大剂量甘露醇应用能够延长血供阻断耐受时间。一旦动脉瘤夹闭后，应轻中度提升血压以维持脑灌注。术中可以应用吲哚菁绿进行血管造影以评估动脉瘤夹闭后载瘤动脉和侧支血管的血流是否充分和通畅。

如果动脉瘤手术顺利，术后可拔管，同时应最大程度的避免咳嗽和血流动力学波动：未控制的高血压和持续的低血压会引起严重的心脑并发症。

术后麻醉管理

神经血管病患者术后应在神经外科重症监护室中持续进行监护，以确保连续监测血流动力学监测、充分的氧合状态、适宜的血容量和电解质管理，及早期发现并发症。术后镇痛可选用如小剂量阿片类药物等镇痛药物。术后患者未恢复至术前 GCS 或出现新发局灶性神经功能障碍时，神经外科医生需紧急进行临床评估以确定是否需要进一步影像学检查、外科处理或血压管理。术后患者发生脑血管痉挛时，使平均动脉压较基础值提升 10%~20%，有利于治疗。

术中动脉瘤破裂的管理

在非择期动脉瘤外科手术中，破裂发生率为 5%~10%。动脉瘤破裂可发生在解剖分离时或夹闭时，其破裂的发生与外科医师的经验、脑血管的状态、动脉瘤的大小和位置有关。动脉瘤破裂患者的存活取决于快速控制出血，维持充分的脑灌注。与神经外科团队充分的沟通至关重要（框 16.6）。

框 16.6　动脉瘤破裂患者的麻醉管理
100% 纯氧通气
暂时性控制低血压（在可耐受的情况下，MAP 维持在 50mmHg）
维持稳定的血流动力学，保证充分的 CPP
维持血容量：应用血液、血制品及晶体液
应用丙泊酚、硫喷妥钠或依托咪酯引起脑电图爆发性抑制以减少脑代谢率和脑血流量
高渗性治疗以减轻脑水肿：甘露醇（0.5~1g/kg）或高渗盐水（5% 氯化钠，2ml/kg）
轻度低温治疗（34~35℃）
破裂动脉瘤处理完毕时，恢复 CPP 至正常水平

动静脉畸形（arteriovenous malformation，AVM）

发病机制和流行病学

AVM 由一团发育异常的血管聚集组成，大多数 AVM 位于幕上区域。AVM 的血管团的病灶中心常由扩张的引流静脉包围着。病灶中心的扩张动脉血管的动脉血不经毛细血管床或脑实质而直接流入引流静脉，多达 10% 的患者伴有血流相关性动脉瘤。大部分 AVMs 具有高流量低阻力引流的特点且其跨壁压远小于 MAP。因此，除非 AVM 很小，且在供血动脉内有较高的压力，否则 MAP 的急性上升与破裂无关。AVMs 是先天性血管发育异常性病变，在一般人群中发病率小于 1%，且与 Osler-Weber-Rendu 病及 Sturge-Weber 综合征有关。通常在 40 岁之前发病，表现为脑出血（每年出血风险 2%~4%）、癫痫、颅内占位效应、ICP 升高或继发于脑缺血神经症状（窃血效应）。

诊断与治疗

AVM 的诊断是通过脑血管造影、CTA 和（或）磁共振检查进行判定。治疗方案包括：①手术切除；②血管内栓塞；③分阶段立体定向放射治疗。这些干预措施可以单独使用，也可以联合使用。手术预后与 AVM 分级（Spetzler-Martin AVM 分级系统）有关，该分级参考了 AVM 的大小、毗邻的脑功能区和静脉引流模式。

麻醉管理和并发症

对于 AVM 手术切除的麻醉管理与 SAH 的麻醉管理的基本原则一致。在术前评估时，应注意是否存在血流相关性动脉瘤、脑缺血的症状及占位效应。在自动调节功能丧失的区域，较大的分流可引起脑缺血，因此诱导期间的血压控制尤为重要，应避免血流相关性动脉瘤破裂的同时避免低灌注脑区脑缺血。通常，MAP 维持在低于基础 MAP20% 的水平。

AVM 切除术中，可能会发生严重出血，导致恶性脑水肿。应采取必要的措施避免静脉压升高。应用诱导性低血压减少出血，可能增加脑缺血和脑静脉血栓形成的危险。

脑水肿和脑出血引起的充血性并发症与术后死亡率和致残率密切相关。脑充血及其不良后果的诱因包括：

1. 正常灌注压突破 低灌注脑组织的脑血管无自动调节能力，当血流恢复"正常"时，其无法适应恢复正常的血流灌注。

2. 闭塞性充血 静脉引流受阻常由毗邻脑组织静脉结扎引起，或由 AVM 供血动脉的阻塞不全引起。

颅内出血也可由残余 AVM 或未发现的 AVM 出血引起。因此，在麻醉苏醒期及术后，使用 β 受体阻滞剂或其他适合的药物处理高血压，以避免出血并发症。AVM 切除后，癫痫发生率高达 40%~50%，因此需要应用抗癫痫药物进行预防性治疗。所有 AVM 切除的患者，都需在神经重症监护单元中进行神经功能监测，维持血流动力学平稳，早期发现相关并发症。

（梁发　译，彭宇明、林楠　校）

推荐阅读

Connolly, E.S.J., Rabinstein, A.A., Carhuapoma, J.R., et al: Guidelines for the management of aneurysmal subarachnoid hemorrhage: A guideline for healthcare professionals from the American Heart Association/American Stroke Association. *Stroke* 2012; **43**(6):1711–1737, https://doi.org/10.1161/STR.0b013e3182587839.

Fisher, C.M., Kistler, J.P., Davis, J.M.: Relation of cerebral vasospasm to subarachnoid hemorrhage visualized by computerized tomographic scanning. *Neurosurg* 1980; **6**(1):1–9.

Gross, B.A., Du, R.: Natural history of cerebral arteriovenous malformations: A meta-analysis. *J Neurosurg* 2013; **118**(2):437–443, https://doi.org/10.3171/2012.10.JNS121280.

Hunt, W.E., Hess, R.M.: Surgical risk as related to time of intervention in the repair of intracranial aneurysms. *J Neurosurg* 1968; **28**(1):14–20, https://doi.org/10.3171/jns.1968.28.1.0014.

Larsen, C.C., Astrup, J.: Rebleeding after aneurysmal subarachnoid hemorrhage: A literature review. *World Neurosurg* 2013; **79**(2):307–312, https://doi.org/10.1016/j.wneu.2012.06.023.

Li, H., Pan, R., Wang, H., et al: Clipping versus coiling for ruptured intracranial aneurysms: A systematic review and meta-analysis. *Stroke* 2013; **44**(1):29–37, https://doi.org/10.1161/STROKEAHA.112.663559.

Mohr, J.P., Kejda-Scharler, J., Pile-Spellman, J.: Diagnosis and treatment of arteriovenous malformations. *Curr Neurolog Neurosci Rep* 2013; **13**(2):324, https://doi.org/10.1007/s11910-012-0324-1.

Report of World Federation of Neurological Surgeons Committee on a Universal Subarachnoid Hemorrhage Grading Scale. *J Neurosurg* 1988; **68**(6):985–986.

Spetzler, R.F., Martin, N.A.: A proposed grading system for arteriovenous malformations. *J Neurosurg* 1988; **65**(4):476–483, https://doi.org/10.3171/jns.1986.65.4.0476.

Spetzler, R.F., McDougall, C.G., Zabramski, J. M., et al: The barrow ruptured aneurysm trial: 6-year results. *J Neurosurg* 2015; **123**(3):609–617, https://doi.org/10.3171/2014.9.JNS141749.

Steiner, T., Juvela, S., Unterberg, A., et al: European Stroke Organization guidelines for the management of intracranial aneurysms and subarachnoid haemorrhage. *Cerebrovasc Dis* 2013; **35**(2):93–112, https://doi.org/10.1159/000346087.

Vlak, M.H.M., et al: Lifetime risks for aneurysmal subarachnoid haemorrhage: Multivariable risk stratification. *J Neurol Neurosurg Psychiatry* 2013; **84**(6):619–623.

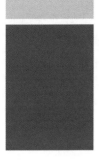

第17章
后颅窝的麻醉

Rosemary Ann Craen，Hélèe Pellerin

要点

- 术前神经系统评估对指导围术期管理至关重要。
- 做好处理颅内压升高和心律失常的准备。
- 预防是管理静脉空气栓塞的基础。
- 预计会有脑干/脑神经损伤可考虑延迟拔管。
- 术后密切监测对早期发现气道并发症和神经功能恶化是必要的。
- 良好的术后血压的管理很重要。

缩略词

BAER	Brainstem auditory evoked response	脑干听觉诱发电位
CSF	Cerebrospinal fluid	脑脊液
ICP	Intracranial pressure	颅内压
MEP	Motor evoked potentials	运动诱发电位
PETN$_2$	End-tidal nitrogen tension	呼气末氮气分压
PETCO$_2$	End-tidal CO$_2$ tension	呼气末二氧化碳分压
PFO	Patent foramen ovale	卵圆孔未闭
SSEP	Somatosensory evoked potentials	躯体感觉诱发电位
TCD	Transcranial doppler	经颅多普勒超声
TEE	Transesophageal echocardiography	经食管超声心动图
VAE	Venous air embolism	静脉空气栓塞

目录

- 术中管理
  - 监测
  - 诱导和维持
  - 心律失常
  - 苏醒期管理
- 静脉空气栓塞
  - 监测
  - 术前注意事项
  - 治疗
- 结论
- 推荐阅读

引言

后颅窝是颅腔的一部分，位于小脑幕和枕骨大孔之间。负责呼吸和心血管系统的重要控制结构位于此处，因此给麻醉医师带来了独特的挑战。

病理学

可根据组织起源进行病理分类（框 17.1）。肿瘤是最常见的需要手术治疗的后颅窝病变。在儿童，后颅窝肿瘤约占全脑肿瘤的 60%。在成人，肿瘤较不常见，但主要包括听神经瘤、转移癌（主要来自肺和乳腺癌）、脑膜瘤、成血管细胞瘤。

框 17.1　后颅窝病变病理分类	
脑膜	• 脑膜瘤
脑	• 肿瘤
	• Chiari 畸形
血管	• 动静脉畸形
	• 海绵状血管瘤
	• 静脉梗死
	• 颅内动脉瘤
脑脊液	• 囊性病变
脑神经	• 神经鞘瘤
	• 血管压迫神经

听神经瘤是起源于小脑脑桥角的第Ⅷ脑神经前庭部分的良性病变，可引起听力丧失、耳鸣、眩晕和面肌痉挛。小的听神经瘤可以通过乳突后入路切除。大的听神经瘤可通过枕骨下入路切除，虽然手术路径较长，但可以保护面神经和耳蜗神经的功能。

Chiari 畸形（即小脑扁桃体下疝畸形）有两种类型。Chiari Ⅰ 型的特点是小脑扁桃体进入颈部椎管，在成年早期就会出现咳嗽诱发的头痛、颈背部疼痛、后组脑神经功能障碍。Chiari Ⅱ 型更为复杂，下蚓部疝穿过枕骨大孔，可能与脊柱裂、脑积水和脊髓空洞有关。后组脑神经功能障碍可引起喘鸣、呼吸困难、吞咽困难和误吸。如未治疗，痉挛和四肢瘫痪将进一步发展。即使积极治疗，对 30% 有症状的婴儿仍是致命的。两种 Chiari 畸形均采用枕骨下颅骨切除和上颈椎椎板切除术。相关脑积水的治疗需要行脑脊液分流术。

三叉神经痛或痛性抽搐是一种疼痛的综合征，小血管（最常见的是小动脉）压迫脑神经根造成的神经痛。在同侧三叉神经分布区，患者有阵发性的剧烈疼痛和刺痛发作。脑神经减压术是在动脉和神经根走行区，通过去除病变组织，或放置一块肌肉垫，或聚四氟乙烯海绵使疼痛缓解。有这些症状的患者应评估其慢性疼痛症状，以指导术后疼痛管理。

术前评估

除了常规的术前评估，详细的神经系统查体对围术期管理也很重要（框17.2）。术前评估可指导神经功能监测的选择类型。分析影像学检查结果并应

框 17.2　术前评估关注的要点	
颅内压升高的征象	• 意识状态改变
	• 恶心呕吐
	• 视盘水肿
脑干功能障碍的征象	• 呼吸模式改变
	• 睡眠呼吸暂停
脑神经功能障碍的征象	• 吞咽困难
	• 咽反射缺失
	• 发声的变化
小脑功能障碍的征象	• 共济失调
	• 辨距不良

与神经外科医师讨论，了解病灶的大小、水肿程度、病灶的血供情况、是否有脑积水、是否有颞叶沟回疝或枕骨大孔压迫、横窦是否通畅或是否有肿瘤侵入。其他的病史包括术前栓塞是否成功，术中是否需要脑脊液（cerebrospinal fluid，CSF）腰椎引流。细致的术前评估和计划将有助于预测和应对术中的并发症，如颅内压（intracranial pressure，ICP）升高、大量出血及静脉空气栓塞（venous air embolism，VAE），以及术后并发症如神经损伤、气道损伤等。

后颅窝病变的患者，特别是合并 ICP 升高，对镇静镇痛药物更为敏感，术前给药时应谨慎。

体位

后颅窝手术可采用俯卧位、半俯卧（公园长椅位，远外侧入路）的体位，不太常见的是坐位（详见第 14 章）。坐位手术近几年来已经很少使用，因为该体位增加明显的血流动力学不稳定、VAE 和严重的颈部屈曲可能带来的脊髓受压的风险。现已经采用改良的半坐位体位，可以改善静脉和 CSF 的回流从而减少术野的出血。但这个体位术后颅腔积气的风险增加，因此它的临床效果仍存在争议。

术中管理

监测

常规监测包括心电图、血氧饱和度、二氧化碳图、体温、尿量和神经肌肉阻滞。动脉内置管可以监测系统性血压、脑灌注压和动脉二氧化碳分压（arterial tension of carbon dioxide，$PaCO_2$）。是否行中心静脉导管取决于患者的一般状态，病变的大小和性质，估计可能的出血量以及 VAE 的风险。电生理监测［运动诱发电位（motor evoked potentials，MEP），躯体感觉诱发电位（somatosensory evoked potentials，SSEP），脑干听觉诱发电位（brainstem auditory evoked response，BAER），脑神经监测］应根据手术部位和病灶位置进行调整（详见第 49 章）。

诱导和维持

目前尚无定论哪种麻醉技术是最有效的。麻醉的目标包括：维持脑灌注压、避免咳嗽、应激、血流动力学的波动。为了确保最佳的手术条件，应适当降低颅内压和促进脑松弛（框 17.3）。

虽然幕下手术使用渗透性利尿剂能否和幕上手术一样有效地降低 ICP 仍存争议，但仍普遍使用。CSF 引流可能是必要的，可以通过腰穿引流或脑室穿刺引流。

框 17.3　颅内高压的治疗
抬高头位
静脉引流
过度通气
脑脊液引流
减少吸入麻醉药的使用
全静脉麻醉
甘露醇和高渗盐水的使用

心律失常

在脑干手术操作中常出现心律失常。最常见的是心动过缓，可能是刺激导致的三叉神经-心脏反射。心动过缓通常停止刺激就可以恢复。有时可能需要使用格隆溴铵，阿托品或麻黄碱治疗。在微血管减压术中，严重的高血压和反应性心动过缓通常与脑神经走行区的操作有关。

苏醒期管理

目的是早期苏醒以评估神经功能。为了预防术后拔管失败应仔细评估患者（神经功能障碍的基础值，气道/舌水肿情况）和手术因素（性质、程度、手术持续时间）（框 17.4）。有时需放掉气管导管的气囊，行"漏气测试"，尤其是在长时间俯卧位后。为了使气道水肿消退、气道反射恢复，可能需延迟拔管。密切监测对早期发现气道损伤和神经功能恶化很重要。

框 17.4　拔管前的评估
意识水平
气道和咽反射
面部和舌头水肿
气道水肿
呼吸模式（呼吸频率，潮气量）
生命体征平稳（血压，血氧饱和度，核心体温）
没有神经肌肉阻滞剂的残余

术后早期应避免高血压，因为高血压导致术后脑水肿并增加术后颅内出血的风险。手术结束时，使用头皮神经阻滞或（和）切口局麻药浸润，减少术后阿片类药物的用量。

静脉空气栓塞

VAE 发生风险增加的因素包括：手术部位高于心脏水平面和不可收缩的静脉。在后颅窝手术中两者同时存在，特别是坐位手术。由于监测手段不同 VAE 在不同的文献报道中发生率差异很大。如果发现后立即阻止空气进入，则不良影响短暂且不会有严重的并发症。

VAE 的病理生理表现为肺动脉血管压力升高，导致气体交换受损、低氧血症和二氧化碳潴留。肺毛细血管的机械性阻塞和肺内分流增加将导致呼末二氧化碳（end-tidal CO_2 tension，$ETCO_2$）降低。可能会发生支气管收缩，进一步空气的进入将导致进行性心排血量下降、低血压、心律失常和心肌缺血或衰竭。大量气栓进入右心会阻塞右心室流出道，导致突发性循环衰竭或心脏骤停。

25% 的成年人存在卵圆孔未闭（patent foramen ovale，PFO），当气栓通过心内分流进入体循环时，增加出现反常空气栓塞的风险，导致心肌缺血和脑缺血。计划坐位手术的患者，推荐术前行超声心动图排除 PFO。然而，超声心动图发现 PFO 的敏感性较低（<50%）。因此，术中仍需警惕反常空气栓塞，尽管临床观察到的发生率较低（<2%）。

术前检测 PFO 的一种微创检查方法是经颅多普勒超声（transcranial doppler，TCD），然而，其灵敏度和特异性与超声心动图类似。因此，PFO 是坐位手术相对禁忌证。最近的报告显示，改良的半坐式神经外科手术中，如果遵循严格的操作规程则并不增加 VAE 发生率，这些规程包括调整姿势如抬高双腿，使用经食管超声心动图（TEE）严密监测，手动间歇性颈静脉压迫以发现出血，以及使用诱发电位监测等。术前是否封闭 PFO 也仍存在争议。

监测

胸前多普勒超声目前为常规监护，探头沿右胸骨旁放置于第四肋间隙，能发现 0.25ml 以上的空气。TEE 是最敏感的监测手段，可以发现反常栓塞。然而，不是每个手术室都有，并且该监测有创、需特殊的专业知识，在颈部屈曲存在的情况下长期使用，其安全性还没有得到很好的证实。另外，术中使用 TEE 监测是否降低 VAE 的发生率仍未得到证实。二氧化碳图会显示呼末二氧化碳分压（end-tidal CO_2 tension，$PETCO_2$）急剧下降，但是呼末氮气分压升高（end-tidal nitrogen tension，$PETN_2$）对 VAE 更为敏感但是很难监测。肺动脉压力监测和二氧化碳图一样敏感但是很少使用。血压和心输出量的下降最不敏感。总的来说，胸前多普勒超声和二氧化碳图仍是后颅窝手术中 VAE 推荐使用的监测，可以在临床症状出现前发现异常。

术前注意事项

框 17.5 简单列出了避免 VAE 预防措施。为了便于抽吸气栓，右心多腔中心静脉导管应放置在上腔静脉与心房交界处以下 2cm 处，单腔导管放置在该交界处以上 3cm 处。如果使用多腔导管，可以通过影像、监测血管内压力、便携式超声或血管内心电图来确认置管位置，如果血管内心电图第Ⅱ导联中有双相 p 波，就可以确认导管尖端或近端孔在心房中。完善的 VAE 监测和治疗计划，以及外科医生和麻醉医生之间的良好沟通是关键。

框 17.5　静脉空气栓塞的预防
降低心脏和手术部位的压力差
维持正常至较多的血容量
手术过程中使用骨蜡

治疗

首先，通知外科医生进一步阻止空气进入框。压迫颈内静脉以暂时升高静脉压力，可能阻止局部的空气进一步前行。用生理盐水冲洗手术部位以减少进一步空气进入。应避免使用呼气末正压，因为会增加右心房的压力，两心房间压差的逆转可增加反常栓塞的风险。

框 17.6　静脉空气栓塞的治疗
通知外科医生冲洗手术部位并阻止空气入血
立即停用 N_2O
纯氧通气
降低手术部位
通过中心静脉导管抽吸空气
考虑压迫颈内静脉
提供心肺支持（液体，升压药，正性肌力药）

结论

后颅窝手术的麻醉需要了解相关的解剖和病理生理知识。围术期管理包括术前评估，特别是脑干和脑神经功能障碍，仔细关注体位，充分监测预防VAE。拔管前仔细评估和维持良好的血压非常重要。

（俞美荣　译，彭宇明、林楠　校）

推荐阅读

Cata, J.P., Saager, L., Kurz A., Avitsian, R.: Successful extubation in the operating room after infratentorial craniotomy: The Cleveland clinic experience. *J Neurosurg Anesthesiol* 2011; **23**:25–29, https://doi.org/10.1097/ANA.0b013e3181eee548.

Cavallone, L.F., Vannucci, A.: Extubation of the difficult airway and extubation failure. *Anesth Analg* 2013; **116**:368–383, https://doi.org/10.1213/ANE.0b013e31827ab572.

Chowdhury, T., Mendelowith, D., Golanov, E., et al: Trigeminocardiac reflex: The current clinical and physiological knowledge. *J Neurosurg Anesthesiol* 2015; **27**:136–147, https://doi.org/10.1097/ANA.0000000000000065.

Engelhardt, M., Folkers, W., Brenke, C., et al: Neurosurgical operations with the patient in sitting position: Analysis of risk factors using transcranial Doppler sonography. *Br J Anaesth* 2006; **96**:467–472, https://doi.org/10.1093/bja/ael015.

Gracia, I., Fabregas, N.: Craniotomy in sitting position: Anesthesiology management. *Curr Opin Anesthesiol* 2014; **27**:474–483, https://doi.org/10.1097/ACO.0000000000000104.

Hindman, B.J., Palecek, J.P., Posner, K.L., et al: Cervical spinal cord, root, and bony spine injuries: A closed claims analysis. *Anesthesiology* 2011; **114**:782–795, https://doi.org/10.1097/ALN.0b013e3182104859.

Jian, M., Li, X., Wang, A., et al: Flurbiprofen and hypertension but not hydroxyethyl starch are associated with post-craniotomy intracranial haematoma requiring surgery. *Br J Anaesth* 2014; **113**:832–839, https://doi.org/10.1093/bja/aeu185.

Manninen, P.H., Cuillerier, D.J., Nantau, W.E, Gelb, A.W.: Monitoring of brainstem function during vertebral basilar aneurysm surgery. The use of spontaneous ventilation. *Anesthesiology* 1992; **77**:681–685.

第18章

脑脊液分流术和内镜下神经外科手术的麻醉

Dean Frear

要点

- 行脑脊液分流术适用于多种患者，且这些患者常伴有复杂的合并症。
- 大多数脑脊液分流术将脑脊液引流至体内其他腔隙中重吸收。
- 内镜技术经常用于治疗脑室及脑室周围病变。

缩略词

CSF	Cerebrospinal fluid	脑脊液
ETV	Endoscopic third ventriculostomy	内镜下第三脑室造瘘术
ICP	Intracranial pressure	颅内压
IIH	Idiopathic intracranial hypertension	特发性颅内高压
NICU	Neonatal intensive care unit	新生儿重症监护室
NPH	Normal pressure hydrocephalus	常压性脑积水
NSAIDS	Non–steroidal anti–inflammatory drugs	非甾体类抗炎药
PEEP	Positive end expiratory pressure	呼气末正压通气
TIVA	Total intravenous anesthesia	全凭静脉麻醉
VP	Ventriculo–peritoneal	脑室 – 腹腔分流术

目录

　　－术前评估

　　－术中管理

　　－术中体位

　　－麻醉维持

　　－术后镇痛

- 推荐阅读

引言

　　脑脊液（cerebrospinal fluid，CSF）分流经常用于治疗脑积水和特发性颅高压（idiopathic intracranial hypertension，IIH）。许多患者会进行 CSF 分流术，如从新生儿到老年人，伴或不伴多种合并症。脑室系统梗阻的患者，通常会出现头痛，视力障碍和嗜睡等颅内压（intracranial pressure，ICP）升高的症状。但是常压性脑积水（normal pressure hydrocephalus，NPH）患者步态紊乱，精神不济和尿失禁等症状可能呈现隐匿性发作。NPH 患者的脑室扩大（巨脑室）但 CSF 压力正常。

　　虽然开放式脑脊液分流术可以治疗 CSF 阻塞引起的病理学改变，但近期，脑室内镜技术的应用范围扩展至许多其他疾病。内镜下直视的优势包括减少手术切除和器械牵拉引起的组织创伤，同时便于接近颅内特定部位，从而缩短手术时间和住院时间。

脑脊液循环

　　CSF 经脉络丛（占脑脊液总容量的 60% ~70%）和软脑膜的血管渗出持续产生。然后，CSF 在脑室和蛛网膜下腔之间循环，最后主要由蛛网膜绒毛重新吸收，这些绒毛伸入颅内静脉窦（图 18.1）。成人脑室体积为 100~150m，每天产生超过 500ml 的 CSF。CSF 流动受阻或重吸收障碍可引起脑积水及 ICP 升高。

　　脑积水通常分为交通性脑积水和非交通性脑积水。非交通性脑积水又称为阻塞性脑积水，即内源性（如先天性畸形）或外源性（如肿瘤）因素阻塞脑室系统，从而阻碍 CSF 循环（框 18.1）。由于 CSF 不断形成，CSF 聚积过多，导致脑室被动扩张。交通性脑积水是由各种原因而导致 CSF 流动受阻或重吸收障碍所致，但并不存在机械的阻塞。脑积水形成的两个理论包括：① CSF 流动理论认为，CSF 形成和吸收之间存在不平衡；②流体动力学理论认为，脑积水形成与脑室顺应性降低有关。目前新的理论提出，CSF 循环的次要途径在先天性脑积水的形成中起重要作用。

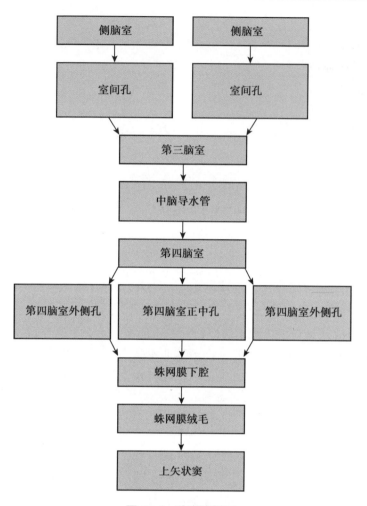

图 18.1　脑脊液循环

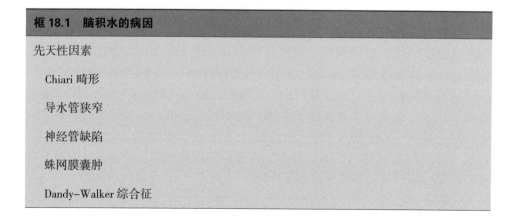

框 18.1　脑积水的病因
先天性因素
Chiari 畸形
导水管狭窄
神经管缺陷
蛛网膜囊肿
Dandy–Walker 综合征

获得性因素

感染性（引起交通性脑积水）

脑膜炎

脑囊虫病

出血性（引起交通性脑积水）

蛛网膜下腔出血

脑室内出血

创伤性脑损伤

继发性占位性变化（引起阻塞性脑积水）

血管畸形

肿瘤占位及囊肿

其他因素

NPH

脑萎缩引起的代偿性脑积水

手术方式

脑脊液分流术

CSF 分流术是治疗脑积水的主要手术方法。此手术是将 CSF 引流至具有强大吸收能力的体腔内。分流导管的近端通过钻孔引入脑室系统并连接帽状腱膜下的分流阀。导管末端通过隧道延伸至腹腔，吸收的脑脊液最后到达胸膜腔或右心房（或颈外静脉）。虽然阻塞性脑积水为 CSF 分流术的禁忌证，但可采用另外一种替代术式即腰 – 腹膜分流术，分流导管置于腰部蛛网膜下腔，然后通过腹部切口至入腹腔。

分流装置性能评估

虽然分流术成功率很高，但其并发症的发生率也很高。需要进行分流管调整的原因多种多样，一半的分流导管两年就需调整。有时很难分辨是否为分流导管出现故障。间断性引流不畅、过度引流或引流不足所引起的临床症状和体征常不易发现。CSF 注射实验可通过测量 CSF 注射后压力和顺应性变化来评估分流导管和分流阀的性能。通过脑室系统置管或分流管的插管可以进行体内脑脊液压力测量。成人往往可在局部麻醉下进行操作，但对于儿童患者，通常需要全身麻醉。

内镜手术

腔隙组织，如脑室系统，蛛网膜下腔或囊性病变，是应用内镜的理想条件。内镜下第三脑室造瘘术（endoscopic third ventriculostomy，ETV）最初用于治疗阻塞性脑积水，可避免长期分流管置入引起的并发症。手术步骤包括通过颅骨钻孔将内镜置入脑室系统，然后在第三脑室底造瘘口。通过在脑室和蛛网膜下腔之间建立通道，CSF 可以绕过中脑导水管和第四脑室。ETV 也可治疗 NPH 和交通性脑积水。

内镜方法还可治疗脑室内分隔引起的局部脑积水，解除脉络丛或导水管周围粘连，协助将脑室分流管放置到最佳位置。

内镜下行脑室内肿瘤活检，具有准确安全的优势。当脑室内肿瘤引起梗阻性脑积水时，可同时进行 ETV。内镜下能否将肿瘤完整切除取决于肿瘤与内镜的相对大小。内镜下囊肿切除术可用于治疗蛛网膜囊肿，即通过囊肿开窗术将囊液引入脑室或蛛网膜下腔。

麻醉管理

术前评估

新生儿患者常伴多种合并症，如肺顺应性差，肝肾功能不成熟，以及易发生术后呼吸暂停。对于早产儿并伴显著肺部病变的患者，不仅应考虑手术室和新生儿重症监护室（neonatal intensive care unit，NICU）转移过程中的问题，还需注意进行术后通气支持。

对于年龄较大的患儿常需进行多次分流管调整，需要评估患者合并的慢性疾病，包括癫痫、脑瘫和胃反流引起的反复的肺部感染。脑积水有可能是儿童期特定疾病综合征的一种表现，此类患儿还容易伴有其他器官畸形。

老年患者的术前评估应侧重于其潜在的疾病和合并症。与神经外科手术相关的评估内容应包括是否存在 ICP 升高，意识水平改变和误吸的风险。此类患者术前最好避免使用镇静药物。

术中管理

CSF 分流术往往在全身麻醉下进行，可采用静脉诱导或吸入诱导。意识障碍或有误吸风险的患者，应采用快速序贯诱导。术中使用加强型气管导管更为安全。为了顺利置入分流导管，术中需旋转拉伸颈部，此时易造成声门上气道移位和气管内导管的打折扭曲。单独进行分流输注实验时，可使用声门上气道。

术中要求常规监测心电图、脉搏氧饱和度、呼末二氧化碳和无创血压等。患者伴有其他合并症，可进行有创动脉压监测。对于儿童，术前准备和术中摆放体位时较大的体表面积暴露、术野冷消毒液冲洗等可引起大量热量丢失，因此对儿童术中体温管理具有挑战性。此时，保温措施和体温监测十分必要。

术中体位

脑室–腹腔、脑室–胸腔和脑室–心房分流术术中采用仰卧位，旋转延伸颈部有利于分流管置入，其中脑室–腹腔分流术颈部延伸程度最大。腰椎–胸腔分流术在侧卧位进行，充分暴露背部和腹部有利于手术准备和铺单。内镜手术通常在仰卧位、头部抬高并轻度后仰的体位下进行。

麻醉维持

麻醉维持可采用全凭静脉麻醉（total intravenous anesthesia，TIVA）或吸入麻醉。进行分流管输注试验时，术中通气应将呼末二氧化碳维持在一个正常稳定的水平。根据各自机构指南，在诱导时全身应用抗生素，以降低分流术后感染的风险。

在分流管置入过程中刺激最强，应尽可能保持一定的镇痛深度和麻醉深度。术中很少损伤周围组织，但仍须警惕这一风险。在脑室–胸腔分流管置入过程中，可能会行短时间暂停通气，以便远端导管的置入。为避免发生气胸，可采用肺复张手法和呼气末正压通气（positive end expiratory pressure，PEEP）。

在内镜手术中，为使术野清晰，需不断输注灌注液。此时需注意相关并发症，包括急性 ICP 增高和心律失常，如心动过缓，甚至心脏骤停。可出现上述并发症可重新摆放体位或移出内镜，必要时采取药物治疗。此时，进行有创动脉压监测。低体温多由于术野大量灌注液导致，尤其对于低龄患者。

术后镇痛

术中镇痛采用对乙酰氨基酚和非甾体类抗炎药（non-steroidal anti-inflammatory drugs，NSAIDs）辅以短效阿片类药物如芬太尼。术后早期恢复进食后可改用口服镇痛药。放置胸腔分流管引起的胸痛更加剧烈，需使用强效阿片类药物。

（赵春美　译，彭宇明、林楠　校）

推荐阅读

Garton, H.: Cerebrospinal fluid diversion procedures. *J Neuroophthalmol* 2004; **24**(2):146–155.

Kestle, J.R.W., Drake, J.M., Cochrane, D.D., et al: Lack of Benefit of endoscopic ventriculoperitoneal shunt insertion: A multicenter randomized trial. *J Neurosurg* 2003; **98**:284–290, https://doi.org/10.3171/jns.2003.98.2.0284

Rigamonti, D. (Ed.) 2014. *Adult Hydrocephalus.* Cambridge: Cambridge University Press, ISBN 978-1-107-03177-7.

Schroeder, H., Gabb, M.: Intracranial endoscopy. *Neurosurg Focus* 1999; **6**(4):Article 1.

Symss, N.P., Oi, S.: Theories of cerebrospinal fluid dynamics and hydrocephalus: Historical trend. *J Neurosurg Pediatr* 2013; **11**(2):170–177, https://doi.org/10.3171/2012.3.PEDS0934.

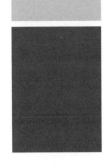

第19章
癫痫手术的麻醉

Claas Siegmueller

要点

- 控制癫痫的主要手段是使用抗癫痫药物，使其在不影响正常大脑活动的情况下控制癫痫发作，同时尽量减少副作用。
- 约 70% 服用抗癫痫药物的癫痫患者病情得以控制，许多患者可只使用一种抗癫痫药物治疗。
- 在整个围术期，必须关注抗癫痫药物的副作用及药物之间相互作用。
- 癫痫手术的原则是切除癫痫灶或干扰癫痫传导通路及信号传播。
- 根据患者术中是否需要使用皮层脑电图和（或）功能定位，采用不同的麻醉技术。
- 谨慎选择麻醉药物，以保证术中对癫痫病灶的活动性进行完整记录。
- 手术本身是术中和术后发生癫痫的危险因素。

缩略词

AED	Anti-epileptic drug	抗癫痫药物
CT	Computed tomography	计算机断层扫描
DCS	Direct cortical stimulation	直接皮层刺激
DRE	Drug-resistant epilepsy	药物耐受性癫痫
ECoG	Electrocorticography	皮层脑电图
EEG	Electroencephalography	脑电图
fMRI	Functional magnetic resonance imaging	功能磁共振成像
GABA	Gamma-aminobutyric acid	γ- 氨基丁酸
MAC	Minimal alveolar concentration	最小肺泡有效浓度
MEP	Motor-evoked potentials	运动诱发电位
MRI	Magnetic resonance imaging	磁共振成像
MRS	Magnetic resonance spectroscopy	磁共振波谱分析

PET　　　　　Positron emission tomography　　　正电子发射断层扫描

SPECT　　　Single-photon emission computed　单光子发射计算机断层

　　　　　　tomography　　　　　　　　　　扫描

目录

癫痫的流行病学、分类及病因学

癫痫是仅次于脑卒中的最常见的神经系统疾病，世界上约 1% 的人口患有癫痫。大约每 25 人中就有 1 人患有癫痫，在儿童和老年人中发病率更高。癫痫是一组综合征，其特征为脑内神经元异常、过度或同步活动引发的一过性癫痫症状和体征。

最新的分类方法将癫痫分为"全身性"和"局灶性"（以前称为"部分性"）癫痫发作和"未分类的"癫痫发作（框 19.1）。以前使用的分类方法，如"简单部分性"，"复杂部分性"或"继发全身性"因分类不准确而被抛弃。

全身性癫痫起源于双侧的大脑皮层和皮层下，并在神经网络中迅速扩散。局灶性癫痫起源于一侧半球，但可向对侧扩散。

60% 以上的癫痫病因不明。可明确的常见病因有缺氧或创伤性颅脑损伤、脑卒中、肿瘤、炎症（脑膜炎，脑炎）以及某些遗传代谢性疾病。儿童和青少年癫痫主要与遗传和先天畸形有关；老年人中肿瘤所致癫痫比较常见，脑血管疾病是老年人癫痫发作的主要诱因。创伤和感染所致的癫痫可发生在任何年龄组。

框 19.1　癫痫的分类［依据国际抗癫痫联盟（International League Against Epilepsy，ILAE）关于癫痫发作分类相关术语和概念修订，2011—2013 版］

全身性癫痫	强直–阵挛性发作（任何组合）
	典型和非典型发作
	不典型失神发作
	肌阵挛失神发作
	眼睑肌阵挛发作
	肌阵挛，肌阵挛–迟缓，肌强直发作
	阵挛发作，迟缓发作，强直发作
局灶性癫痫	
未分类的	癫痫性痉挛

抗癫痫治疗

药物治疗

抗癫痫药物（anti–epileptic drug，AED）是癫痫的主要治疗方法，主要目标是在不影响正常大脑活动的情况下控制癫痫发作，同时尽量减少副作用。传统的 AEDs 主要通过以下三种机制起作用：

- 增加（抑制性）神经递质 GABA 活性
- 通过电压门控通道减少阳离子（Na^+，Ca^{2+}）流动
- 抑制兴奋性神经递质（谷氨酸，天冬氨酸）

AEDs 主要特点是潜在的严重副作用和药物之间相互作用，尤其是初代 AEDs，因此通常需要对患者进行密切监测并及时调整药物剂量。一些二代 AEDs 作用于新靶向位点，如突触囊泡蛋白或电压门控钾通道，如氨己烯酸、加巴喷丁、拉莫三嗪、托吡酯、奥利韦拉西坦等。与初代 AEDs 相比，二代 AEDs 在药代动力学、药物副作用、药物相互作用方面更具优势，但在有效性方面并无很大改进。通过服用 AEDs，约 70% 的癫痫患者病情得以控制，即超过 5 年癫痫未发作，其中 40% 的癫痫患者使用单一 AEDs 即可控制症状发作。

尽管采用最佳药物治疗仍有 30% 患者未能很好地控制癫痫，称之为药物耐受性癫痫（drug–resistant epilepsy，DRE），也称为难治性或顽固性癫痫。耐药性可能在癫痫发作后数年出现，并可能产生严重的心理和社会影响。此外，DRE 患者的死亡率是普通癫痫患者的 5 倍左右。

手术治疗

约 1/2 的 DRE 患者适合手术治疗。手术也适合少部分癫痫发作控制良好，但有可能治愈的癫痫患者。尽管已扩大手术适应证，但仍有一部分癫痫患者得不到充分治疗。

癫痫手术的原则是切除癫痫灶或阻断癫痫发生通路。第三类治疗措施包括神经刺激技术，如迷走神经和脑深部刺激（框 19.2）。

超过 40% 的患者术后癫痫长期不再发作。颞叶切除术，针对解剖学上的癫痫病灶如内侧颞叶硬化，成功率最高同时也是最常见的术式。手术也可能改善心理问题，并抑制长期使用 DRE 造成的认知功能损害的发展。

框 19.2　癫痫手术的类型		
癫痫灶切除术	前颞叶切除术	根治性手术（可能）
	颞叶外（顶叶，枕叶，额叶）切除术	
	皮质切除术	
	选择性激光下杏仁核海马切除术	
通路中断手术	胼胝体切开术	姑息性手术
	多处软膜下切除术	
	大脑半球切除术	
神经刺激术	迷走神经刺激术	
	脑深部刺激（中心丘脑核，小脑）	

癫痫手术的诊断性检查

术前评估的目的是明确癫痫发作呈全身性还是局灶性、癫痫灶起源是位于颞叶还是颞叶以外以及影像学上是否有结构性病变。此外，明确切除区域是否累及皮层"功能区"，以及对语言、运动或感觉功能区的影响大小（通过功能定位）。

脑电图（electroencephalography，EEG）

EEG 与视频记录相结合，是最重要的术前诊断和评估手段。连续视频 –EEG 通常持续监测数日，以记录和分析癫痫发作的情况。EEG 可以记录非常有价值的数据，尤其在癫痫发作起始阶段有助于定位癫痫灶。

神经影像学检查

磁共振成像（magnetic resonance imaging，MRI）具有强大的空间分辨

率，是术前评估最准确的解剖学定位方法。由于癫痫发作时呈代谢亢进，发作间期呈代谢减低状态，因此可使用正电子发射断层扫描（positron emission tomography，PET）和单光子发射计算机断层扫描（single-photon emission computed tomography，SPECT）进行癫痫灶功能定位。磁共振波谱分析（magnetic resonance spectroscopy，MRS）可以显示特定代谢物的浓度变化，如脑内致痫灶兴奋性神经递质的浓度。功能磁共振成像（functional magnetic resonance imaging，fMRI）用于定位皮层功能区。扫描期间患者执行特殊指令和任务时，fMRI 可显示出局部脑血流和脑氧合的变化。

神经电生理评估

神经电生理评估的目的在于检测与癫痫灶切除病灶相关的认知损害，目标是预测术后可能的神经缺陷，并建立可比较的基线值。Wada 测试用于预测病灶切除后，对侧半球是否能很好的代偿语言和记忆功能。这一测试通常经股动脉置管，达患侧颈内动脉注射戊巴比妥（或丙泊酚），在一侧半球隔离麻醉期间，进行多项语言和记忆功能测试。

手术间期皮层脑电图

在病灶切除前，术者会常规放置几种类型的颅内电极（框 19.3）。这些电极可记录常规 EEG 不容易采集到的脑部区域信号，且具有更高空间分辨率和更低的信噪比。电极植入后，可记录皮层脑电图（electrocorticography，ECoG），术后（手术间期 ECoG）数日可对数据进行分析，确定癫痫发作期的棘波和发作间期癫痫样活动，精确定位癫痫灶和周围放电区域。随后患者再次返回手术室，取出电极并精确切除癫痫灶。约 20% 患者无法精确定位癫痫灶或其他定位方法结果之间存在矛盾，对于这些患者可使用上述方法。

框 19.3 皮层脑电图的电极类型		
硬膜外电极		很少使用； 精确度不如硬膜下电极； 通过颅骨钻孔放置； 感染风险小
硬膜下电极	带状电极（通过颅骨钻孔放置）； 矩形网格电极（需要开颅手术； 仅限单侧放置）	覆盖相对广泛表面区域； 感染和出血风险较高； 无法耐受清醒开颅时，也可用于手术间期功能性皮层定位
脑内深部电极		利用 CT，MRI 和血管造影的立体定向手段定位海马、杏仁核、扣带回、额颞区的癫痫灶

硬膜下网格电极（图 19.1）也可在手术间期使用，不仅可以进行癫痫灶定位，还可以通过在植入电极之间施加电流来进行功能定位。对于无法耐受清醒开颅下进行功能定位的患者，如儿童，硬膜下网格电极是很有价值的。

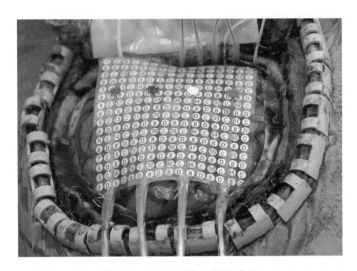

图 19.1　原位硬膜下网格电极

癫痫手术的麻醉方法

无电生理监测的手术

根据患者术中是否需要 ECoG 和（或）功能定位，采用不同的麻醉方法。术前已清晰定位癫痫灶且预计术中不涉及切除功能区时，术中则无需电生理监测。此时采用常规神经外科全身麻醉。全身麻醉同样适合于诊断性手术，如手术间期 ECoG 的电极植入。

围术期避免癫痫发作十分重要。危险因素包括，术前禁食水时 AEDs 减量、失眠、给予诱发惊厥的麻醉相关药物以及 AEDs 和麻醉药物之间的存在药代动力学和药效学相互作用，此时须谨慎预防术中癫痫发作。吸入麻醉剂浓度波动较大时，易诱发癫痫样放电活动，这就是为什么在麻醉诱导期或苏醒期最易诱发癫痫，应避免使用安氟醚和七氟醚。依托咪酯会诱发癫痫样放电活动，也应避免使用。为减少围术期癫痫发作的风险，建议预防性使用苯二氮䓬类药物。

术中皮层脑电图

术中 ECoG 用于术中癫痫灶定位及确定手术切除边界。应密切关注癫痫灶附近皮层功能区，如双侧颞叶运动中枢和顶叶感觉中枢、双侧枕叶视觉中枢、中颞叶的记忆中枢和左侧额颞叶语言中枢，涉及这些区域时需进行功能定位。

为了定位致痫灶，应尽可能避免使用影响 EEG 活动的药物。因此，即使有增加围术期癫痫发作的风险，围术期也应避免使用 AEDs 和苯二氮䓬类药物。这类患者可行清醒或全身麻醉下开颅术，最大限度地减少 ECoG 的不良反应。尽管没有明确的量效反应关系，但大多数麻醉药物在不同的剂量范围内都显示出促惊厥作用或抗惊厥作用。低浓度的安氟醚和七氟醚有利于术中皮层脑电图记录，单次给予依托咪酯和美索比妥也有此作用。常规全身麻醉下的吸入麻醉药浓度可显著抑制 EEG 活动。右美托咪定不影响大多数癫痫患者的放电频率，故而可与氧化亚氮或强效阿片类药物如阿芬太尼或瑞芬太尼联合应用，用于平衡麻醉。阿片类药物不会对 ECoG 产生不利影响，但可能诱发癫痫样放电活动，具体机制不明。低剂量的丙泊酚对局部电活动影响不大，但可能会增加 EEG 背景活动。

术中功能定位

术中功能定位通常通过直接皮层电刺激（direct cortical stimulation，DCS）实现，即通过手持刺激器进行，该刺激器将电流传递到脑表面的一小块区域。麻醉技术的选择取决于评估哪个区域的皮层功能。语言中枢定位需采用局部麻醉下的清醒开颅手术。如果 DCS 刺激引起如构音障碍或表达性失语等表现，说明位于语言中枢。运动中枢定位可在全身麻醉或清醒开颅下进行。全身麻醉下，可通过 DCS 产生运动诱发电位（motor-evoked potentials，MEPs）定位运动中枢。吸入麻醉剂可抑制 MEPs，通常浓度应 ≤ 0.3MAC。应避免使用肌松剂。

在促进 ECoG 和功能定位同时确保患者舒适度方面，目前没有证据表明哪一种全身麻醉技术更具优越性，因此各医疗机构往往根据经验选择麻醉方法。全身麻醉下行运动区定位的手术时，我们医院使用氧化亚氮/低剂量吸入麻醉，同时辅助瑞芬太尼输注；行 ECoG 时，停止吸入麻醉，改为持续输注右美托咪定。

（赵春美　译，林楠　校）

推荐阅读

Berg, A.T., Berkovic, S.F., Brodie, M.J., et al: Revised terminology and concepts for organization of seizures and epilepsies: Report of the ILAE Commission on classification and terminology, 2005–2009. *Epilepsia* 2010; **51** (4):676–685, https://doi.org/10.1111/j.1528-1167.2010.02522.x.

Perks, A., Cheema, S., Mohanraj, R.: Anaesthesia and epilepsy. *Br J Anaesth* 2012; **108**(4):562–571, https://doi.org/10.1093/bja/aes027.

Téllez-Zenteno, J.F., Dhar, R., Wiebe, S.: Long-term seizure outcomes following epilepsy surgery: A systematic review and meta-analysis.

Brain 2005; **128**(Pt 5):1188–1198, https://doi.org/10.1093/brain/awh449.

Tisi, J.de, Bell, G.S., Peacock, J.L., et al: The long-term outcome of adult epilepsy surgery, patterns of seizure remission, and relapse: A cohort study. *The Lancet* 2011; **378**(9800):1388–1395, https://doi.org/10.1016/S0140-6736(11)60890-8.

Voss, L.J., Sleigh, J.W., Barnard, J.P.M., Kirsch, H.E. The howling cortex: Seizures and general anesthetic drugs. *Anesth Analg* 2008; **107** (5):1689–1703, https://doi.org/10.1213/ane.0b013e3181852595.

Wiebe, S., Jetté, N. Epilepsy surgery utilization: Who, when, where, and why? *Curr Opin Neurol* 2012; **25**(2):187–193, https://doi.org/10.1097/WCO.0b013e328350baa6.

第 20 章
唤醒开颅的围术期管理

Lingzhong Meng

要点

- 唤醒开颅手术可以使患者获得更多的益处。
- 麻醉的目标是保证患者的安全和舒适，以及有利于术者进行清醒测试和完成手术。
- 唤醒之前通常采用无气道管理工具的监测下麻醉（MAC）或喉罩下全身麻醉。
- 麻醉药物通常选用快速起效/失效且对患者神经心理影响最小的药物，以利于唤醒前至唤醒阶段的顺利过渡和转换。

缩略词

ECoG	Electrocorticography	皮层脑电图
EtCO$_2$	End-tidal carbon dioxide	呼末二氧化碳
GA	General anesthesia	全身麻醉
LMA	Laryngeal mask airway	喉罩
MAC	Monitored anesthesia care	监测麻醉
TCI	Target controlled infusion	靶控输注

目录

- 术中体位
- 气道管理
- 唤醒前期
- 镇痛
- 静脉麻醉剂
- 唤醒期
- 术中并发症管理
- 唤醒后期
- 术后管理
- 推荐阅读

引言

唤醒开颅是指患者在开颅过程中至少有一部分时间处于清醒状态。根据不同的麻醉管理方案可分为连续的三部分：①唤醒前期；②唤醒期；③唤醒后期。唤醒开颅主要用于切除邻近或位于重要功能区（如语言或运动区）内的肿瘤或癫痫病灶，目的在于最大程度切除病变的同时避免神经功能损伤。许多证据表明，唤醒开颅肿瘤切除术能给患者带来一些益处，如：肿瘤切除程度更大，迟发性神经功能障碍更少，住院时间更短，生存期更长。唤醒开颅的麻醉目标是保证患者的安全和舒适，有利于清醒阶段的测试，创造良好的手术操作条件，以及改善患者预后。

术前管理

患者选择

目前为止，唤醒开颅的禁忌证并无统一标准。曾经有病例报道过对射血分数降低的慢性心衰患者和双胎妊娠晚期患者行唤醒开颅手术。患者年龄范围分布广，从青少年到 80~90 岁高龄患者也都有唤醒开颅的报道。总之，患者拒绝行唤醒开颅术可能是唯一的非外科禁忌证。相对禁忌证包括：可导致患者术中剧烈咳嗽的情况、不能保证安静状态、肥胖、情绪不稳等。

同患者建立良好沟通

与其他全麻手术相比，唤醒开颅患者的术前访视更加重要，因为在唤醒期麻醉医生需要不断和患者进行面对面交流。获得患者的充分信任是唤醒开颅麻醉手术成功的关键，因此唤醒开颅手术前必须对患者进行访视。访视时需要仔细交代和解释的细节包括：体位、尿管置入、开颅时的噪音、清醒期间皮层相关的任务测试等。站在患者角度考虑同时使患者放心是缓解焦虑的有效手段。

术前用药

常规术前用药仅包括抗癫痫药和糖皮质激素类药物。要避免应用有潜在影响认知功能或导致苏醒期谵妄状态的药物。

术中管理

术中监测

患者入室后行常规监测，有创动脉压力监测和血氧饱和度监测应放置在非测试侧肢体，即健侧肢体。根据气道管理的具体情况，将呼吸采样管连接在呼吸回路或鼻导管以监测呼吸频率和呼末二氧化碳（$EtCO_2$）。患者镇静后，用无菌利多卡因胶浆涂抹在导尿管之上，行导尿操作。

通常需要一位经验丰富的神经电生理医生进行术中语言和（或）运动感觉区刺激定位。皮层电刺激可以识别出运动、感觉和言语区，联合神经心理学评估可定位语言功能区。皮层定位可帮助术者确定切除边界，尤其对于优势大脑半球占位的患者来说，可最大程度的切除肿瘤的同时尽量减小术后神经功能缺陷的风险。虽然术中会使用皮层定位，多数神经外科医生还是更愿意肿瘤切除的全程中患者都可以保持清醒，这样可以实时识别功能区是否受到侵犯。癫痫手术中，可使用术中皮层脑电图（electrocorticography，ECoG）来定位癫痫致痫灶，联合应用唤醒开颅皮层感觉运动定位时，可更安全地切除累及功能区的致痫病灶。虽然唤醒开颅手术最大程度上降低了麻醉剂对皮层脑电图的影响，特定的全身麻醉技术也可做到降低对监测的干扰。

术中体位

唤醒期间，通常将手术台转向麻醉工作站方向，以便于必要时的气道管理操作和清醒期间与患者的面对面交流。患者也可以采取仰卧位、腋下抱枕侧卧位或后背垫长枕半侧卧位。通常使用半侧卧位，因其可增加患者舒适度，有利于手术入路，对于同患者面对面的交流也非常有利（图 20.1）。同仰卧位相比，半侧卧位更有利于气道的管理。患者头部由梅菲尔德（Mayfield）头架固定，三个头钉的相应位置应使用局麻药浸润麻醉。

气道管理

监测下麻醉时，通过连接有 $EtCO_2$ 采样管的鼻导管吸氧（2~4L/min）。一般不需要鼻咽通气道，丙泊酚镇静下如必要可置入。在监测下麻醉时，患者保留自主呼吸，但可能会因通气不足而发生高碳酸血症，尤其是丙泊酚联合瑞芬太尼输注时。

另一种麻醉技术（睡眠-唤醒）中则在唤醒前期采用喉罩通气，唤醒后拔除喉罩并通常不需在第三阶段再次置入喉罩。虽然喉罩为控制气道提供了更多的便利，但同样不能保证十分满意的机械通气效果。

半侧卧位a

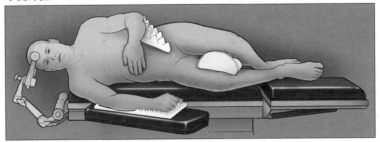

半侧卧位b

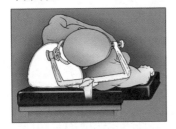

半侧卧位c

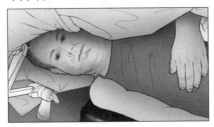

图20.1 （a）半侧卧位下唤醒开颅手术；（b）从术者角度来看；（c）从麻醉医生角度来看

唤醒前期

在唤醒前可以采用全身麻醉或监测麻醉。采用全身麻醉时，患者从睡眠状态到清醒的时间往往会比较长，且时间长短不能确定。患者苏醒时会有意识不清、朦胧状态，而导致潜在的自我伤害或妨碍清醒期的测试。另一方面，患者处于轻度镇静状态时，可能会有体动、自言自语等，会分散术者的操作注意力，使手术变得困难。目前由于缺乏对照研究，全身麻醉和监测麻醉两者间的优劣并无定论。

镇痛

采用局部麻醉、硬膜阻滞来提供有效的镇痛至关重要。由于皮肤、头皮、颅骨骨膜、颅骨外层均有密集的感觉神经分布，采用局麻药皮下浸润或感觉神经分支阻滞麻醉可以有效地阻止感觉神经从头皮全层的传入。颅骨本身并没有感觉，所以可在颅骨上钻孔、切割而患者并没有任何不适。而硬膜有密集的神经分布，必须通过局麻药物来阻滞与脑膜中动脉伴行的神经干，同时在切口范围边缘行区域阻滞麻醉。由于局麻药的使用剂量相对较大，应警惕局麻药中毒反应。通常情况下很少需要静脉给予负荷剂量的阿片类药物，但由于瑞芬太尼起效快、可控性强、有镇痛镇静作用，术中可持续低剂量[0.05mcg/（kg·min）]输注。

静脉麻醉剂

唤醒开颅期间的理想麻醉剂应该快速起效/失效、停止输注后没有神经效应、循环和呼吸抑制作用轻微。然而并没有这种理想的麻醉剂，目前应用的每一种麻醉剂都各有不足。不同患者对同一种药物的敏感性不同，所以并没有固定的用药方案，提倡个体化灵活用药。

目前最常用的镇静方案是低剂量的丙泊酚[20~50mcg/（kg·min）或等药效的 TCI 模式]和瑞芬太尼[0.02~0.06mcg/（kg·min）]持续泵注，使患者处于浅睡眠并可以随时被唤醒，且不会导致气道梗阻。右美托咪定[0.2~0.5mcg/（kg·h）]可辅助镇静或单独应用，以避免呼吸抑制和低通气导致的高碳酸血症。如果采用喉罩，静脉麻醉剂[丙泊酚 50~80mcg/（kg·min）复合瑞芬太尼 0.1~0.2mcg/（kg·min）]或吸入麻醉剂（七氟烷或地氟烷 <0.5MAC）都可实现患者快速由睡眠状态向清醒状态转换。

唤醒期

外科医生通常会估算唤醒前所需的时间。通常在打开骨瓣时停用所有的镇静或催眠药物。唤醒期目标是使患者快速平稳地苏醒，同时避免发生躁动和意识混乱。也可以持续输注低剂量的瑞芬太尼使患者平稳苏醒。总之，要使患者合作、无痛、舒适。如果患者感到口干，用棉签蘸冰水擦拭其嘴唇和口腔，可缓解不适。阿片类药物导致的鼻部瘙痒常需要帮忙处理。多数患者由于术中体位的不适，在清醒时会要求活动上肢或下肢，此时一定要指导患者自主调整体位时不要活动头部和肩部。调整室温至患者感到舒适为宜，如有必要可利用保温毯对患者进行体温调节。唤醒期间，用共情方式交流，握住患者的手，可给患者提供巨大的精神鼓励，要经常进行此类操作。对患者进行持续的鼓励、指导和交流可最大程度缓解患者焦虑，使其获益最大。

术中并发症管理

苏醒期间的并发症发生率（框 20.1）非常低，患者一般都能很好地耐受。然而，镇静过深可产生呼吸抑制、气道梗阻、呼吸暂停和脑肿胀。所以要时刻准备随时处理紧急气道。一旦发生紧急气道，要提醒外科医生、寻求帮助、停止药物的输注、托下颌用纯氧面罩通气（如有必要，考虑置入鼻咽或口咽通气道）。如果预见到可能发生威胁生命的紧急气道，必须保证喉罩处于随时可用的状态，一些麻醉医生可能会准备可视喉镜和气管导管。如果面罩通气失败，可尝试置入喉罩。患者处于半侧卧位时，头架固定头部且头部轻度旋转，通气可能会遇到困难。使用纱布或舌钳将舌体牵引出口腔，可帮助喉罩顺利置入。如果喉罩置入失败，可尝试在纤支镜或可视喉镜引导下行气管插管。

框 20.1　唤醒开颅期间的并发症
患者不能合作
循环系统并发症（高血压、低血压、心动过速）
镇静过度
呼吸抑制
气道失去控制
脑肿胀
癫痫发作
疼痛
局麻药中毒

　　据报道，唤醒开颅期间癫痫发生率为 3%~16%。术中行定位刺激常诱发癫痫发作。癫痫发作时首先由术者用冰水冲洗皮层表面（如有必要，可重复使用），冰水冲洗可制止大多数的癫痫发作，如果冰水冲洗无效，可考虑静脉给予丙泊酚（30~50mg），必要时可重复给予。应严密观察监测患者，谨防癫痫再次发生或发生气道梗阻。虽然癫痫发作会导致呼吸暂停和心搏骤停，但是大部分术中癫痫发作都可以很好的解决而不会带来不良后果。如果大量的丙泊酚影响了患者呼吸，可考虑使用气道装置。

　　清醒麻醉时高血压、低血压和心动过速的发生率要比一般全麻高。如能早期识别血流动力学的改变并恰当处理，则很少产生不良后果。

唤醒后期
　　一旦清醒期间完成刺激定位，肿瘤切除完毕，患者可再次进入镇静状态。唤醒前使用喉罩的患者，在唤醒后重新镇静时一般不需要再次置入喉罩。通常唤醒后相对较低的镇静药物剂量即可达到与唤醒前相同镇静深度，这可能是唤醒操作结束后患者较疲惫或关颅过程中的疼痛刺激更轻。此时镇静目标是使患者处于睡眠状态，且不会导致气道梗阻。

术后管理

在某些机构，唤醒开颅患者术后在神经 ICU 留置监护一夜。通常患者在唤醒开颅肿瘤切除术后 1~5 天内出院，部分患者在手术当天离院回家。

（刘彬　译，林楠　校）

推荐阅读

Hervey-Jumper, S.L., Li, J., Lau, D., et al: Awake craniotomy to maximize glioma resection: Methods and technical nuances over a 27-year period. *J Neurosurg* 2015; **123**:325–339, https://doi.org/10.3171/2014.10.JNS141520.

Meng, L., Berger, M.S., Gelb, A.W.: The potential benefits of awake craniotomy for brain tumor resection: An anesthesiologist's perspective. *J Neurosurg Anesthesiol* 2015; 27:310–317, https://doi.org/10.1097/ANA.0000000000000179.

Meng, L., Weston, S.D., Chang, E.F., Gelb, A.W.: Awake craniotomy in a patient with ejection fraction of 10%: Considerations of cerebrovascular and cardiovascular physiology. *J Clin Anesth* 2015; **27**:256–261, https://doi.org/10.1016/j.jclinane.2015.01.004.

Meng, L., Han, S.J., Rollins, M.D., Gelb, A.W., Chang, E.F.: Awake brain tumor resection during pregnancy: Decision making and technical nuances. *J Clin Neurosci* 2016; **24**:160–162, https://doi.org/10.1016/j.jocn.2015.08.021.

Serletis, D., Bernstein, M.: Prospective study of awake craniotomy used routinely and nonselectively for supratentorial tumors. *J Neurosurg* 2007; **107**:1–6, https://doi.org/10.3171/JNS-07/07/0001.

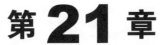

第21章
立体定向及其他功能神经外科手术的麻醉

Darreul P.Sewell, Alana M.Flexman

要点

- 立体定向神经外科手术被广泛用于多种神经系统疾病的诊断和治疗中。
- 立体定向神经外科手术利用神经放射影像学技术,对人类神经系统特殊区域进行三维立体定位。
- 通常立体定向神经外科手术需要通过包括用于固定患者颅骨的头架在内的一套立体定位系统来完成。
- 使用脑深部刺激器刺激双侧丘脑底核是治疗晚期帕金森病最有效的方法之一。
- 很多立体定向神经外科手术是在轻度镇静下进行的,未进行全身麻醉。

缩略词

CT	Computed tomography	计算机断层扫描
MRI	Magnetic resonance imaging	磁共振成像
DBS	Deep brain stimulation	脑深部电刺激
IPG	Impulse generator	脉冲发生器
PD	Parkinson's disease	帕金森病
LMA	Laryngeal mask airway	喉罩
MER	Microelectrode recording	微电极记录
VAE	Venous air embolism	静脉空气栓塞

目录

引言

立体定向手术通过头颅的外框架上参考点来定位手术靶点。立体定向神经外科手术包括两种方式：

有框架手术

将立体定向框架稳定固定于患者头部，然后进行计算机断层扫描（computed tomography，CT）或磁共振成像（magnetic resonance imaging，MRI）扫描，分析相关数据确定手术部位及手术路径。

无框架手术

在患者头皮贴上特殊标记（参照点）后进行神经影像扫描。参照点需使用 MRI 兼容的材质。进入手术室后，患者头部通过带有三个头钉的头架固定于手术床上，并与神经导航系统建立连接。使用特定的探针将患者头部的参照点及 MRI 图像相结合，用于影像学导航手术。

功能神经外科手术指的是对颅内无大体解剖或手术靶点的疾病所进行的手术治疗。常用于治疗运动功能障碍性疾病（包括帕金森病震颤、肌张力障碍）、慢性疼痛和抑郁。这类手术的目的是缓解症状，提高患者的生活质量。功能神经外科手术包括永久性损毁特定部位，或放置电极可逆性刺激靶区域。麻醉医生需要全面了解患者的疾病过程、手术步骤以及该手术过程中对麻醉药物使用的要求。

脑组织闭合性活检

脑组织闭合性活检可以进行有框架手术（立体定向框架引导 CT 扫描）或无框架手术（隐形引导）。通过颅骨钻小孔以置入活检针。隐形引导脑组织活检术需要高度精准，患者保持制动。

根据患者的合并症情况和配合程度选取全身麻醉或局部麻醉。如果选择局部麻醉，则应避免过度镇静以防气道和体动问题。一般不需要过度通气和渗透性利尿剂，但是需要避免患者发生高血压，因为高血压可能会引起颅内出血。如果患者难以唤醒，应进行影像学检查，除外出血、脑水肿、颅内积气等。

脑深部电刺激

脑深部电刺激（deep brain stimulation，DBS）是在不损毁重要结构的前提下，控制调整异常的神经通路，以治疗或改善脑功能。脑深部电刺激器是植入装置，包括植入脑内离散区域的电极，脉冲发生器（impulse generator，IPG）置于身体其他部位（类似于心脏起搏器），并使两者相连接。通过调整脑内刺激使患者在不良反应最小的情况下获得最大获益。

使用 DBS 治疗药物难治性帕金森病（Parkinson's disease，PD）越来越普遍。治疗的解剖学靶点包括丘脑底核（最常见）、苍白球和腹侧中间核。尽管疾病依然慢性进展，但是手术可以有效缓解患者的运动症状。与直接毁损颅内靶点结构相比，DBS 有很多优点，包括可逆性、刺激滴定调整且更加安全。

DBS 手术包括脑内植入电极，并将 IPG 置入到相应的部位。通常两个步骤于一次手术下完成。先将立体定向头架固定于患者头部（图 21.1），然后进行 MRI 扫描确定脑内相关靶点结构，以便术中能准确植入电极。扫描成像后患者转至手术室，采用半卧位，头架固定于手术床。立体定向导航，并在影像和微电极记录（microelectrode recording，MER）的辅助下，通过颅骨钻孔将电极植入脑内。成功植入电极后，连接导线通过皮下隧道固定，并与植入上胸部的 IPG 相连。一般术后几天或几周内暂不打开 IPG，以便周围水肿能够消退。

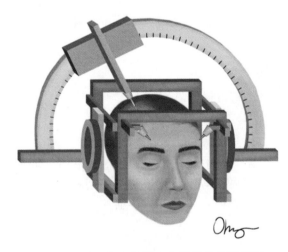

图 21.1　脑深部电刺激患者使用的典型框架

麻醉管理

术前评估

通常 DBS 电极植入术是在患者清醒状态下进行的。尽管如此，充分的术前准备和制定管理方案还是尤为重要。术前应进行全面的气道评估，以便患者头戴框架时可以控制气道安全。

进行 DBS 手术的患者多为病程较长且药物治疗反应不佳的 PD 患者。手术当天患者多停止或减少抗帕金森药物的使用。这使患者可能出现严重的运动症状，包括运动不能、震颤及僵直。肌肉僵直可导致误吸、喉痉挛等，增加气道相关并发症的发生风险。此外 PD 患者可能存在睡眠呼吸暂停、呼吸储备降低、气道反射受损、自主神经功能障碍等合并症，发生体位性低血压及胃排空延迟等。

术中管理

通常情况下患者需要处于清醒状态以进行术中神经测试。此过程中麻醉的主要目的是减轻患者焦虑，使患者感觉舒适并积极配合。

首先在局部浸润或头皮神经阻滞下联合使用小剂量抗焦虑药物（如咪达唑仑 1~2mg 静注）后安装头架，随后对患者进行影像扫描。有些情况下，有肌张力障碍、严重焦虑或其他精神异常的患者可能需要全麻下安置头架。此时可以使用气管插管或喉罩（laryngeal mask airway，LMA）进行气道管理。麻醉医生需要确认使用的是 MRI 兼容性器材，并且放射检查室内备有必要的急救设备。

完成影像扫描后患者转至手术室，小心摆放适当的体位，头架固定于手术床。可以轻度俯屈下段颈椎，仰伸寰椎关节，以便紧急情况下可以利于气道管理。整个术中常规监测心电图、无创血压、脉搏氧饱和度和呼气末二氧化碳。术中应吸氧，根据患者合并症情况，必要时可进行有创动脉压监测。

局麻药浸润麻醉后，颅骨钻孔为刺激电极植入提供通道。这个过程中，不同医院根据自己经验使用的镇静水平也不同。在电极植入定位过程中，理论上患者应该保持完全清醒，以配合症状改善情况测试，并及时发现不良神经反应。刺激电极到达丘脑及丘脑底部区域时，开始监测单个神经元的电活动，进行 MERs。根据 MERs 特征识别特殊核团，一旦定位到靶点即出现电极刺激引起的临床表现。电极定位也可以通过术中透视和立体定向导航协助确定。

手术最后阶段将连接导线通过皮下隧道固定，并与植入上胸部的 IPG 相连。该阶段不需要患者保持清醒。通常取下头架后再进行全麻诱导，利于气道操作保证安全。术后患者清醒后返回麻醉后恢复室。

DBS 手术可采用多种镇静管理策略。过度镇静可能引起呼吸抑制，无论采用哪种技术，由于术中气道管理受到一定的限制，应避免气道紧急情况的发生。此外使用镇静药后患者可能出现躁动不配合等情况。苯二氮䓬类和 β-受体阻滞剂（如拉贝洛尔）可减轻震颤，应尽量减少使用。所有的麻醉药物均有可能干扰神经功能测试和 MERs，测试阶段最好使患者保持完全清醒。手术的其他阶段可联合使用短效药物（如丙泊酚、瑞芬太尼）保证患者术中舒适。使用右美托咪定的患者易于唤醒且与医生配合，因此也常用于该手术。使用低剂量右美托咪定不影响 MERs。少数患者不能耐受手术，或存在严重的不能控制的肢体活动，此时需要进行全身麻醉。全身麻醉下无法准确判断MERs，而且手术医生不能根据电极刺激的临床反应来指导电极植入，这些患者可使用 MRI 引导定位。

并发症

多达 16% 患者会发生术中并发症。麻醉医生最关心的是气道和呼吸系统的潜在并发症。可能发生于过度镇静或癫痫、出血等严重颅内病变的患者，头架固定限制气道管理，可增加其危险性。紧急情况下，可以考虑使用 LMA 管理气道，避免低氧血症。晚期 PD 患者可能由于延髓功能障碍导致误吸，以及自主功能障碍发生低血压。

手术相关并发症包括颅内血肿、神经功能改变、癫痫和静脉空气栓塞（venous air embolism，VAE）。约 2%~4% 患者存在颅内高压，高血压的患者发生颅内高压的风险升高。维持患者收缩压低于 140mmHg，必要时可使用降压药、适量镇痛药、抗焦虑药或镇静药。

神经系统并发症包括局部肌无力或言语障碍，多发生于电刺激期间。癫痫多为部分性发作，通常不需要处理，但是有些情况下可能需要使用小剂量丙泊酚或咪达唑仑治疗。患者为头高位，尽管 VAE 发生率很低，但是可能是致命性并发症。钻孔过程中出现咳嗽通常为 VAE 的首发表现，随后可出现低血压和低氧血症。

远期并发症通常与植入体相关，包括感染、导线移位、导线断裂、发射器故障及 IPG 表面皮肤破溃。

（王朔　译，林楠　校）

推荐阅读

Bekker, A., Eloy, J.: Anesthesia for functional neurosurgery. *Austin J Anesthe Analg* 2014; **2**(3):1016.

Braun, M., Winkler, D., Wehner, M., Busch, T., Schwarz, J. Deep brain stimulation and general anesthesia. *Basal Ganglia* 2011; **1**(2):79–82.

Fabregas, N., Craen, R.A.: Anaesthesia for minimally invasive neurosurgery. Best Practice & Research. *Clinical Anaesthesiology* 2002; **16**(1), 81–93.

Fabregas, N., Hurtado, P., Garcia, I., et al: Anesthesia for minimally invasive neurosurgery. *Colomb J Anesthesiol* 2015; **43**:15–21.

Matta, B., Menon, D., Smith, M. (2011) Core Topics in *Neuroanaesthesia and Neurointensive Care*. Cambridge: Cambridge University Press.

Miocinovic, S., Somayajula, S., Chitnis, S., Vitek, J.L.: History, applications and mechanisms of deep brain stimulation. *JAMA Neurol* 2013; **70**(2):163–171, https://doi.org/10.1001/2013.jamaneurol.45.

Osborn, I.P., Kurtis, S.D., Alterman, R.L.: Functional neurosurgery: Anesthetic considerations. *Int Anesthesiol Clin* 2015; **53**(1):39–52, https://doi.org/10.1097/AIA.0000000000000040.

Ostrem, L., Ziman, N., Galifianakis, N.B., et al: Clinical outcomes using clear point interventional MRI for deep brain stimulation lead placement in Parkinson's disease. *J Neurosurg* 2016; **23** (4): 908–916. https://doi.org/10.3171/2015.4.JNS15173.

第22章
垂体手术的麻醉管理

Xinying Chen，Arun Gupta

要点

- 垂体手术患者应评估可能存在的占位效应和（或）激素分泌亢进综合征。这些对于麻醉有重要意义，需仔细进行术前评估和围术期管理。
- 术前应仔细检查以确定潜在的困难气道。准备辅助气道装置，可考虑清醒纤支镜插管。术后短时间的无创通气可使阻塞性睡眠呼吸暂停患者受益。
- 多数患者术前类固醇激素水平高于正常值，围术期应常规补充类固醇激素以降低手术应激。与内分泌科医师合作是围术期管理和术后随访的理想选择。
- 经蝶入路和鼻内入路更加安全，已取代经颅入路，但可能发生严重的并发症。
- 吸入或全静脉麻醉均可满足垂体瘤手术需要。
- 术后并发症包括水钠平衡紊乱，如尿崩症、抗利尿激素分泌异常综合征或脑耗盐综合征等。因此需严密监测水电解质平衡。

缩略词

ACTH	Adrenocorticotrophic hormone	促肾上腺皮质激素
CSF	Cerebrospinal fluid	脑脊液
CSW	Cerebral salt wasting	脑耗盐
CT	Computed tomography	计算机断层扫描
DI	Diabetes insipidus	尿崩症
ETT	Endotracheal tube	气管导管
GH	Growth hormone	生长激素

ICP	Intracranial pressure	颅内压
MRI	Magnetic resonance imaging	磁共振成像
NIV	Non-invasive ventilation	无创通气
OSA	Obstructive sleep apnea	阻塞性睡眠呼吸暂停
SIADH	Syndrome of inappropriate antidiuretic hormone	抗利尿激素分泌异常综合征
TSH	Thyroid stimulating hormone	促甲状腺激素

目录

解剖学

　　垂体位于颅底蝶鞍上，周围的重要结构包括：蝶鞍和海绵窦上方的视交叉、下丘脑和第三脑室，侧壁有颈内动脉、第Ⅲ、第Ⅳ以及第Ⅵ对脑神经。

生理学

　　垂体由前叶和后叶组成，两者的胚胎学起源不同。垂体前叶（腺垂体）占腺体的三分之二，共合成六种激素。下丘脑通过垂体门脉系统反馈调节垂体前叶分泌的激素，并通过垂体柄输送。

垂体后叶（神经垂体）是下丘脑的解剖学延续，与下丘脑-垂体神经束相连接，储存和释放下丘脑分泌的激素（血管加压素和催产素）。由垂体分泌的激素总结在表 22.1 和表 22.2 中。

表 22.1　垂体前叶激素

激素	下丘脑反馈	靶器官及功能	临床疾病
生长激素	生长激素释放激素，生长抑素（抑制）	肌肉骨骼系统：对骨骼和肌肉的合成代谢作用。增加蛋白质合成和脂肪分解，降低胰岛素敏感性	肢端肥大症
促肾上腺皮质激素	促肾上腺皮质激素释放激素	肾上腺：刺激该腺体产生糖皮质激素与醛固酮	库欣病
催乳素	催乳素释放激素，多巴胺（抑制）	乳腺：刺激腺体泌乳 卵巢：抑制促性腺激素对卵巢的作用	泌乳素瘤
促甲状腺激素	促甲状腺激素释放激素	甲状腺：血流量增加和甲状腺激素生成	甲状腺功能亢进
卵泡刺激素黄体生成激素	促黄体激素释放激素	性腺：刺激睾丸产生精子和睾酮，卵巢产生卵子和雌激素	

表 22.2　垂体后叶激素

激素	临床作用
抗利尿激素	肾脏：调节肾脏排出的水量，维持体内水平衡
催产素	子宫：分娩期间和分娩后子宫收缩 乳腺：刺激乳腺导管的收缩

垂体病理与临床特征

垂体肿瘤占颅内肿瘤的 10%。大多数是垂体腺瘤，侵犯局部，但不转移。

垂体腺瘤根据大小和功能状态分类。直径小于 1cm 是微腺瘤，大于 1cm 为大腺瘤。垂体前叶肿瘤可分为"功能性"（激素分泌性）和"非功能性"（非分泌性）。

常见表现包括：

1. 占位效应：常见于大腺瘤，伴有头痛和轻度的视野缺损。较大的肿瘤可导致垂体功能减退、脑神经麻痹、脑积水，以及阻塞第三脑室流出道引起颅内压升高。

2. 功能性腺瘤分泌大量的激素：最常见的类型是泌乳素瘤（通常是大腺瘤）和导致肢端肥大的生长激素腺瘤。库欣病和甲状腺功能亢进罕见，但临床治疗意义重大。

3. 垂体功能低下：肿瘤鞍内生长压迫邻近正常垂体组织，导致垂体功能低下。也可由放射治疗、手术或出血引起。

4. 非特异性症状：不孕和癫痫。

术前诊断与管理

垂体疾病的诊断需要综合临床症状、高激素水平和影像学检查三方面。MRI 在鉴别微腺瘤方面具有优势，而 CT 更擅长检测骨侵犯。

术前评估

对垂体瘤患者的术前评估和管理应着重于辨别和管理颅内高压，以及激素分泌异常。

激素分泌亢进

肢端肥大症

肢端肥大症由功能性垂体大腺瘤中分泌过多的生长激素引起，是一种多系统慢性进行性疾病；因此，患者存在局部占位效应和生长激素分泌过量。由于进展隐匿，导致诊断较晚，疾病通常在进展期时才发现。

临床麻醉需要关注上呼吸道以及心脏和呼吸系统。上气道改变包括下颌前突畸形、巨舌、悬雍垂肥大、会厌和杓会厌皱襞，导致声门开口度的减小。嗓音嘶哑患者应鉴别喉狭窄或喉返神经损伤。对潜在的困难气道，应考虑使用清醒纤维支气管镜或可视喉镜插管。

高达 70% 的患者因上气道软组织肥大而出现明显的阻塞性睡眠呼吸暂停。这与困难气道、心血管系统的波动以及术后心肺功能衰竭有关。脊柱侧凸和近端肌病可加重呼吸功能降低。

心脏并发症包括顽固性高血压伴左心室肥厚、缺血性心脏病、心律失常、心脏传导阻滞、心肌病和双心室功能障碍。术前经胸超声心动图有助于评估左心室大小和运动情况。糖尿病和其他内分泌疾病也可能同时存在。

库欣病

库欣病，特指由于垂体促肾上腺皮质激素细胞瘤分泌 ACTH 亢进而引起糖皮质激素分泌过多的一种疾病。虽然需要手术切除腺瘤，但药物治疗可帮助逆转由于糖皮质激素过量而产生的不利影响，并显著降低围术期风险。典型的表现是向心性肥胖、满月脸和四肢纤细。

肥胖患者可伴有困难气道，阻塞性睡眠呼吸暂停的风险发生较高。心脏并发症包括高血压、左心室肥厚、舒张功能障碍和充血性心力衰竭。可进行经胸超声心动图评估心脏功能。其他麻醉关注点包括凝血异常、骨质疏松、皮肤菲薄、糖耐量减低及糖尿病。

术前激素优化

围术期补充类固醇

大多数患者在麻醉诱导时需使用氢化可的松，并在 24 小时内再额外分 2 次给药，然后逐渐减少用量。垂体功能减退症患者需定期补充激素直至手术当日。各医院可能有所不同，应遵循内分泌科医生的建议。

甲状腺功能的术前管理

促甲状腺激素腺瘤引起甲状腺功能亢进症，手术前应积极用生长抑素、抗甲状腺药物和 β 受体阻滞治疗。

手术入路及术中注意事项

目前大多数垂体腺瘤手术是通过鼻内经蝶窦入路切除。这种方法的优点是手术创伤小，出血少，直接抵达腺体，患者不适度较低，垂体功能减退和尿崩症的发病率低。部分患者需从腹部移植脂肪密封鼻内切口防止脑脊液漏。

一些鞍上扩大切除的垂体腺瘤手术中，可行椎管内置管，从而创造良好的视野。通过注射生理盐水可增加脑脊液压力，将肿瘤推向术野侧以利于手术操作。患者取平卧位，头稍抬高。鼻内滴入含血管收缩剂的局麻药可改善术野。极少数患者需通过开颅手术切除垂体瘤。

麻醉管理

经蝶垂体手术麻醉的总体目标是：①优化脑氧合；②维持血流动力学平稳；③提供便于手术暴露的条件；④快速平稳的苏醒。通常采用平卧位，头部抬高 30°。

气道管理

肢端肥大症和库欣病患者存在潜在的困难气道，应仔细评估。可备好辅助通气装置、长喉镜片和视频喉镜。清醒的纤维支气管镜插管是更理想的选择。

经鼻垂体切除术常用加强型或经口异型（U 形管）气管导管。通常需要放置喉部敷料来减少血液误吸的风险，敷料应在拔管前取出。另一种替代咽喉部敷料的方法是用胃管从胃里吸引术中出血。外科医生常使用血管收缩剂（如肾上腺素）或可卡因凝胶以减少鼻腔黏膜出血。

麻醉技术

可使用静脉或吸入麻醉。无论使用哪种麻醉方式，都应在蝶窦切开刺激较强时和切除肿瘤刺激较低时适当调整麻醉深度。瑞芬太尼能有效抑制剧烈刺激，并且能根据镇痛需求快速灵活调整。

术中需常规监测体温。不常规行有创动脉监测，根据并发症发生风险和是否存在激素分泌异常可选用。

术后管理及并发症

平稳的苏醒可防止鼻内压迫敷料移位。气道梗阻并不罕见，常由鼻咽部的积血或肢端肥大症相关的异常气道形态引起。术后常见恶心呕吐，因此应常规药物预防。术后患者常为中度疼痛，需要足够的多模式镇痛。

所有患者术后均需激素替代治疗。类固醇替代治疗施行标准化的递减方案，补充替代疗法根据患者术后激素功能确定。所有的替代疗法都应与内分泌科医师密切合作。

术后通常出血较少。然而，海绵状窦和颈动脉的损伤会导致大量出血，海绵状窦损伤是引起持续性静脉渗血的常见原因。持续的脑脊液漏也是一个潜在的并发症，手术结束时可使用瓦萨瓦动作来辅助判断。如果出现明显脑脊液漏，外科医生会用自体脂肪和筋膜封闭蝶鞍，这些脂肪和筋膜通常取自患者的大腿或腹部。

术后可出现神经内分泌异常。尿崩症引起的多尿和高钠血症通常在最初的 24 小时内发生，1 周内自行消退。持续的尿崩症可肠外或鼻内给予去氨加压素治疗。去氨加压素使用过量可引起低钠血症，较少见于抗利尿激素分泌异常综合征或脑性耗盐引起。这些综合征的治疗包括限制液体摄入或给予氟氢可的松等类固醇激素。

（闫翔　译，林楠　校）

推荐阅读

Aziz, M.: Airway management in neuroanesthesiology. *Anesthesiol Clin* 2012; **30**(2):229–240.

Bharadwaj, S., Venkatraghavan, L.: Dexamethasone and hypothalamic-pituitary-adrenal axis suppression after transsphenoidal pituitary surgery. *J Neurosurg Anesthesiol* 2015 April; **27**(2):181.

Bhatia, N., Ghai, B., Mangal, K., Wig, J., Mukherjee, K.K.: Effect of intramucosal infiltration of different concentrations of adrenaline on hemodynamics during transsphenoidal surgery. Journal of anaesthesiology, *Clin Pharmacol* 2014; **30**(4):520–525.

Dunn, L.K., Nemergut, E.C.: Anesthesia for transsphenoidal pituitary surgery. *Curr Opin Anaesthesiol* 2013; **26**(5):549–554.

Dyer, M.W., Gnagey, A., Jones, B.T., et al: Perianesthetic Management of Patients with Thyroid-Stimulating Hormone-Secreting Pituitary Adenomas. *J Neurosurg Anesthesiol* 2016; **29**(3): 341–346.

Gopalakrishna, K.N., Dash, P.K., Chatterjee, N., Easwer, H.V., Ganesamoorthi, A.: Dexmedetomidine as an anesthetic adjuvant in patients undergoing transsphenoidal resection of pituitary tumor. *J Neurosurg Anesthesiol* 2015; **27**(3):209–215.

Laws, E.R., Wong, J.M., Smith, T.R., et al: A checklist for endonasal transsphenoidal anterior skull base surgery. *J Neurosurg* 2016; **124**(6):1634–1639.

Salimi, A., Sharifi, G., Bahrani, H., et al: Dexmedetomidine could enhance surgical satisfaction in Trans-sphenoidal resection of pituitary adenoma. *J Neurosurg Sci* 2017; **61**(1):46–52.

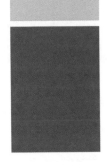

第23章
颅脑创伤患者的麻醉

Poppy Aldam，Vaithy Mani

要点

- 必须避免继发性损伤。麻醉技术不能影响医生早期检测和积极处理可能加重损伤的因素。
- 脑灌注压必须维持在 60mmHg 以上。
- 颅脑创伤患者的麻醉管理原则从受伤时即开始适用，包括将患者从受伤地点转运至神经外科中心及整个围术期。
- 多发创伤患者的相关外伤可以引起严重的生理功能紊乱。尤其是胸部外伤，可能会引起缺氧和继发于失血、心肌挫伤或急性瓣膜病变等导致的低血压。
- 术后需要有包括颅内压监测和神经功能监测在内的专业监护或重症监护。

缩略词

ATLS	Advanced trauma life support	高级创伤生命支持
$CMRO_2$	Cerebral metabolic rate of oxygen	脑氧代谢率
CPP	Cerebral perfusion pressure	脑灌注压
GCS	Glasgow Coma Scale	格拉斯哥昏迷量表
ICP	Intracranial pressure	颅内压
MAC	Minimum alveolar concentration	最低肺泡有效浓度
TBI	Traumatic brain injury	创伤性颅脑损伤
TIVA	Total intravenous anesthesia	全凭静脉麻醉

目录

引言

在全球范围内，颅脑创伤是 5~40 岁年龄段的人群中最常见的死亡和致残原因之一。颅脑创伤主要由跌倒、暴力袭击和交通事故引起，其中交通事故是重度颅脑创伤的主要原因。

分类

评价颅脑创伤的严重程度常用格拉斯哥昏迷量表（Glasgow Coma Scale，GCS）：

- 轻度颅脑创伤：GCS 评分 13~15
- 中度颅脑创伤：GCS 评分 9~12
- 重度颅脑创伤：GCS 评分 8 或以下

当颅脑创伤患者合并药物或酒精中毒时，以上分级方式需要相应调整。应考虑到导致 GCS 评分降低的可逆因素，如缺氧、低血容量、药物及酒精作用，并予以纠正。多达 5% 的颅脑创伤的患者属于重度创伤，死亡率近 20%。

病理生理

原发性损伤发生于被撞击即刻，因而是不可逆的。原发性损伤只能通过公共卫生干预措施与安全知识宣传等预防。

继发性损伤是由原发性损伤触发，继发于原发性损伤后的数小时到数天内，涉及未受原发性损伤影响的神经元。继发性脑损伤是颅脑创伤患者致残和死亡的主要原因，对于这类患者的围术期处理应着重于预防继发性脑损伤的进一步发展。

创伤的形态学特征

根据血肿的部位，颅内血肿可分为以下几类：

硬膜外血肿

颅骨骨折，常继发脑膜中动脉损伤，出血集聚于颅骨与硬脑膜之间，好发于颞顶部位。硬膜外血肿的一个典型特征是在创伤后和神经系统症状出现之间可能存在中间清醒期。

硬膜下血肿

桥静脉撕脱引起静脉性出血，常聚集于硬脑膜与软脑膜之间。

蛛网膜下腔出血

外伤性蛛网膜下腔出血是由动脉损伤引起，与动脉瘤性蛛网膜下腔出血类似，可能出现诸如脑积水和继发性血管痉挛等并发症。

脑内血肿

脑内血肿常影响白质或基底节，其预后取决于血肿的大小和相应的占位效应。

脑挫裂伤

脑挫裂伤常见于颞叶及额叶灰质部位，表现为双侧广泛脑组织出血，病灶周围常见脑组织水肿。

继发性脑损伤的原因见表23.1。

表23.1 继发性脑损伤的原因

颅内原因	全身性原因
血肿	低血压
脑积水	缺氧
脑水肿	高碳酸血症
癫痫	高血糖
血管痉挛	体温过高

手术治疗指征

在英国，因颅脑创伤入院接受观察的患者中，仅有 1%~3% 需要接受手术治疗。然而，对于重度颅脑创伤患者，该比例可能增加到近 30%。需要急诊手术治疗的情况如下：

- 超过颅骨厚度的颅骨凹陷性骨折
- 颅内病灶出现脑疝征象
- 急性硬膜外血肿或硬膜下血肿
- 脑内血肿
- 蛛网膜下腔出血伴脑积水
- 药物治疗无效的难治性颅内压（intracranial pressure，ICP）增高

术前评估

病史和体格检查

很多患者在到达手术室或神经外科中心之前已接受气管插管并且行辅助通气。对于转运患者需要评估的内容包括：

- 受伤的机制和时间
- 受伤现场的最初 GCS 评分
- 插管前 GCS 评分
- 双侧瞳孔的大小及光反应
- 诱导及维持用药情况，在转运前及转运期间用药情况
- 喉镜型号及辅助设备的应用
- 静脉通路的位置及监测
- 转运过程中的心肺功能状态
- 在初诊医院的所有检查结果
- 任何已知的或可能存在的合并伤
- 任何已知的药物过敏史、既往病史及用药史

接诊颅脑创伤患者时，需要对患者的气道、呼吸及循环功能进行再次评估，仔细评估及记录患者的 GCS 评分、双侧瞳孔大小及光反应、刺激反应和已存在的神经功能缺损。

颅脑创伤患者常见全身多脏器受伤，在神经外科手术干预前，需要优先处理危及生命的伤情，以维持足够的脑灌注压（cerebral perfusion pressure，CPP）。对于病情相对稳定者，则优先进行相应的神经外科处理。

颅脑创伤患者还需要关注脊柱脊髓损伤。应根据当地和全国性指南对脊柱脊髓进行评估，在未明确排除损伤前需保持脊柱处于生理位置（原位）。约

5% 重度颅脑创伤患者会合并颈椎损伤。

颅脑创伤常与饮酒史、毒品使用密切相关，这对于围术期管理至关重要，因此需要在既往病史中进行询问。

实验室检查

对于颅脑创伤患者进行神经外科手术前，除了常规的生化检查及血液学检查外，还需要重点进行凝血功能检测和交叉配血，这对于手术至关重要。此外，依据高级创伤生命支持（advanced trauma life support，ATLS）指南，进行其他进一步相关检查，并仔细评估检查结果。

术中管理

麻醉诱导

对于颅脑创伤患者，丙泊酚和硫喷妥钠是最常用的麻醉诱导药物，这两种药物可以通过引起脑血管收缩和降低脑氧代谢率（cerebral metabolic rate of oxygen，$CMRO_2$）而显著降低 ICP。对于血流动力学不稳定的患者，可以使用氯胺酮或依托咪酯。琥珀胆碱常用于气管插管时提供肌肉快速松弛。目前，随着 Sugammadex 的上市，罗库溴铵逐渐成为快速序贯诱导的肌肉松弛剂。这两种肌肉松弛剂对 ICP 均无显著影响。

气道管理

很多颅脑创伤的患者在手术前已行气管插管，但也有部分患者处于意识清醒状态，由于手术紧迫以及伴发的颈椎损伤，此类患者的气道管理相对复杂。所有颅脑创伤患者均应视为饱胃，必须采取快速序贯诱导。除非已经明确排除颈椎损伤，在气道管理过程中必须采取头部中立位稳定手法。如果患者戴有颈托，可以将前方部分拆除以便于气管插管过程中行环状软骨压迫和口腔暴露。通气不足可导致低氧血症和高碳酸血症，继而颅内压明显升高，因此必须制订困难插管的应急预案。

血管通路与导尿管

对于颅脑创伤手术必须进行有创动脉血压监测，以便定期行血气分析。对于血流动力学不稳定的患者，应建立中心静脉通路，但操作不应过度延误手术时间。若情况紧急，可以在中心静脉通路建立前，将升压药稀释通过大的外周静脉途径给药。考虑到这类患者常采取高渗疗法，应常规进行导尿管留置术。此外，还需要监测患者体温，以避免体温过高或过低。

监测

对于严重创伤性颅脑损伤（traumatic brain injury，TBI）患者建议术中监测：

- 心电图
- 有创动脉压
- SpO_2
- 体温
- 尿量
- 神经肌肉监测
- ICP

麻醉维持

麻醉管理的主要目标如下：

- 维持足够的 CPP（见表 23.2）。对于未行 ICP 监测者，假定其 ICP 为 20mmHg。
- 利用丙泊酚、高渗疗法以及适当短时间过度通气，提供最佳的手术条件，同时降低 ICP。
- 保证充足镇痛。
- 预防缺氧、高碳酸血症、高血糖和高热，避免继发性损伤。

目前广泛使用丙泊酚和瑞芬太尼进行全凭静脉麻醉（total intravenous anesthesia，TIVA）维持麻醉。如果需要使用挥发性麻醉药，建议七氟烷浓度小于 1MAC（最低肺泡有效浓度），此外，应避免使用笑气。使用肌肉松弛剂保证肌松条件以利于控制通气、维持正常的血碳酸水平，同时可以避免可能导致 ICP 升高的咳嗽和肌肉紧张。当使用这些肌肉松弛剂时，建议所有患者行神经肌肉监测。

表 23.2　不同年龄组的目标脑灌注压

年龄范围	目标 CPP（mmHg）
<1 岁	40
1~5 岁	45~50
6~17 岁	50~60
成人	60

通气

保证足够氧合（PaO_2 大于 11kPa）和正常血碳酸水平（$PaCO_2$ 4~4.5kPa）。可以短时应用过度通气同时伴有低碳酸血症以控制 ICP 的升高，但长时间低碳酸血症可导致脑缺血，应予以避免。

血压管理

对于成年人来说，维持 CPP 在 60mmHg 以上十分重要。表 23.2 汇总了不同年龄组的术中目标 CPP。一般使用不含葡萄糖的晶体液进行术中液体复苏以及麻醉维持，没有证据表明胶体液比晶体液更具优势。如果患者进行了充分的液体复苏仍表现为低血压，且排除由出血引起，可以应用升压药（间羟胺、去甲肾上腺素或去氧肾上腺素）维持目标 CPP 在 60mmHg 左右。没有证据表明在维持脑灌注方面，哪一种升压药是最优的。

高渗疗法

由于渗透性利尿可引起低血容量和低血压，因此，只有患者出现非颅外因素引起的小脑幕切迹疝以及神经功能进行性恶化征象时才建议使用高渗疗法。甘露醇的用量为 0.25~1g/kg。

若患者经甘露醇治疗无效，可考虑使用高渗盐水。临床上有不同浓度的高渗盐水，在英国，医生常用 5% 高渗盐水，其剂量为 2~3ml/kg。

高血糖

TBI 后高血糖可导致继发性脑损伤，增加致残率和致死率。因此需要密切监测血糖并且维持在正常范围内。

低温

有证据表明，与正常体温的患者相比，尽管死亡率没有显著差异，低温的患者格拉斯哥预后评分略高。

血栓预防

术中应当采取措施预防血栓，如使用分级弹力袜和间歇式气动压迫装置。

颅内压升高的术中处理

以下措施可用于术中急性 ICP 升高：

- 头高脚低位（头抬高 30°）
- 纠正低血压、高碳酸血症和缺氧
- 短暂过度通气致低碳酸血症（4kPa）
- 使用静脉麻醉药增加麻醉深度
- 高渗疗法

术后管理

颅脑创伤患者的术后管理取决于患者术前的 GCS 评分及其他合并伤情况。重度颅脑创伤及意识水平进行性下降的患者术后需要在神经重症监护室由专业人员进行镇静和辅助通气。该类患者术后可能需要监测 ICP。

对于术后可以立即拔除气管导管的患者应由熟悉神经外科护理的专职人员进行严密看护。术后充分镇痛及止吐治疗至关重要。

全身多发伤患者在神经外科手术后癫痫发作及血栓栓塞事件并非罕见，对某些患者可以预防性使用一周抗癫痫药物。经过神经外科团队评估，保证安全的前提下，应开始应用药物预防血栓形成。

（谢思宁 译，金海龙 校）

推荐阅读

Allen, B.B., Chiu, Y.-L., Gerber, L.M., Ghajar, J., Greenfield, J.P.: Age-specific cerebral perfusion pressure thresholds and survival in children and adolescents with severe traumatic brain injury. *Paediatr Crit Care Med: A Journal of the Society of Critical Care Medicine and the World Federation of Pediatric Intensive and Critical Care Societies* 2014; **15**(1):62–70.

Carney, N., Totten, A.M., O'Reilly, C., et al: Guidelines for the management of severe traumatic brain injury, fourth edition. *Neurosurgery* 2017; **80**(1), 6–15.

Cooper, D.J., Ackland, H.M.: Clearing the cervical spine in unconscious head injured patients – the evidence. *Crit Care Resusc: Journal of the Australasian Academy of Critical Care Medicine* 2005; **7**(3):181–184.

Coles, J.P., Fryer, T.D., Coleman, M.R., et al: Hyperventilation following head injury: Effect of ischaemic burden and cerebral oxidative metabolism. *Crit Care Med* 2007; **35**(2):568–578.

第 **24** 章
脊柱手术的麻醉

Eschtike Schulenburg

要点

- 行颈段脊髓手术的患者常并存有困难气道，做好术前气道评估至关重要。
- 精心地俯卧位护理可避免外周神经及眼部损伤。
- 静脉麻醉技术对术中神经电生理监测的干扰小。
- 俯卧位患者出现心脏停搏时的处理应遵循指南。
- 多模式镇痛方案可有效地控制术后疼痛，利于活动和早期出院。

缩略词

CPR	Cardiopulmonary resuscitation	心肺复苏
ECG	Electrocardiogram	心电图
ETT	Endotracheal tube	气管导管
FOI	Fiberoptic intubation	纤支镜气管插管
FRC	Functional residual capacity	功能残气量
GABA	Gamma-aminobutyric acid	γ- 氨基丁酸
IV	Intravenous	静脉注射
MEP	Motor evoked potential	运动诱发电位
NMDA	N-methyl-D-aspartate	N-甲基-D-天冬氨酸
NSAID	Non-steroidal anti-inflammatory drug	非甾类抗炎药
PCA	Patient controlled analgesia	患者自控镇痛
PEA	Pulseless electrical activity	无脉电活动
SSEP	Somatosensory evoked potential	体感诱发电位
TIVA	Total intravenous anesthesia	全屏静脉麻醉

目录

- 术前评估
  - 气道评估
  - 呼吸系统
  - 心血管系统
  - 神经系统
  - 血液系统
- 术中管理
  - 俯卧位
  - 失明
  - 脊髓监测
  - 心肺复苏
- 术后管理
  - 疼痛管理
- 推荐阅读

引言

患者可因外伤、脊柱退行性病变、恶性肿瘤、髓内病变和感染等行脊柱手术。椎关节僵直是一种脊柱关节的退行性骨关节炎，常伴发脊椎前移（椎体的向前移位）、椎间盘狭窄或急性椎间盘突出。脊柱侧凸和脊柱后凸畸形的年轻患者需接受长时间的复杂的外科矫形手术；越来越多的患有复杂合并症的老年患者也常需要进行大型脊柱手术。

术前评估

术前需对患者既往病史、用药史、一般身体状况做全面的回顾，对所有的合并症进行系统评估。

气道评估

行颈部和上胸段脊柱手术的患者常见困难气道。在评估气道时，需要特别注意既往困难插管史、颈髓不稳定、脊髓压迫、关节炎病史、既往颈部手术史以及颈部活动受限情况。清醒或麻醉状态下应用纤支镜或可视喉镜插管可减少气道管理过程中颈部脊髓的移动。

呼吸系统

行脊柱外科手术的患者常伴有呼吸功能改变和肺通气储备受限。脊柱侧凸畸形会导致限制型肺功能障碍、低潮气量和肺活量降低。严重的胸部创伤造成多根、多处肋骨骨折的连枷胸的患者经常需要机械通气。术前行肺功能检查及血气分析可指导围术期管理。

心血管系统

慢性脊髓损伤患者的常见自主神经反射异常伴严重的高血压，应避免已知的诱发因素。伴有心脏合并症的高龄患者术前需进行包括心电图、超声心动检查在内的详细临床检查。脊柱病变患者往往无法实施运动试验，因此可能需要多巴酚丁胺负荷超声心动图检测。

神经系统

神经系统评估应包括任何已有的局灶性神经病学的记录。患有神经肌肉疾病，如肌营养不良症的患者可能存在误吸和术后呼吸衰竭的风险。

血液系统

老年患者经常会服用华法林、阿司匹林和氯吡格雷等抗凝药物，增加了出血和血肿压迫脊髓的风险，故择期行脊柱外科手术时术前应停用此类药物。尤其是颈椎前入路手术，因为颈部血肿可迅速造成严重的气道压迫。脊柱侧凸矫正等大手术需要交叉配血以备输血。

术中管理

维持血流动力学平稳和血压正常是保证术中脊髓血供充足的关键。患者体位不佳、插管困难导致的低氧血症以及术中低血压可进一步恶化神经功能。所有的吸入麻醉药物都可剂量相关性的降低运动诱发电位波幅，因此当术中需要神经电生理监测时更推荐使用全凭静脉麻醉。

根据不同的颈髓情况选择合适的气道管理（FOI，可视或直接喉镜）方法，对于俯卧位手术，选择钢丝加强气管导管。一些中心为避免术后更换气管导管，对于术后带管回重症监护室的患者使用非钢丝加强管。应选择粗大的静脉通路并妥善固定，避免翻身时脱出。肥胖、有严重合并症和预计术中会发生大出血的患者应行有创动脉压监测，对于高风险手术还应进行中心静脉穿刺和心输出量的监测。脊髓损伤的患者和预计手术时间较长的患者需要导尿。为防止角膜损伤，应常规使用贴膜闭合患者的眼睛，并使用敷料进行妥善铺垫。在脊柱外科手术中，要常规使用温度监测和空气辅助加热装置。可能出现大出血时，应考虑应用自体血回收装置。氨甲环酸可降低脊柱大手术中输血需求，且并不增加患者围术期深静脉血栓或心肌梗死发生率。

俯卧位

保证患者俯卧位时的安全需要选择合适的医疗器械，同时在移动和固定患者时还必须有充足的医务人员参与。常规情况下至少需要 6 名医务人员参与患者俯卧位的摆放，对于肥胖患者或需要轴位翻转的患者则需要更多的人手。不稳定颈部脊髓损伤的患者有时需要清醒状态下纤维支气管镜引导插管并摆放体位。常规情况下，患者于全麻诱导后进行体位摆放，随后通过放射性检查或运动诱发电位监测来确定手术节段定位。

根据不同手术类型，可选用多种支架（如 Wilson，Allen）、手术床（如 Jackson）和床垫（如 Montreal）妥善固定患者体位。手臂外展不应超过 90 度并略微内旋，以减轻臂丛神经的牵拉。常见的周围神经损伤包括臂丛神经、尺神经、正中神经、外侧皮神经、腓总神经和坐骨神经。避免对腋窝直接压迫，并且要垫起肘部。长时间手术可能出现压迫伤，要充分衬垫身体压力点，尤其是肥胖患者。体位摆放不佳会使患者面临腹部器官缺血的风险，导致不明原因的代谢性酸中毒。

俯卧位对心血管和呼吸系统影响较大。如果患者腹部松弛，没有被约束，则动脉氧分压和功能残气量可略有增加，肺顺应性变化轻微。然而，功能残气量降低的患者如果体位摆放不当则可导致缺氧。腹部受约束将导致腹内压显著增加，静脉系统充血、术野渗血和失血增加。俯卧位后心输出量的减少主要由于前负荷和每搏输出量减少所致。俯卧位时血容量不足可能导致灌注不足和器官缺血。

失明

脊柱手术后的失明（1∶30 000）是一种严重的并发症。风险因素包括眼灌注压降低、手术时间长（>6 小时）、大出血、低血压、头位摆放不正、头圈的使用不当以及患者的特殊因素。发生机制包括缺血性视神经萎缩、皮质缺血和视网膜中央动脉阻塞等导致的视网膜灌注减少。

脊髓监测

联合运动诱发电位（motor evoked potential，MEP）和体感诱发电位（somatosensory evoked potential，SSEP）可以降低复杂脊柱手术中脊髓和神经损伤的发生率（见第 49 章）。

SSEP 监测外周神经（例如胫后神经），脊髓背侧和感觉皮层的感觉通路。当监测波幅降低 >50% 和潜伏期延长 >10% 时被认为是有意义的。

MEP 是通过放置于皮层运动区头皮上的电极来实现。针型电极在四肢的肌肉中放置以诱发肌肉动作复合电位，通常根据具体的手术流程，选择拇外展肌短肌、小鱼际肌、胫骨前肌、外展肌、三角肌和二头肌。以上监测模式在第 49 章中有更详细的描述。吸入麻醉药物可显著影响躯体感觉和诱发电位。推荐使用丙泊酚和镇静药物配伍短效肌肉松弛剂进行气管插管。持续的肌肉松弛可能妨碍对 MEP 的监测。

心肺复苏

在神经外科手术期间若发生心脏骤停，目前建议先给予较小的初始起始剂量的肾上腺素（50~100mcg），然后递增。在心一旦肾上腺素总量达到 1mg 后，后续处理无脉电活动时的肾上腺素剂量都应为 1mg。

如果患者俯卧位手术期间发生心搏骤停，应立即实施心肺复苏（cardiopulmonary resuscitation，CPR），不必先将患者改成仰卧位。此时应立即取出所有手术器械，并用生理盐水浸湿的纱布和透明敷料覆盖伤口。若胸外按压无效（由呼气末二氧化碳和动脉波形指导），患者应立即转为仰卧位。

当患者使用 Mayfield 头架固定时，胸部按压将导致胸部移动，而头部仍固定在手术台上，可能导致颈椎、颅骨和头皮损伤。因此，在开始胸外按压或除颤之前，可在不拔出头钉的情况下将 Mayfield 头架从手术台上松开，使外科医生能够在 CPR 期间将头部和颈部保持在稳定的位置。然而，在除颤期间，外科医生不应与患者直接接触。理论上，除颤有头钉部位的头皮烧伤的风险，但尚无此方面的文献报道。在除颤期间，应将马蹄型头枕固定在床上以支撑患者的头部，若头架已卸除，可将患者整体向下移动至床上。

对俯卧位手术患者进行紧急重新摆放体位需要优秀的团队工作和明确的分工，因此强烈建议经常进行模拟练习。

术后管理

应仔细规划气管拔管。气道并发症在长时间俯卧位手术后很常见，特别是在需要联合前后入路的颈椎手术患者，这些患者应考虑术后当晚在重症监护室进行通气支持。如果气囊放气时可听见气体泄漏的声音可考虑拔管。颈椎前路手术可能导致颈部血肿并迅速压迫气道。脊柱手术后，患者出现任何新发运动功能缺失都应立即进行神经外科检查，随时可能需要紧急影像检查或行探查手术。

疼痛管理

微创手术技术术后疼痛较轻，并可以减少住院时间。多节段的脊柱手术以及脊柱侧凸矫治术后疼痛显著，需采用多模式镇痛管理。

口服、静脉注射或通过患者自控镇痛（patient controlled analgesia，PCA）装置使用吗啡或羟考酮等的阿片类镇痛已被证实有效，但存在呼吸抑制、恶心、便秘和瘙痒等副作用。

对乙酰氨基酚已常规作为多模式镇痛方案的一部分，可有效控制轻度术后疼痛，特别是在因出血问题、肾功能损害或哮喘而禁用非甾类抗炎药（non-steroidal anti-inflammatory drug，NSAID）的情况下。

可以通过外科医生在术中放置的导管进行硬膜外镇痛，也可显著缓解术后疼痛。但当患者出现新发神经功能缺损或运动阻滞时，应立即手术探查和停止硬膜外镇痛药物输注。

加巴喷丁和普瑞巴林可减少腰椎手术后患者对阿片类药物的需求，缓解术后疼痛。加巴喷丁是一种氨基酸，其化学结构与神经递质 γ- 氨基丁酸（gamma-aminobutyric acid，GABA）相似。加巴喷丁通过降低后角神经元过度兴奋来减少中枢敏化。常见的副作用包括嗜睡、头晕、体重增加、外周性水肿和共济失调。普瑞巴林较加巴喷丁具有更高的生物利用度。

可乐定和右美托咪定是脊柱手术后疼痛管理中一种新的有效的选择。N-甲基-D-天冬氨酸（N-methyl-D-aspartate，NMDA）受体拮抗剂氯胺酮可减少痛觉过敏和减缓阿片类药物耐受性的进展。然而，由于氯胺酮的副作用，限制了其在术后广泛使用，这些副作用在低剂量输注时较少发生。

（贾子普　译，金海龙　校）

推荐阅读

Bajwa, S. J. S., Haldar, R. (2015). Pain management following spinal surgeries: An appraisal of the available options. *Journal of Craniovertebral Junction & Spine*, **6**(3), 105–110.

Cheriyan, T., Maier, S. P. 2nd, Bianco, K., et al (2015). Efficacy of tranexamic acid on surgical bleeding in spine surgery: a meta-analysis. *The Spine Journal: Official Journal of the North American Spine Society*, **15**(4), 752–761.

Chowdhury, T., Petropolis, A., Cappellani, R. B. (2015). Cardiac emergencies in neurosurgical patients. *BioMed Research International*, **2015**, 751320.

Chui, J., Craen, R. A. (2016). An update on the prone position: Continuing professional development. *Canadian Journal of Anaesthesia = Journal Canadien D'anesthesie*, **63**(6), 737–767.

Kitaba, A., Martin, D. P., Gopalakrishnan, S., Tobias, J. D. (2013). Perioperative visual loss after nonocular surgery. *Journal of Anesthesia*, **27**(6), 919–926.

Moghimi, M. H., Reitman, C. A. (2016). Perioperative complications associated with spine surgery in patients with established spinal cord injury. *The Spine Journal: Official Journal of the North American Spine Society*, **16**(4), 552–557.

Park, J.-H., Hyun, S.-J. (2015). Intraoperative neurophysiological monitoring in spinal surgery. *World Journal of Clinical Cases*, **3**(9), 765–773.

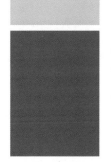

第25章
气道管理与颈椎疾病

Jane Sturgess

要点

- 不论是急性还是慢性颈椎疾病都会带来特别的挑战。
- 颈椎疾病患者气道管理关注点包括确定颈椎的不稳定程度、做好插管或者通气失败的预案以及预防气道操作时带来的继发神经损伤。
- 在气道操作取下硬质颈托时采用手法轴位固定保持颈椎的稳定性至关重要。
- 应用多种工具进行清醒插管和睡眠插管是适当的。

缩写

ASA	American Society of Anesthesiologists	美国麻醉医师协会
BMV	Bag mask ventilation	袋式面罩通气
CT	Computed tomography	计算机断层扫描
DAS	Difficult Airway Society	困难气道协会
LMA	Laryngeal mask airway	喉罩
MILS	Manual In-line stabilization	手法保持轴线稳定性
MRI	Magnetic resonance imaging	磁共振成像
OAA	Occipito-Atlanto-Axial	枕寰轴

目录

- 颈部活动受限
- 软组织损伤
  – 放射学检查
- 气道管理技术
- 面罩通气时的颈椎活动
- 环状软骨压迫时的颈椎活动
- 喉镜检查时的颈椎活动
- 光纤插管时的颈椎活动
- 使用声门上设备的颈椎活动
- 拔管
- 创伤患者气道管理指南
- 推荐阅读

引言

对于神经外科麻醉医生来说颈椎病变患者的气道管理是一项核心技能，同时也带来诸多问题。外部支架（HALO 支架）或者硬质颈托可能妨碍接近气道。引起脊柱固定的慢性疾病如强直性脊柱会造成直接喉镜暴露困难，对于不稳定性脊髓损伤的患者也存在加重神经损伤的顾虑。

急性脊髓损伤

约 4% 的创伤患者和 5% 的合并头部损伤患者合并急性脊髓损伤。在这部分患者中 20% 发生多颈椎骨折，多达 75% 合并不稳定椎体，同时 30%~70% 合并脊髓损伤。虽然许多骨折发生在 C2（24%），但是大多数骨折发生在低位颈椎（C6>C7>C5），骨折脱位也是如此（C5/6>C6/7>C4/5）（表 25.1）。当脊柱有明显的碎裂时应考虑发生椎体前血肿的可能，这些血肿扩大后可阻塞气道。

表 25.1　各椎体水平颈椎骨折的发生率和分布

水平	颈椎骨折率 %	水平	骨折脱位 %
枕骨	1.7	A–O	2.2
C1	8.8	C1/2	10.0
C2	24	C2/3	9.1
C3	4.3	C3/4	10.0

水平	颈椎骨折率 %	水平	骨折脱位 %
C4	7.0	C4/5	16.5
C5	15.0	C5/6	25.1
C6	20.3	C6/7	23.4
C7	19.1	C7/T1	3.9

慢性颈椎疾病

麻醉医师对慢性颈椎疾病的主要点如下：①枕寰轴（occipito-Atlanto-Axial，OAA）关节的过度活动以及不稳定性可能在插管过程中使脊髓受压（例如类风湿性关节炎和唐氏综合征）；②颈椎强直造成直接喉镜插管困难（例如强直性脊柱炎和既往脊柱固定手术史）。

手术前评估

病史以及检查应包括心肺功能的评估以及目前用药情况。对清醒操作的耐受程度以及镇定药物敏感性的增加可能会影响麻醉选择。

气道评估
尤其应注意以下几点：
张口度
在使用颈托，OAA 关节活动降低以及颞下颌关节炎时张口度受限。
颈部活动受限
能否接近气道行气管插管。
软组织损伤
可由环杓关节炎、椎前血肿、喉损伤、支配喉肌的迷走神经损伤导致部分声带麻痹等引起。软组织损伤的患者在插管和拔管时存在困难气道的潜在危险。应当对软组织的肿胀提高警惕，应当进行进一步检查有无骨性损伤。C1 段的肿胀（鼻咽间隙，正常 <10mm）妨碍经鼻插管，C2 到 C4 段的肿胀（咽后间隙，正常 <7mm）可以在全麻诱导时造成气道阻塞使光纤插管时显露喉部困难。C5 至 T1 段的肿胀（气管后间隙，正常 <22mm）可以使气管变形。

放射学检查
在评估气道方面 X 线平片（图 25.1）已经被 3D 重建 CT 或者 MRI 所取代。框 25.1 重点列举了颈椎疾病患者在气道管理以及显露喉部插管时可能出现的困难。

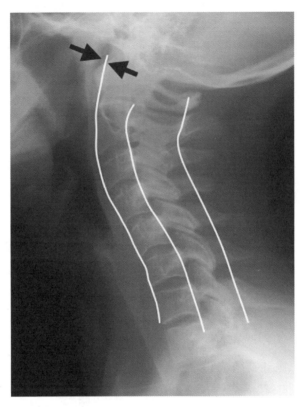

图 25.1　颈椎呈"三线"对齐排列，三条线分别代表了椎体的前缘和后缘以及棘突的边缘，此外还可以有另一条线勾勒棘突的顶部。成人齿状突到 C1 的间隙应当小于 3mm（箭号所示）

框 25.1	颈椎影像预测困难插管的特征
脊椎	检查椎体的三条连线的排列 超过两个以上的椎体错位提示不稳定性损伤
不稳定性损伤	小关节脱位 坡栖关节面 半脱位 韧带损伤
寰枢椎不稳定	多见于唐氏综合征、类风湿性关节炎或者韧带损伤
软组织损伤	应当检查鼻咽部、咽后部以及气管后间隙

气道管理技术

　　关键问题如下：①面罩通气（bag mask ventilation，BMV）或者喉镜检查时颈椎移位造成继发性神经损伤的可能性；②显露喉头入口；③拔管的时机和安全性。

高位颈椎骨折、骨折脱位和寰枕关节不稳定都可能因颈椎移位造成继发性神经损伤。中低位的颈椎损伤以及脊椎固定性疾病都可因椎前血肿或因喉镜尖端难以到达会厌谷造成显露喉头困难。

虽然并非所有颈椎骨折都是不稳定性损伤，但是假定骨折脱位为不稳定性可以避免置患者于因颈部移位导致继发神经损伤的危险中。大多数的骨折脱位发生在 C4 或者以下节段，10% 发生在 C1/2，这部分患者尤其要注意。

不稳定性颈椎损伤的患者在治疗以前都会佩戴硬质颈托或者 HALO 支架。硬质颈托会妨碍张口和喉部暴露。目前的建议是保护气道时取下颈托的前部并手法轴位固定颈部。这种方式并不能最大程度的显露喉部（Cormack–Lehane 3 级）。使用软性橡胶探条有助于减少操作时间增加插管的成功率。值得注意的是手法轴位固定可以减少但不能完全消除颈部的活动。

面罩通气时的颈椎活动

有研究表明面罩通气时的颈椎活动小于直接喉镜，但是有研究得出完全相反的结论。最安全的方法是使用气道辅助工具上提下颌；当没有鼻咽血肿或者颅底骨折时可插入鼻咽通气道以使 OAA 活动最小化。

环状软骨压迫时的颈椎活动

虽然许多欧洲国家在快速序贯插管中不使用 Sellick 手法，但是在英国依然是常规操作的一部分。有研究表明麻醉后患者压迫环状软骨可以产生 5mm 的活动，而在尸体上却几乎没有产生移位。有时在颈椎损伤患者可以用双手环状软骨压迫方法，即在按压环状软骨时另一只手于颈后固定脊椎并反向施压。

喉镜检查时的颈椎活动

直接喉镜检查时 OAA 移位最明显，但在 C2 以下几乎没有影响。许多研究将注意力放在 OAA 区域或者 C2 水平的活动，但是对损伤率更高的低段颈椎的活动却很少关注。屈伸位摄像可以提供寰枢关节活动的信息，但是不能反映寰枕关节的活动情况。因为多数损伤发生在 C2 以下，所以尽早进行气管插管和机械通气被认为是安全和首要任务。

研究表明使用 Macintosh 和 Miller 喉镜在颈部活动或者声门显露方面没有差异。使用 McCoy 喉镜能够最大程度的减少颈部活动并且能够使 Cormack–Lehane 分级提高 1~2 个等级。可视喉镜通过喉镜尖部的摄像头直接显示喉部并且使颈椎活动降至最低，此外研究表明可视喉镜的插管失败率低于普通喉镜。

光纤插管时的颈椎活动

清醒光纤插管可在插管后立即进行神经评估，所以很多人认为是确保不稳定性颈椎损伤患者气道安全的金标准。但是当患者不能合作或者操作者技术不熟练时可造成明显颈部的活动。建议选择合适的患者并且确保操作者技术娴熟。

尽管清醒插管可在操作后立刻进行神经学检查，但是并非完全没有危险，也有不适用的情况。如果担心无法看到喉部入口，可以选择使用可视喉镜、光导纤维镜、喉罩（如果确认安全）或者清醒气管切开。气道中的血液和分泌物以及血肿完全阻塞气道都会影响使用光导纤维镜。还可以在麻醉后使用光纤插管，值得注意的是如果气道被口咽软组织阻塞需要用力抬下颌开放气道时可造成枕寰轴的活动。

使用声门上设备的颈椎活动

联合导管和喉罩（laryngeal mask airway，LMA）造成的颈椎活动要比使用 McCoy 喉镜要多，但并不影响面临颈部固定如强直性脊柱炎患者"不能插管，不能通气"的情况时，使用喉罩作为紧急通气工具。

拔管

颈椎手术后的患者在拔管时同插管一样需要充分准备。除了现有的问题外患者还面临继发于俯卧位或者屈式体位的气道水肿，以及固定或者融合的颈椎。困难气道协会（Difficult Airway Society，DSA）对于"存在危险"患者拔管指南包括：

- 做好再次插管的计划
- 优化心肺功能
- 纠正代谢紊乱，调节体温
- 评估拔管安全性

应当在患者处于清醒状态，能够听从指令并且有正常的气道反射时尝试拔管。

创伤患者气道管理指南

包括美国麻醉医师协会（American Society of Anesthesiologists，ASA）闭合头部损伤法则，ASA 颈椎损伤法则，ASA 困难气道法则（创伤修订版）以及东部创伤外科协会（EAST）实践管理指南都认同插管和通气的重要性，同时也意识到麻醉医生面临的潜在困难。总而言之，并不推荐某种特定的插管方法，重点应放在完备的气道评估、备选气道管理方案的确立和维持颈椎稳定（图 25.2）。

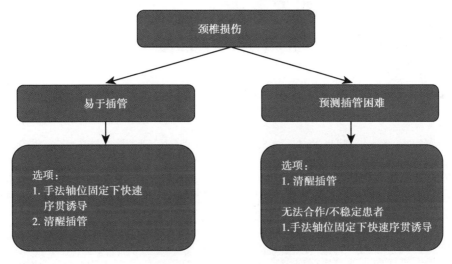

图 25.2　颈椎损伤的气道管理

（王琦　译，金海龙　校）

推荐阅读

Aziz, M.: Use of video-assisted intubation devices in the management of patients with trauma. *Anesthesiol Clin* 2013; **31**(1):157–166.

Crosby, E.T.: Airway management in adults after cervical spine trauma. *Anesthesiology* 2006;**104**(6):1293–1318.

Foulds, L.T., McGuire, B.E., Shippey, B.J.: A randomised cross-over trial comparing the McGrath((R)) Series 5 videolaryngoscope with the Macintosh laryngoscope in patients with cervical spine immobilisation. *Anaesthesia* 2016;**71**(4):437–442.

Suppan, L., Tramer, M.R., Niquille, M., Grosgurin, O., Marti, C.: Alternative intubation techniques vs Macintosh laryngoscopy in patients with cervical spine immobilization: Systematic review and meta-analysis of randomized controlled trials. *Br J Anaesth* 2016;**116**(1):27–36.

Popat, M., Mitchell, V., Dravid, R., et al: Difficult Airway Society Guidelines for the management of tracheal extubation. *Anaesthesia* 2012; **67**(3): 318–340.

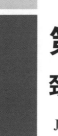

第 26 章
颈动脉内膜剥脱术

Jason Chui，Ian Herrick

要点

- 近 30 年，颈动脉内膜剥脱术（carotid Endarterectomy，CEA）的安全性和有效性得到了充分验证，已成为晚期颈动脉斑块粥样硬化患者脑卒中二级预防的首选治疗方法。
- 接受 CEA 治疗的患者常常存在多种合并症。
- 术前评估要点：①风险分层；②评价血管重建的利弊；③优化现有医疗条件；④评价心功能及识别可控的风险因素；⑤制定麻醉计划。
- 麻醉目标：维持围术期血流动力学平稳，严格控制血压，保证脑灌注。
- CEA 可以在局部麻醉或全身麻醉下进行。
- 术后严密监测，以及时发现和治疗术后并发症（如脑卒中、心肌缺血、高灌注综合征、颈部血肿等）。

简略词

ACC	American College of Cardiology	美国心脏病学会
ACT	Activated clotting time	活化凝血时间
AHA	American Heart Association	美国心脏学会
ASA	American Society of Anesthesiologists	美国麻醉医师协会
CAS	Carotid angioplasty and stenting	颈动脉支架血管成形术
CBF	Cerebral blood flow	脑血流量
CCA	Common carotid artery	颈总动脉
CEA	Carotid endarterectomy	颈动脉内膜剥脱术
ECA	External carotid artery	颈外动脉
ECG	Electrocardiograph	心电图
GA	General anesthesia	全身麻醉
GALA	General anesthesia versus local anesthesia	全身麻醉 / 局部麻醉

ICA	Internal carotid artery	颈内动脉
ICH	Intracranial hemorrhage	颅内出血
LA	Local anesthesia	局部麻醉
NIBP	Non-invasive blood pressure	无创血压
NIRS	Near infrared spectroscopy	近红外光谱
RCR	Revised cardiac risk	修订版心脏风险
SBP	Systolic blood pressure	收缩压
TCD	Transcranial doppler	经颅多普勒超声
TIA	Transient ischemic attack	短暂性脑缺血发作

目录

引言

CEA 是指手术切除颈动脉颅外段的动脉粥样硬化斑块。20 世纪 50 年代初，CEA 作为预防脑卒中的方法首次应用于临床，并迅速得到医学界的认可。几项国际大型临床随机试验表明，CEA 结合有效药物治疗是预防晚期颈动脉颅外段疾病患者脑卒中的最佳治疗方法。其他脑部血管重建术，如颈动脉支架血管成形术（carotid angioplasty and stenting，CAS），可作为某些特殊患者的替代疗法。但由于术中脑灌注受到影响，且多数患者存在严重的心脏病及各种并发症，CEA 的麻醉管理仍极具挑战性。

手术指征

接受 CEA 治疗的患者可分为有症状组和无症状组。有症状组患者表现为短暂性脑缺血发作（transient ischemic attack，TIA）或脑卒中。CEA 的主要目的是预防晚期颈动脉粥样硬化患者发生脑卒中。当脑卒中发生率降低的收益大于手术风险时（即比较围术期 30 天内脑卒中发生率或死亡率），则进行手术干预。美国心脏学会（American Heart Association，AHA）指出：

有症状组、颈动脉狭窄 70%~99% 的患者手术风险应小于 6%。

无症状组、颈动脉狭窄 60%~99% 的患者手术风险应小于 3%。

术前评估

术前评估要点：①风险分层；②评价血管重建的利弊；③优化现有医疗条件；④评价心功能及识别可控的风险因素；⑤制定麻醉计划。

对于已发生脑卒中者，CEA 的治疗效果较差，因此，应尽早对有症状组患者进行术前评估，并改善病情。有症状组患者普遍存在缺血性心脏病、心肌梗死、心力衰竭和糖尿病等病史。由于心肌梗死是 CEA 围术期死亡的主要原因，因此术前应着重评估心脏功能。由于多数侧重于术前评估的研究都将严重颈动脉狭窄患者排除在外，因此目前还没有针对接受 CEA 患者的心脏功能评估方法。这些患者的心脏功能评估通常遵循美国心脏病学会（American College of Cardiology，ACC）/ 美国心脏协会指南（American Heart Association，AHA）。

神经评估应包括围术期脑卒中风险的预测。重度颈动脉狭窄、存在严重或不稳定的神经症状、侧支循环不良、颈动脉溃疡 / 血栓、潜在的高凝状态均可增加脑卒中风险，因此术前应仔细评估并改善 CEA 患者常见的合并症，如高血压、糖尿病、慢性阻塞性肺疾病和肾脏损害等。一些新型指标（如Sundt、Halm 和 Tu 指标）可以用来评估 CEA 的围术期风险，但传统风险分层指标（如 ASA 分级、Goldman、Detsky 和 RCR 指数）应用更为广泛，并可作为 CEA 患者术后心脏和非心脏并发症的预测指标。

围术期应继续使用抗血小板药物（尤其是阿司匹林），以预防术后颈动脉血栓形成。而噻吩吡啶类药物（如氯吡格雷）可能增加出血风险，术前应与外科医生讨论是否继续应用。他汀类药物、抗心绞痛药物、抗高血压药物和β- 受体阻滞剂术前应继续使用。

麻醉目标

主要目标：①维持严格的血流动力学平稳以保证脑灌注和脑血流量 CBF；②避免脑组织继发性损伤（如低血糖、高热、低氧等）；③注意潜在的围术期并发症，尤其是心肌缺血及颈部血肿。

再灌注（即完成内膜切除，开始重建脑循环）之前，SBP 应维持在基线水平或高于基线水平 20% 以内。在再灌注前，可应用苯肾上腺素和去甲肾上腺素等来维持脑灌注压。接受 CEA 治疗的患者脑血管对二氧化碳的反应性往往受损，所以低碳酸血症或高碳酸血症对脑血管的影响不可预测，因此，术中推荐将二氧化碳浓度维持在正常水平。

麻醉方式

多年来，CEA 的最佳麻醉方式是局部麻醉还是全身麻醉一直争论不休。一项涉及 24 个国家、3526 名患者的前瞻性、多中心试验（GALA 试验）显示，接受两种麻醉方法的患者，在脑卒中、心肌梗死发生率及死亡率上没有显著差异。表 26.1 列出了全身麻醉和局部麻醉的优缺点。麻醉方式的选择应该基于患者全身状况、外科医生的建议以及麻醉医生的经验。与 CEA 麻醉管理相关的关键步骤见框 26.1。

表 26.1　CEA 全身麻醉和局部麻醉的优缺点

	优点	缺点
全身麻醉	• 无体动 • 适用于焦虑患者 • 控制通气和 CO_2 浓度 • 可以更好地抑制自主反射 • 利于并发症（如脑卒中）的处理	• 诱导和苏醒期间可能出现严重血流动力学波动 • 并发症较多，如困难气道、苏醒延迟、术后恶心、呕吐 • 颈动脉阻断过程中需要监测
局部麻醉	• 清醒患者便于术中神经功能评估 • 通常费用较低 • 术后早期神经认知水平较高 • 有报道显示可缩短住院时间	• 对通气和 CO_2 浓度控制不良 • 不能耐受长时间手术 • 发生术中并发症（如脑卒中、癫痫发作、镇静过度或躁动）时，需转为全身麻醉 • 颈丛阻滞相关并发症（如霍纳综合征、膈神经阻滞、喉返神经阻滞或局麻药中毒）

框 26.1 与 CEA 麻醉管理相关的关键步骤

1. 常规监护［如 5- 导联 ECG、SpO_2、无创血压（non-invasive blood pressure，NIBP）］。

2. 准备动脉置管、神经生理监测（如脑氧饱和度）、基线评估。

3. 全身麻醉

   a. 目标：维持脑灌注（血流动力学稳定）。

   b. 应用加强气管，可避免导管打折或受压变形。

4. 局部麻醉

   a. 吸氧、CO_2 监测。

   b. 辅助镇静（如丙泊酚或右美托咪定）。

   c. 颈浅丛阻滞或浸润麻醉。

5. 位置：仰卧，颈部稍稍伸展，头部偏向手术对侧。

6. 解剖分离颈动脉

   a. 颈动脉窦部操作时可能发生心动过缓、低血压或高血压，应使用格隆溴铵或阿托品治疗。颈动脉窦处局部麻醉浸润可以减轻心动过缓和高血压，但可导致持续性低血压。

   b. 高血压可能是由于内脏痛或脑缺血引起的，需要关注。

   c. 手术牵拉可导致颅神经功能障碍。

7. 肝素化：通常是在阻断颈动脉之前，给予肝素 75~100 U/kg，使活化凝血时间（activated clotting time，ACT）达到基线值的两倍。

8. 颈动脉阻断

   a. 阻断顺序：远端颈内动脉（internal carotid artery，ICA），近端颈总动脉（Common carotid artery，CCA），最后远端颈外动脉（external carotid artery，ECA）。

   b. 颈动脉窦牵拉反射丧失（压力感受器反射），常导致血压轻度升高。

   c. 对于不能耐受阻断者（局部麻醉时在患者清醒状态下行神经功能评估、全身麻醉下行神经生理学监测）应考虑适度控制性升压（高于基线血压约 20%）。

   d. 分流策略：根据外科医生的偏好和神经评估的结果，选择常规分流术、选择性分流术或无分流术。

9. 动脉切开和斑块清除。

10. 动脉缝合：直接缝合、补片动脉成形或外翻动脉成形。

11. 松开阻断夹（颈外动脉，颈总动脉，最后颈内动脉）和再灌注。

12. 伤口严密止血。

13. 抗凝管理：根据最后一次肝素剂量，最近一次 ACT，以及外科医生的偏好，使用鱼精蛋白逆转肝素的作用。

14. 皮肤缝合。

15. 平稳苏醒，使手术部位血管张力维持在较低水平，并转到恢复室观察。

全身麻醉

目前，全身麻醉仍是 CEA 最常用的麻醉方式。何种麻醉药物或组合更具优势尚无定论，因此麻醉应更多地关注于血流动力学平稳、苏醒平稳，以利于术后评估。如果进行术中神经生理监测，应避免使用影响其准确性的药物。

局部麻醉

颈浅丛阻滞或浸润麻醉是最常应用的局部麻醉方法，颈深丛阻滞操作复杂，并发症发生率高，且转为全身麻醉的风险较高，故很少应用。局部麻醉时，术中通常使用丙泊酚或右美托咪定，也可用阿片类药物（如瑞芬太尼或芬太尼）。在区域阻滞或局部麻醉下进行手术时，必须保证能随时接近患者头部以进行气道管理和神经评估。

颈动脉阻断

阻断颈内动脉的颅外段后，外科医生开始处理动脉粥样斑块。CEA 术中夹闭一侧颈内动脉可能引起脑缺血。颈动脉阻断时影响脑灌注的因素有：①颈动脉侧支循环、对侧颈动脉及椎基底循环供血情况；②收缩压（systolic blood pressure，SBP）和心输出量；③脑代谢需求；④阻断时间。

在临床中，对于不能耐受阻断的患者，主要处理措施包括适度升高收缩压（通常高于基线水平 20%）、采用颈动脉分流术，即使用特殊设计的硅胶管绕过动脉切开的部位连接其两端血管从而恢复脑灌注，包括以下三种术式：常规分流术（适用于所有患者）、选择性分流术（适用于不能耐受阻断且风险较高的患者）和无分流术。

CEA 术中应用分流术尚存争议，尽管其目的是恢复脑灌注，但也可引起脑栓塞（动脉粥样硬化碎片或空气）、颈动脉剥离等并发症。目前，还缺乏常规或选择性分流术可以改善预后的证据（30 天内脑卒中或死亡率）。一项近期的系统综述显示，多数已发表的研究没有达到设定的纳入标准，因此现有数据不足以显示常规分流术与选择性分流术在预后上的差异。因此分流术的选择在很大程度上取决于外科医生的偏好。

神经监测

CEA 术中神经监测的主要目的是在应用选择性分流术时识别不能耐受阻断的患者。支持在区域阻滞或局部麻醉下行 CEA 的学者认为，区域阻滞或局部麻醉的优势是可以在患者清醒的状态下评估其对于阻断的耐受性。而在全麻下手术时，通常需要采用替代监测技术来评估阻断时的神经生理反应，如脑电图、经颅多普勒超声（transcranial doppler，TCD）、诱发电位监测、近红外光谱（near infrared spectroscopy，NIRS）、颈动脉残端压力测量等。然而，目前所有可用的神经生理学监测方法都无法确诊脑缺血。尽管如此，神经生理学监测仍然受到外科医生的青睐。

术后管理

CEA 术后苏醒阶段及术后早期仍属于高危期。术后苏醒应尽量平稳，减小手术部位血管张力。若术中未发生并发症，建议早期苏醒以便术后评估。术后应常规吸氧，继续监测 SBP、心电图（electrocardiograph，ECG）和 SpO_2。术后常见并发症见表 26.2。

表 26.2　CEA 围术期并发症

	机制	注意事项
心肌梗死	• 机制不清，可能与围术期应激反应有关 • 一些证据表明，术中使用缩血管药物可增加心肌梗死发生率	• 发病率约 2.3%[*] • 13%[*] 的患者术后出现无症状性肌钙蛋白升高 • 发病率呈下降趋势，可能与积极的术前管理有关
脑卒中	血栓栓塞性脑卒中	• 发病率：有症状患者 3.2%[#]；无症状患者 1.4%[#] • CEA 术后脑卒中的主要类型 • 血栓多来自动脉内膜切除部位
	急性颈动脉血栓形成	• 操作技术原因造成的内膜片和附壁血栓 • 颈动脉夹层 • 立即再次手术重建脑灌注
	颅内出血	• 常与脑高灌注综合征或高血压控制不佳有关 • 颈动脉严重狭窄和侧支循环不良患者的发生率更高
脑高灌注综合征	狭窄血管修复后脑血流量的急剧增加	• 发病率 1.9%[*] • 同侧头痛、面部和眼睛疼痛、脑水肿、癫痫发作、脑出血 • 站立时可缓解 • 脑血流量通常高于基线水平 100% 以上 • 积极控制血压可降低其发生风险

续表

机制		注意事项
颈动脉血肿	手术部位出血	• 发病率 7%[*] • 声音嘶哑，颈部肿胀，呼吸困难，吞咽困难，气管偏移 • 需紧急插管及手术探查 • 可能会导致气管插管困难
脑神经麻痹	通常是由机械损伤引起	• 总发病率：5%~12%[*] • 最常见的是喉返神经或喉上神经麻痹 • 出现声音嘶哑，通常是暂时性的，很少导致气道阻塞 • 其他脑神经、舌下神经、迷走神经和面神经分支均可受伤

[*]From Herrick L.et al.（2016）
[#]From Brott T.G.et al.（2011）

　　由于手术操作后压力感受器功能障碍，CEA 术后常出现血流动力学不稳，可表现为血压过高或过低。其他可引起血流动力学不稳定的原因也不容忽视，如心肌缺血、心律失常、缺氧、高碳酸血症、气胸、疼痛、谵妄、脑卒中和膀胱扩张等。

　　术后高血压控制不佳是脑高灌注综合征的主要危险因素。维持 SBP 在 140mmHg 以下可降低其发生风险。术后应常规监测颈围，当颈部血肿进行性扩大时需再次插管及紧急探查。

　　多数患者术后应进入监护病房，恢复使用阿司匹林以降低术后急性颈动脉血栓形成的风险。

（宋婉晴　译，金海龙　校）

推荐阅读

Bouri, S., Thapar A., Shalhoub, J., et al: Hypertension and post-carotid endarterectomy cerebral hyperperfusion syndrome. *Eur J Vasc Endovasc Surg: The Official Journal of the European Society for Vascular Surgery* 2011; **41**(2):229–237.

Brott, T.G., Halperin, J.L., Abbara, S., et al (2013). 2011 ASA/ACCF/AHA/AANN/AANS/ ACR/ASNR/CNS/SAIP/SCAI/SIR/SNIS/SVM/ SVS guideline on the management of patients with extracranial carotid and vertebral artery disease: executive summary: A report of the American College of Cardiology Foundation/ American Heart Association Task Force on Practice Guidelines, and the American Stroke Association, American Association of Neuroscience Nurses, American Association of

Neurological Surgeons, American College of Radiology, American Society of Neuroradiology, Congress of Neurological Surgeons, Society of Atherosclerosis Imaging and Prevention, Society for Cardiovascular Angiography and Interventions, Society of Interventional Radiology, Society of NeuroInterventional Surgery, Society for Vascular Medicine, and Society for Vascular Surgery. Developed in collaboration with the American Academy of Neurology and Society of Cardiovascular Computed Tomography. Catheterization and Cardiovascular Interventions: Official Journal of the Society for Cardiac Angiography & Interventions, 81(1), E76–123.

Chongruksut, W., Vaniyapong, T., Rerkasem, K.: Routine or selective carotid artery shunting for carotid endarterectomy (and different methods of monitoring in selective shunting). *Cochrane Database Syst Rev* 2014; **6**:CD000190.

Guay, J., Kopp, S.: Cerebral monitors versus regional anesthesia to detect cerebral ischemia in patients undergoing carotid endarterectomy: A meta-analysis. *Can J Anaesth* 2013; **60**(3): 266–279.

Herrick, I., Chui, J., Higashida, R.T., et al: Chapter 16. Occlusive cerebrovascular disease: Anesthetic considerations. In Cottrell, J.E., Patel, P. (Eds.). *Neuroanesthesia*, 6th ed. NewYork, NY: Elsevier; 2016.

Lewis, S.C., Warlow, C.P., Bodenham, A.R., et al: General anaesthesia versus local anaesthesia for carotid surgery (GALA): A multicentre, randomised controlled trial. *Lancet* (London, England), 2008; **372**(9656):2132–2142.

Pandit, J.J., Satya-Krishna, R., Gration, P.: Superficial or deep cervical plexus block for carotid endarterectomy: A systematic review of complications. *Brit J Anaesth* 2007; **99**(2):159–169.

Shakespeare, W.A., Lanier, W.L., Perkins, W.J., Pasternak, J.J.: Airway management in patients who develop neck hematomas after carotid endarterectomy. *Anesth Analg* 2010; **110**(2):588–593.

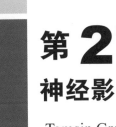

第 27 章
神经影像检查的麻醉与镇静

Tamsin Gregory

要点

- 神经放射检查在神经疾病诊断中起重要作用，是神经外科、神经放射科及神经重症医学科进行治疗的先决条件。
- 利用多种成像技术可获得与脑、脊髓结构及功能相关的数据，并指导临床干预。
- 所有参与神经影像检查的医护人员必须了解检查流程及注意事项，以确保患者及医护人员安全。
- 在神经影像检查过程中进行镇静和全身麻醉操作要达到与手术室相同的标准。

缩略词

CBF	Cerebral blood flow	脑血流量
CBV	Cerebral blood volume	脑血容量
CI-AKI	Contrast-induced acute kidney injury	造影剂致急性肾损伤
CT	Computed tomography	计算机断层扫描
ECG	Electrocardiograph	心电图
fMRI	Functional magnetic resonance imaging	功能磁共振成像
G	Gauss	高斯
MR	Magnetic resonance	磁共振
MRI	Magnetic resonance imaging	磁共振成像
T	Tesla	特斯拉

目录

– 计算机断层扫描

– 磁共振成像

– 介入神经放射学

- 伽马照相显像术，单光子发射计算机断层扫描和正电子发射断层扫描
- 成像过程中的安全问题

– 辐射

– MRI 安全性

– 造影剂

- 麻醉与镇静
- 推荐阅读

引言

对于患有各种神经功能障碍的患者，神经放射学科已开展一系列复杂技术和介入治疗。这些操作在远离手术室的区域进行，患者多为合并多种并发症的老年人，且手术时间较长，因此需要神经外科麻醉医师及神经重症监护医师的共同协作。

成像技术

计算机断层扫描

应用电离辐射的计算机断层扫描（computed tomography，CT）技术可提供大脑、脊髓及其他器官系统的细节图像。此外，通过静脉注射造影剂前后对比 CT 血管造影可计算脑血流量（cerebral blood flow，CBF）和脑血容量（cerebral blood volume，CBV），吸入 28％氙气后的成像也可用于测量 CBF。立体定向手术可通过 CT 或磁共振成像（magnetic resonance imaging，MRI）数据进行颅内病变微创切除或进行功能神经外科手术。在框架立体定向术中，将机械框架连接于患者头部进行 CT 或 MRI 扫描，从而得到患者大脑的三维图像。在无框架立体定向术中，初始 CT 或 MRI 数据存储于计算机中，通过传感器将颅骨固定点映射至图像上。

磁共振成像

在 MRI 数据采集期间，强大的静磁场及间歇振荡射频场产生的图像取决于人体内氢原子的分布。磁场强度以特斯拉（Tesla，T）和高斯（Gauss，G）表示，其中 1T 等于 10000 G，地球的磁场强度为 0.5~1.5G。临床 MRI 的场强范围为 0.05~3T。MRI 可提供高分辨率的结构图像，也可通过不同的数据采集方式提供大脑不同区域激活的信息，即功能磁共振成像（functional magnetic resonance imaging，fMRI）。使用造影剂后，磁共振血管造影可显示血管情况，

快速成像可提供脑灌注相关数据。通过灌注和弥散加权成像，可获得脑缺血和即将发生组织坏死的证据，这对于神经重症医师非常重要。磁共振波谱法可进行包括乳酸和谷氨酸在内的多种细胞功能标志物的生化分析。

在手术过程中进行磁共振（magnetic resonance，MR）扫描可帮助外科医生避开关键组织结构并完整切除病灶。MR 扫描可以在外科手术过程中进行，也可暂停手术单独进行。

介入神经放射学

在局部麻醉或全身麻醉下，使用微导管通过股动脉等进入患者血液循环至椎动脉或颈动脉可显示颅内血管情况，通过股静脉或颈静脉造影可显示静脉循环。通过数字减影软件，可从图像中删除非血管结构的信息。将注射造影剂后得到的血管解剖图像保存为"路线图"并在其上叠加荧光透视图像，协助介入医师在相关脑血管内的操作。这项技术要求患者保持静止状态，尽管可重复注射造影剂来更新路线图像。微导管可使用微线圈、支架、球囊、胶、溶栓药物、硬化剂和化疗药物。通过该技术可进行诊断性血管造影、脑动脉瘤栓塞、动静脉畸形栓塞、经皮血管成形术和血管内溶栓等。在上述手术中需确保患者制动，以避免血管破裂和内膜撕裂等并发症。关于介入神经放射学的详细内容见本书第 28 章。

伽马照相显像术，单光子发射计算机断层扫描和正电子发射断层扫描

单电子发射 CT 应用多个伽马检测器发射同位素生成非定量的 CBF 断层图像。正发射断层扫描是一项包含 ^{15}O 和 ^{18}F 同位素发射正电子的技术。正电子湮灭发射伽马射线光子，通过一对伽马探测器在空间中定位，可提供全脑生理学的相关信息，如 CBF、CBV、氧化代谢及葡萄糖代谢。

成像过程中的安全问题

辐射

上述所有影像技术中除 MRI 外均涉及电离辐射的暴露。为减少对工作人员的暴露，应尽量与 X 射线源保持最大的距离。工作人员应遵循标准的预防措施，包括使用铅化玻璃、铅围裙、甲状腺防护套、防护眼镜及辐射暴露检测器。女性患者在进行任何影像检查前应确定是否妊娠。

MRI 安全性

尽管普遍认为磁场是安全的，但也应尽量减少不必要的高场强磁场暴露。可使用特制的监测设备减少磁场暴露，应在 MRI 检查室外配备另外一个监护仪。目前尚无 MRI 对胎儿不良影响的记录，但建议孕妇只在绝对必要时才进

行 MRI 检查。扫描过程中磁场的快速变化可产生敲击声，最高可达 140 分贝，因此应佩戴耳保护装置。

MRI 扫描过程中的不良事件涉及患者、设备及医护人员，因此操作人员应当熟悉 MRI 检查环境并确保医患安全。MRI 磁场的产生基于浸没在 −273℃ 液氮中的低温超导磁体，温度升高后，氦气会迅速蒸发（"淬火"）可能稀释室内氧气，而冷蒸汽可导致冻伤和烧伤。在强磁场下，任何未固定的磁性物体都可能是危险的，除非已知是安全的否则磁性物体不可带进 MRI 检查室。即使是植入体内的磁性物体也可能依据其大小和位置而发生移动（如人工耳蜗植入物和动脉瘤夹）。带有颅内动脉瘤夹的患者不应接受 MRI 检查，除非动脉瘤夹已被注明是非磁性的。磁性植入物可引起图像失真或因射频电流导致温度升高而引起局部组织烧伤。已有报道装有心脏起搏器患者行 MRI 检查后死亡的原因可能是磁场使起搏器簧片开关拨至固定速率模式，导致 T 波上行中的起搏尖峰引发 R on T 现象，诱发了室性心律失常。因此，MRI 通常禁用于装有起搏器和其他可植入电子设备的患者，除非已注明行 MRI 是安全的。目前与 MR 兼容的起搏器越来越多，如果对植入物的安全性有任何疑问，应在患者进入 MRI 检查室前根据产品说明书进行确认。MRI 室通常备有一个供患者和工作人员完成的检查表，以排除不可进行 MR 检查的植入物。如果某设备在 MRI 环境中不会对患者造成危险并且与 MRI 兼容，即可称为该设备是MRI 安全的。

尽管在 MRI 检查室中使用监测和麻醉设备存在困难，但目前已开发出大量专门用于 MRI 环境的监测和麻醉系统。许多传感器行 MRI 是安全的，但其可能与 MRI 不兼容产生图像伪影。这些导联引起感应电流可能有导致烧伤的风险。心电图（electrocardiograph，ECG）监测在 MRI 检查时要注意，射频会产生 ECG 伪影，而且 T 波和 ST 段变化可能被误认为高钾血症或心包炎。

造影剂

在进行 CT、血管造影和 MRI 检查过程中需注射大量造影剂，某一些患者可能因此面临造影剂致急性肾损伤（contrast-induced acute kidney injury，CI-AKI）的风险，因此在接受检查前所有患者都应进行血肌酐和肾小球滤过率的检测。限制造影剂的剂量，并在检查前后进行充足的输液可降低 CI-AKI 的风险。

麻醉与镇静

在中心手术室外进行的神经放射手术日益复杂而耗时，麻醉与镇静具有一定挑战性。此外，许多介入手术室的设计未充分考虑到麻醉因素。为获得术中最佳的影像图像，手术室的光线可能较暗，设备的摆设也不利于麻醉医生快速接近患者。通过合理的麻醉相关的布局规划，可减少环境对麻醉及镇静带来的不利影响。大多数诊断性操作可在镇静或局部麻醉下进行，可选用咪达唑仑、芬太尼、低剂量瑞芬太尼、异丙酚和右美托咪定。儿童、镇静失败、幽闭恐惧症、焦虑症、运动障碍、学习障碍的患者可能需要全身麻醉。大剂量镇静可能不适合伴有合并症或颅内压升高的患者。手术时间较长、刺激较强以及需要正压通气的重症患者需要全身麻醉。麻醉方式的选择应在手术开始前讨论决定，麻醉的目的在于优化脑灌注及控制颅内压以维持脑生理功能稳定，同时为神经放射医生提供最佳手术条件。根据患者具体情况选择静脉或吸入麻醉。

介入手术床比较狭窄，搬运患者应当十分小心，应充分考虑手术过程中影像设备移动，以及气道管路、连接线及监测设备移位的风险。患者在转运至手术室，整个手术期间以及送出手术室的整个过程中均应充分监护。在介入手术室执行与中心手术室相同的局麻监测和全身麻醉标准，包括对所有接受局麻镇静患者常规应用二氧化碳监测。所有医务人员均应熟悉应急预案并密切关注可能出现的危险。

（崔倩宇　译，金海龙　校）

推荐阅读

Arlachov, Y., Ganatra, R.H.: Sedation/anaesthesia in paediatric radiology. *Br J radiol* 2012; **85**(1019):e1018–e1031.

Arthurs, O.J., Sury, M.: Anaesthesia or sedation for paediatric MRI: Advantages and disadvantages. *Curr opin Anaesthesiol* 2013; **26**(4):489–494.

Crute, D., Sebeo, J., Osborn, I.P.: Neuroimaging for the anesthesiologist. *Anesthesiol clin* 2012; **30**(2):149–173.

Henrichs, B., Walsh, R.P.: Intraoperative MRI for neurosurgical and general surgical interventions. *Curr opin anaesthesiol* 2014; **27**(4):448–452.

Landrigan-Ossar, M.: Common procedures and strategies for anaesthesia in interventional radiology. *Curr opin anaesthesiol* 2015; **28**(4):458–463.

Landrigan-Ossar, M., McClain, C.D.: Anesthesia for interventional radiology. *Paediatr anaesth* 2014; **24**(7):698–702.

Schulenburg, E., Matta, B.: Anaesthesia for interventional neuroradiology. *Curr opin anaesthesiol* 2011; **24**(4):426–432.

Tsai, L.L., Grant, A.K., Mortele, K.J., Kung, J.W., Smith, M.P.: A practical guide to MR imaging safety: What radiologists need to know. *Radiographics: A review publication of the radiological society of North America, Inc* 2015; **35**(6):1722–1737.

第 **28** 章
介入神经手术的麻醉

Chanhung Lee

要点

- 术前应认真评估患者基础血压及心血管贮备能力，尤其是对于可预计的血压调控和血流动力学波动等情况。
- 术中使患者制动以保证成像质量。
- 术中及术后认真评估患者凝血功能，预防血栓性和出血性并发症的发生。
- 颅内血管内操作过程中可能突然出现致命性并发症，需进行多学科合作。
- 术中和术后需监测患者血流动力学是否稳定和神经系统功能是否恶化。

缩略词

ACT	Activated clotting time	活化凝血时间
ARUBA	A randomized trial of unruptured brain arteriovenous malformations	一项关于未破裂脑动静脉畸形的随机试验
BAVM	Brain arteriovenous malformation	脑动静脉畸形
CT	Computed tomography	计算机断层扫描
ICU	Intensive care unit	重症监护病房
INR	Interventional neuroradiology	介入神经放射学
ISAT	International subarachnoid aneurysm trial	国际蛛网膜下腔动脉瘤试验
MRI	Magnetic resonance imaging	磁共振成像

目录

- 引言
- 麻醉前评估
- 监测和血管通路
- 麻醉方法

引言

　　本章重点介绍常见介入神经放射学（interventional neuroradiology，INR）手术的麻醉管理，包括颅内动脉瘤、颈动脉狭窄、缺血性卒中和脑动静脉畸形。INR 大致定义为在血管内通路中给予药物和置入装置来治疗中枢神经系统血管疾病的手术方式。由于 INR 技术的快速发展，麻醉医生越来越多地参与到这个领域当中。

麻醉前评估

　　术前应认真评估患者基础血压及心血管贮备能力，尤其是对于可预计的血压调控和血流动力学波动等情况。术前治疗或预防血管痉挛所使用的钙通道阻滞剂可能会影响术中血流动力学的稳定。

　　对于可能存在不安全气道的病例，评估紧急情况置入喉镜的难易程度时应同时考虑手术台或手术间的限制问题。术前应确定患者是否怀孕以及是否存在造影剂不良反应史。

监测和血管通路

　　建立的静脉通路必须预留足够的长度，确保在距离图像增强器最远的地方也可以给予药物和液体。当手术开始后，患者被无菌单覆盖、手臂被束缚在身体两侧，麻醉医生很难接触到动脉或静脉通路，所以术前应确保一切管路的连接正常。抗凝药、麻醉药和血管活性药物应尽量从近端管腔输注，尽量减少无效腔体积。

除了常规监测之外，应将脉搏血氧饱和度仪夹在患者的脚趾上，同时放置股动脉鞘作为股动脉阻塞或远端动脉栓塞的早期预警。由于术中常给予大量肝素盐水和造影剂，留置导尿既便于术中液体管理，又能使患者术后更加舒适。有创动脉压监测和获取血液样本可能会对一些颅内操作或术后护理产生助益。股动脉鞘可以应用，但手术结束后应立即取下。

麻醉方法

麻醉选择因医院不同而有所差别，没有明确的结论说明哪种方法更优。麻醉后快速苏醒有助于神经功能评估。

静脉镇静

在很多神经介入操作中，患者感觉到的不是疼痛，而是心理上的巨大压力。对于采取静脉镇静的患者，应用棉垫保护受压处，帮助患者找到舒适的体位，便于耐受术中长时间保持不动的平卧体位，减少用药的需求。

镇静技术有助于早期发现神经功能缺损及其原因，指导医生迅速进行处理。镇静方法有很多，应根据医师的经验和麻醉管理目标去选择。所有的静脉镇静方法都可能引起潜在的上呼吸道梗阻。正在接受抗凝治疗的患者使用鼻咽通气道可能会引起出血，应尽量避免。

全身麻醉

介入治疗时采用全身麻醉的趋势有所增加，因为它可保证成像过程中暂时控制患者呼吸和体动，这点对于儿童和不合作的成年患者来说尤其重要。麻醉方法的选择主要取决于患者心脑血管的情况和医生的经验。全凭静脉麻醉或静吸复合麻醉方法可优化患者的术后快速苏醒。

抗凝

应仔细管理患者的凝血状态以防止术中及术后的血栓性并发症。通常在测得活化凝血时间（activated clotting time，ACT）的基线值后，静脉给予肝素（70U/kg）使 ACT 时间延长至基础值的 2~3 倍。然后在每小时监测 ACT 的情况下可持续或间断给予肝素。手术结束时，用鱼精蛋白逆转肝素的抗凝作用。

抗血小板药物（阿司匹林、噻氯匹啶和Ⅱb/Ⅲa糖蛋白受体拮抗剂）被应用在脑血管疾病和急性血栓性并发症的治疗中。目前没有单一的监测技术，由于抗血小板药物作用时间长，输注血小板是快速逆转抗血小板药物的唯一手段。抗血小板药物和与其一同使用的肝素都是导致出血的危险因素。此外，如果使用新型抗凝剂需要很好地了解其作用机制，从而制定合理的围术期治疗策略。

控制性低血压

采取控制性降压的两项适应证为：①测试颈动脉闭塞患者的脑血管储备；②在注射凝胶前，使 AVM 供血动脉的血流减慢。选择控制性降压药物时应根据医师的经验、患者的状态和降压目标。

控制性高血压

发生急性动脉栓塞或痉挛时，增加侧支循环血流的唯一可行的方法是通过升高全身血压来增加侧支循环灌注压。将血压提升至何种程度取决于患者状况和疾病本身的特点。通常使血压高于基础值 30%~40% 或直至缺血性症状消失。去氧肾上腺素是用于控制性升压的一线药物，常用滴定的方法将血压控制到所需水平。使用血管活性药物之前应权衡升压后缺血区出血的风险及灌注改善的收益。

神经功能的管理和手术危机

术前精心制定治疗计划和麻醉医生和神经介入医生之间迅速有效的沟通是使患者取得良好预后的关键。

麻醉医生的首要任务是保证气体交换和气道安全。在决定治疗方案前，除了考虑气道管理，麻醉医师还应与介入医生充分沟通，判断疾病是出血性还是阻塞性的。血管内阻塞性疾病的治疗目标是提高血压以增加末梢血管的灌注，可以采取（或不采取）直接溶栓。

如果是出血性脑血管病，应立即停用肝素，并用鱼精蛋白逆转。紧急逆转肝素抗凝作用时，每 1mg 鱼精蛋白可拮抗 100 单位初始剂量的肝素。ACT 监测用于调整鱼精蛋白的使用剂量。应用鱼精蛋白的并发症包括低血压、过敏反应及肺动脉高压。随着新型、长效直接凝血酶抑制剂的应用，紧急逆转抗凝作用的策略需进一步完善。

头痛、恶心、呕吐及穿孔血管区的疼痛往往提示严重的出血。突发意识丧失不一定是由于颅内出血。癫痫、造影剂反应或短暂性脑缺血发作均可导致患者反应迟钝。对于全身麻醉状态的患者，突然发生的心动过缓或造影剂外渗可能是提示颅内出血的唯一指征。

术后管理

血管内介入治疗的患者术后应立即进入监护病房或 ICU，以便密切观察血流动力学状态或神经功能恶化的情况。无论是控制性高血压还是控制性低血压都应持续至术后。对病情复杂的患者，可能需要进行 CT 或 MRI 检查，在转运及影像学检查的过程中必须严密监测。

常见脑血管疾病的介入治疗

颅内动脉瘤

国际蛛网膜下腔动脉瘤试验（international subarachnoid aneurysm trial，ISAT）研究表明，对于很多颅内动脉瘤病变来说，弹簧圈栓塞术已成为首选治疗方法，偶尔需要同时阻断供血动脉近端。通常使用弹簧圈栓塞动脉瘤囊。麻醉医生应时刻意识到动脉瘤可能发生自发性破裂，或由于血管内操作直接损伤动脉瘤壁引起动脉瘤破裂。

血管成形术可用于治疗难治性的症状性脑血管痉挛。也可通过动脉内直接输注药物进行"药物性"血管成形术，这些药物包括罂粟碱、钙通道阻滞剂（尼卡地平和维拉帕米）和米力农，但这些药物常导致短暂的低血压。

颈动脉狭窄

颈动脉血管成形术与颈动脉内膜剥脱术的整体治疗效果相当，前者心肌梗死率较低而卒中率较高。若能进一步防止栓塞，很可能会增加血管内治疗在颈动脉狭窄患者中的应用。

颈动脉窦扩张可引起（严重的）心动过缓，可能需要静脉使用阿托品或胃长宁，偶尔需要经皮起搏。由于许多患者合并冠状动脉疾病，因此在提高心率时需谨慎。

潜在的并发症包括血管闭塞、穿孔、动脉夹层、痉挛、血栓栓塞、短暂性缺血发作和卒中。颈动脉血管成形术后出现症状性脑出血和（或）脑肿胀的风险约为5%。该综合征与脑灌注过度、术后血压控制不良以及术前颈动脉狭窄的严重程度有关。

缺血性脑卒中

缺血性脑卒中患者进行早期介入治疗效果很好，目前应用越来越广泛。麻醉管理要点详见本书第36章。

脑动静脉畸形

典型的动静脉畸形病变是由一团不规则的血管（称为异常血管团）组成的复杂病灶，通常包含几个离散的瘘管和多个供血动脉和引流静脉。脑 AVM 的管理重点是防止血管团的破裂，因其可导致危及生命的颅内出血。血管内栓塞的目的是尽可能多地清除瘘管及其各自的供血动脉。虽然少数情况下，血管内栓塞术能使脑动静脉畸形的血管团完全闭塞，但其通常是作为外科手术或放疗的辅助治疗方法。虽然包括一项关于未破裂脑动静脉畸形的随机试验（a randomized trial of unruptured brain arteriovenous malformations，ARUBA）在内的最新研究结果显示，对于未破裂 AVMs，对症的药物治疗可能优于任何干预措施，但这是否适用于所有患者仍没有定论。

氰基丙烯酸酯胶可相对"永久"的关闭异常血管。胶液进入引流静脉可能导致急性出血，少数患者可能会引起症状性肺栓塞。由于这些原因，输注胶液时采用控制性低血压可能更加安全。

总结

本章讨论了 INR 手术的麻醉关注要点以及麻醉后患者的常规管理策略。麻醉管理目标是帮助获得良好的图像和保证手术操作顺利。合理的血流动力学管理至关重要，可使患者得到良好的结局。发生突发情况时应与术者及时沟通。

（方婧涵　译，林楠　校）

推荐阅读

Degos, V., Westbroek, E.M., Lawton, M.T., et al: Perioperative management of coagulation in non-traumatic intracerebral hemorrhage. *Anesthesiology* 2013; **119**(1):218–227.

Lee, C.Z., Gelb, A.W.: Anesthesia management for endovascular treatment. *Curr Opin Anaesthesiol* 2014; **27**(5):484–488.

Mohr, J.P., Parides, M.K., Stapf, C., et al: Medical management with or without interventional therapy for unruptured brain arteriovenous malformations (ARUBA): A multicentre, non-blinded, randomised trial. *Lancet*(London, England) 2014; **383**(9917):614–621.

Molyneux, A.J., Birks, J., Clarke, A., Sneade, M., Kerr, R.S.C.: The durability of endovascular coiling versus neurosurgical clipping of ruptured cerebral aneurysms: 18-year follow-up of the UK cohort of the International Subarachnoid Aneurysm Trial (ISAT). *Lancet* (London, England) 2015; **385** (9969):691–697.

Pandey, A.S., Elias, A.E., Chaudhary, N., Thompson, B.G., Gemmete, J.J.: Endovascular treatment of cerebral vasospasm: Vasodilators and angioplasty. *Neuroimaging Clin N Am* 2013; **23**(4):593–604.

第 **29** 章
小儿神经外科麻醉

Sulpicio G.Soriano，Craig D.McClain

要点

- 血压、心率、血细胞比容和液体需求等这些年龄相关的因素必须纳入小儿术前评估、术中管理以及术后监护的过程中。
- 新生儿心、肺、肾及肝脏不成熟，有着独特生理特点，麻醉面临着特殊挑战。
- 围术期应详细评估神经损伤或异常的反应，如呕吐、电解质紊乱、颅内压增加及治疗药物的副作用（如甘露醇、利尿剂及糖皮质激素等）。
- 麻醉诱导受患儿的合并症及神经功能状态影响。
- 术前应详细地计划患者的体位，确保外科医生及麻醉医生都可方便接近患儿。
- 需要精细的液体及血液管理以确保血流动力学的稳定。
- 长时间手术可使婴幼儿的热量显著丢失，术中计划需包括预防体温过低。
- 术中情况的严重程度决定患儿是否需要进入重症监护室，大出血、血流动力学不稳定、神经功能缺损、癫痫和长时间的手术等均需要持续观察。

缩略词

AVM	Arteriovenous malformation	动静脉畸形
CNS	Central nervous system	中枢神经系统
CSF	Cerebrospinal fluid	脑脊液
DI	Diabetes insipidus	尿崩症
ECG	Electrocardiogram	心电图
EEG	Electroencephalography	脑电图
ECMO	Extracorporeal membrane oxygenation	体外膜肺氧合
ICP	Intracranial pressure	颅内压

| PICC | Peripherally inserted central catheters | 经外周中心静脉置管 |
| VAE | Venous air embolism | 静脉空气栓塞 |

目录

引言

　　年龄对小儿神经外科手术的管理十分重要，各种器官因新生儿和婴幼儿的成熟而不断改变，这些改变影响了围术期药物和技术的使用。在出生后两年，小儿中枢神经系统（central nervous system，CNS）发生巨大的结构和功能改变。小儿的颅骨发育、脑血管生理、神经系统病变在新生儿、婴儿、儿童的人群中存在差异，明显区别于成人，因此需要小儿神经外科、麻醉科、重症医学科的亚专科人员培训。本章重点在于强调神经外科患儿发育特点及其对麻醉管理的影响。

术前评估和准备

　　由于心肺器官的相对不成熟，新生儿及婴儿围术期发病率及死亡率高于其他任何年龄组。手术与麻醉操作可对该弱势人群产生非生理性损伤，当患儿合并先天性疾病时这种损伤被放大，增加不良事件的风险。因此必须全面了解患儿的病史，明确增加麻醉不良事件风险的情况，明确哪些患儿需更进一步的术前评估或是否需要将正在接受的治疗调整至术前最佳状态（表29.1）。若存在可疑心脏缺陷（如心脏杂音响亮、吸入室内空气时低氧饱和度、发绀或呼吸困难），则必须进行超声心动图，请小儿心内科医生进行评估，使患儿术前心功能达到最佳状态。具有严重脑血管畸形的新生儿和婴幼儿，可能发展成高心排出量的充血性心力衰竭，需要血管活性药物的支持，术前可能需神经介入医生行血管造影，对高血流病变部位进行栓塞。

术中麻醉时或镇静下接受治疗的患儿如发生血流动力学不稳定和代谢紊乱，可影响神经系统预后。不良预后的影响因子包括围术期血压的控制、二氧化碳分压、高氧或缺氧、温度、血葡萄糖水平。婴幼儿长时间禁食和呕吐可能引起低血容量和低血糖，可加重麻醉过程中血流动力学不稳定和代谢紊乱。这在吸入诱导时尤其重要，因为低血容量的患儿吸入高浓度七氟烷时，可能发生低血压及心动过缓。

表 29.1 影响麻醉管理的并存疾病

疾病状况	麻醉时需注意
先天性心脏病	低氧血症，心律失常，循环不稳定，反常空气栓塞
早产儿	术后呼吸暂停
胃肠反流	吸入性肺炎
上呼吸道感染	喉痉挛，支气管痉挛，低氧血症，肺炎
颅面部畸形	困难插管
去神经损伤	使用琥珀胆碱后发生高钾血症，对非去极化肌松药抵抗，对神经刺激的异常反应
癫痫	肝功能异常，血液指标异常，麻醉药物代谢加快，生酮饮食
动静脉畸形	充血性心力衰竭
神经肌肉疾病	恶性高热，呼吸衰竭，心脏猝死
Chiari 畸形	呼吸暂停，吸入性肺炎
下丘脑或垂体病变	尿崩症，甲状腺功能低下，肾上腺功能不足

术中管理

麻醉诱导

患儿手术室的顺利过度依赖于焦虑程度、认知功能的发展和年龄。9~12个月和 6 岁的患儿可能有分离焦虑，口服或静脉注射咪达唑仑可有效缓解焦虑和产生遗忘作用。在小儿手术室中，常见家长及整个手术团队参与麻醉诱导。对于反应迟钝和昏睡的患儿，麻醉前无需镇静，麻醉诱导应快速进行。

麻醉诱导受患儿的合并症及神经功能状态影响，若患儿无静脉通路，则可采用七氟烷、氧化亚氮、氧气进行吸入诱导。麻醉诱导期间气道梗阻可能导致高碳酸血症及低氧血症，进而加重颅内高压，维持患者气道通畅并适当过度通气可缓解这一情况。对于有静脉通路的患儿，麻醉诱导可采用丙泊酚。一些神经外科手术的患儿，胃内容物误吸风险高，应当采用琥珀胆碱快速序贯诱导气管插管，其中琥珀胆碱的禁忌证为恶性高热、肌肉萎缩症和近期的去神经损伤。

血管通路及体位

神经外科手术中较难接触到患儿，在术前一定开放好静脉通路，通常较粗的外周静脉通路即可满足大多数开颅手术。若外周静脉开放困难，可进行中心静脉置管。然而，中心静脉置管不必常规进行，同时，考虑到婴幼儿中心静脉导管的口径小，其用作吸引静脉空气栓塞（venous air embolism，VAE）管道的应用也受到质疑。超声引导下经外周静脉中心静脉置管（peripherally inserted central catheters，PICC）为婴幼儿提供长时间的中心静脉通路，且无锁骨下静脉置管或颈内静脉置管相关的并发症。桡动脉置管可以监测直接动脉压和进行动脉血气分析，对于婴幼儿，还可以选择足背动脉或胫后动脉穿刺。

患儿术前摆好合适的体位，不仅要满足神经外科手术操作，还要便于麻醉医生观察。婴幼儿颅骨薄，在放置头部固定装置如三脚颅骨钉时有骨折和硬膜外血肿风险，因此可将患儿的头部固定在 U 形头枕上。各种手术体位均可影响患儿的生理状态（表 29.2），很多神经外科手术的患儿采用俯卧位，这种体位可增加腹内压、影响通气、压迫腔静脉，甚至可能由于硬膜外静脉压力增加而导致出血。可用软圈抬高、支撑侧胸壁和髋部，减小胸腔内压和腹腔内压。许多神经外科手术需要稍微抬高头部，促进手术部位的静脉回流和脑脊液（cerebrospinal fluid，CSF）引流，但是头高位会增加空气栓塞的风险。头部过度旋转可压迫颈静脉而引起颈静脉回流受阻、脑灌注减低、颅内压（intracranial pressure，ICP）升高，增加静脉出血的可能性。肥胖患儿俯卧位时可能出现机械通气困难，有时会采用坐位。体位除了影响生理状态外，还可能引起神经血管的压迫和牵拉。

表 29.2　患者体位对生理功能的影响

体位	生理学影响
头高位	增加脑部静脉的回流 降低脑血流 下肢静脉血流淤滞 体位性低血压
头低位	增加脑静脉压和颅内压 功能残气量降低（肺功能） 降低肺顺应性
俯卧位	颜面、舌和颈部静脉充血 肺顺应性降低 腔静脉受压
侧卧位	肺下部的顺应性降低

麻醉维持

神经外科手术中最常用的药物组合为阿片类药物（如芬太尼、舒芬太尼或瑞芬太尼）复合低剂量的异氟烷或七氟烷。右美托咪定作为辅助用药，不影响大部分术中神经生理学监测，可减少阿片类药物的使用。长期进行抗癫痫药物治疗的患儿，由于这些药物的酶诱导作用，常需要更大剂量的肌松药和阿片类药物。在癫痫和脊髓手术中，当需要监测运动功能时，应与手术及监测团队共同决定是否使用肌松药术中维持。

液体管理及出血

患儿需要精细的液体及血液管理以维持血流动力学的稳定，新生儿和婴幼儿的每搏输出量是相对稳定的，故患儿需保持等容量平衡。由于生理盐水轻度高渗，能减轻脑水肿，是神经外科手术中常用液体，但快速大量输注生理盐水（>60ml/kg）可导致高氯性酸中毒。除了有低糖血症风险的患儿，神经外科手术不常规使用含葡萄糖的液体。早产儿和小体重新生儿、糖尿病患儿、完全依赖肠外营养的患儿可能需要补充含葡萄糖的液体。

早产的新生儿血容量约 100ml/kg，足月新生儿血容量为 90ml/kg，婴儿血容量为 80ml/kg。可由以下公式估计最大容许失血量（maximal allowable blood loss，MABL）：

MABL= 估计的血容量 ×（初始 HCT– 最小容许 HCT）/ 初始 HCT

输注 10ml/kg 浓缩红细胞可使血红蛋白浓度增加约 2g/dl，婴幼儿大出血和多次输注红细胞时易发生稀释性血小板减少症，输注 5~10ml/kg 血小板可使血小板计数增加 50000~100000/mm³。在大出血风险高的手术中，常规应用抗纤溶药物氨甲环酸可减少出血。

大型开颅手术可能发生大出血及 VAE，导致患儿突然出现血流动力学不稳定，因此需建立大孔径的静脉通路及有创动脉压力监测。大出血时可给予晶体液、血液替代品、血管活性药物（如多巴胺、肾上腺素、去甲肾上腺素）。由于婴幼儿头部相对较大，静脉空气栓塞风险高，维持容量平衡可减小这一风险。心前区持续多普勒超声有助于早期发现 VAE，使大量气栓入血前进行早期干预。新生儿和小婴儿心脏右向左分流可发生反常气体栓塞导致猝死，一旦发生严重心血管事件而标准心肺复苏难以奏效时，一些小儿中心选择快速建立体外膜肺氧合（extracorporeal membrane oxygenation，ECMO），提供心肺支持。

特殊神经外科手术的麻醉管理

脊髓脊膜膨出与脑膨出

脊髓脊膜膨出与脑膨出有破裂和感染风险，通常需进行急诊手术修补。一些特定大小和位置的缺损使新生儿气管插管具有挑战性。仰卧位时可用中空软垫抬高并支撑病变组织，减小压迫，保持气道通畅。有时需要患儿在左侧卧位下进行气管插管。液体及血液的丢失量取决于病变大小及修复病变时切除组织的多少。这类患儿 20% 在出生时有脑积水，80% 脊髓脊膜膨出的患儿需行脑积水的脑室分流术。

脑积水

手术治疗脑积水是最常见的小儿神经外科手术。麻醉方法依患儿情况而定，意识清醒正常或静脉通路建立困难的患儿，可采用七氟烷吸入诱导，并轻压迫环状软骨。若患儿存在反应迟钝、脑疝形成风险、饱胃，则必须建立静脉通路以快速序贯诱导气管插管。在放置脑室心房分流管的远端时易发生静脉空气栓塞。发生急性脑室分流管梗阻时需要紧急处理，因为婴幼儿颅内容量相对较小，梗阻可快速增加 ICP，产生严重不良结局。

后颅凹肿瘤

后颅凹肿瘤可能侵犯控制呼吸、心率、血压的脑干结构，使得这类患儿的术中管理更加复杂化。手术切除过程中可能破坏呼吸控制中枢，刺激三叉神经可引起高血压和心动过速，刺激迷走神经可导致心动过缓或术后声带麻痹。必须持续监测血压和心电图以发现这些重要结构的损伤。误入直窦和横窦则可能发生严重的静脉空气栓塞。

幕上肿瘤

颅咽管瘤与下丘脑垂体功能不全有关，由于下丘脑－垂体－肾上腺轴可能受损，一般需要类固醇（地塞米松或氢化可的松）替代治疗。围术期尿崩症（diabetes insipidus，DI）可导致血流动力学不稳定及电解质紊乱，因此实验检查需进行血清电解质、渗透压、尿比重和尿量。尿崩症指突发多尿［>4ml/（kg·h）］、高钠血症和高渗透压。初期的管理包括应用抗利尿激素［1~10mU/（kg·h）］、通过监测尿量和估算不显性失水进行精确的液体治疗。

癫痫

癫痫手术存在多个麻醉管理问题。当无创的表面脑电图（electroencephalography，EEG）无法定位癫痫灶时（阶段Ⅰ），可植入皮质电极（网状电极和条状电极）和深部电极，监测数天以记录癫痫图形（阶段Ⅱ）。随后患者回到手术室进行第二次开颅手术，切除癫痫灶。剪开硬脑膜前，不能使用氧化亚氮，因为开颅术后，颅内的积气持续存在3周以上，而氧化亚氮可使气腔膨胀，导致张力性气颅。术中神经生理监测有助于发现和切除癫痫灶，高浓度挥发性麻醉药则可抑制皮质刺激反应。

多项技术可用于术中运动感觉及语言功能的评估，在"睡眠－觉醒－睡眠"技术中，患者在全身麻醉下完成手术区域的暴露，然后被唤醒进行功能测试，当患者无需配合时，重新进行全身麻醉。大部分配合的患儿可耐受丙泊酚或右美托咪定镇静。患儿唤醒开颅手术中，丙泊酚需在监测前20分钟停药，否则会干扰皮层脑电图。镇痛需补充阿片类药物，只有心理准备充分、成熟可配合的患儿才可以考虑行局麻或镇静下开颅术。

脑血管疾病

脑血管手术中麻醉医生的主要任务是保证最佳脑灌注的同时减小出血风险。新生儿大的颅内动静脉畸形（arteriovenous malformation，AVM）与高心排出量的充血性心力衰竭有关，需要血管活性药物支持治疗。栓塞或AVM手术切除后发生的高血压危象，需立即使用血管舒张药物进行控制。

烟雾病患者的麻醉管理目标是改善脑灌注，术前积极补液，术中及术后维持正常血压或轻度升高血压。由于高碳酸和低碳酸血症均可引起颅内缺血区的窃血现象，因此需维持正常的血碳酸水平。术中可应用脑电图监测脑缺血，但其特异性较低。术后需继续补液维持容量以保持最佳脑灌注，并给予镇静剂和阿片类药物，避免由于疼痛和哭闹引起过度通气。

微创神经外科手术

小儿微创神经外科手术包括内镜和立体定向颅内装置的植入。由于小儿颅腔相对小，可发生致命性的颅内高压。

神经内镜技术可用于脑积水治疗和肿瘤活检，脑积水婴幼儿可在第三脑室底部行脑室切开术，烧灼脉络丛减少脑脊液的产生。内窥镜可辅助脑室分流导管精准植入。尽管这种手术相对安全，但是有报道，在灌注液流出不畅和第三脑室底部手术操作时，可能由于急性颅高压导致高血压、心律失常、神经源性肺水肿。

立体定向手术创新性地应用于脑深部损伤的患儿。肌张力障碍患儿通常在轻度镇静状态下植入脑深部电极，然而，大部分患儿无法耐受这一长时间的操作。MRI 引导的颅骨固定脑定位装置已成功应用于全麻下小儿电极植入，相似的技术用于植入深部电极检测深部癫痫病灶。磁共振引导的经腔隙激光热治疗是另一微创技术，用于热凝切除肿瘤和癫痫病灶。这些技术血液与液体丢失极少，因此无需行动脉穿刺置管。然而，这一技术可能发生血管损伤，可术后行影像学检查（MRI 或 CT）排除以上可能。尽管这些技术创伤性小，但恶性脑水肿、出血、新的神经功能损伤仍有报道。

术后管理

术中情况的严重程度决定患儿是否需要进入重症监护室。大出血、血流动力学不稳定、神经功能损伤、癫痫及长时间手术等需要持续观察。重症监护可早期发现和治疗进行性术后事件如出血、癫痫、神经功能缺损、电解质紊乱、呼吸困难及液体丢失。出现进行性神经功能损伤时需立即行 MRI 或 CT 扫描。神经外科手术患儿围术期癫痫的发病率为 7.4%，其中 4.4% 的患儿接受预防性抗癫痫药物治疗。围术期癫痫的独立相关因素包括幕上肿瘤、年龄 <2 岁、低钠血症。预防性使用抗癫痫药物仍存在争议，是否常规使用仍待进一步研究。

神经外科手术患儿术后需保持舒适清醒，以配合完成各项神经功能检查，由于小儿认知功能水平有限，往往难以达到这些目的。小儿 ICU 镇静主要为联合使用阿片类药物和苯二氮䓬类药物。阿片类药物如吗啡和芬太尼可缓慢滴定给药，减轻开颅术后的疼痛，同时维持意识清醒。小儿 ICU 限制使用丙泊酚，因其长期使用可能发生致命性的丙泊酚输注综合征，表现为心动过缓、横纹肌溶解、代谢性酸中毒、多器官功能衰竭。右美托咪定具有镇痛作用，其镇静可被唤醒。

（邹丽华　译，林楠　校）

推荐阅读

Bray, R.J.: Propofol infusion syndrome in children. *Paediatr Anaesth* 1998; **8**:491–499.

McCann, M.E., Soriano, S.G.: Perioperative central nervous system injury in neonates. *Br J Anaesth* 2012; **109**(Suppl 1):i60–i67.

Faraoni, D., Goobie, S.M.: The efficacy of antifibrinolytic drugs in children undergoing noncardiac surgery: A systematic review of the literature. *Anesth Analge* 2014; **118**:628–636.

Hardesty, D.A., Sanborn, M.R., Parker, W.E., Storm, P.B.: Perioperative seizure incidence and risk factors in 223 paediatric brain tumor patients without prior seizures. *J Neurosurg Pediatr* 2011; **7**:609–615.

Limbrick, D.D., Jr., Baird, L.C., Klimo, P., Jr., Riva-Cambrin, J., Flannery, A.M.: Paediatric hydrocephalus systematic R, evidence-based guidelines task F: Paediatric hydrocephalus: Systematic literature review and evidence-based guidelines. Part 4: Cerebrospinal fluid shunt or endoscopic third ventriculostomy for the treatment of hydrocephalus in children. *J Neurosurg Pediatr* 2014; **14**(Suppl 1):30–34.

Meier, P.M., Guzman, R., Erb, T.O.: Endoscopic paediatric neurosurgery: Implications for anesthesia. *Paediatr Anaesth* 2014; **24**:668–677.

Soriano, S.G., Martyn, J.A.J.: Antiepileptic-induced resistance to neuromuscular blockers: Mechanisms and clinical significance. *Clin Pharmacokinet* 2004; **43**:71–81.

Soriano, S.G., Sethna, N.F., Scott, R.M.: Anesthetic management of children with moyamoya syndrome. *Anesth Analg* 1993; **77**:1066–1070.

Stricker, P.A., Lin, E.E., Fiadjoe, J.E., et al: Evaluation of central venous pressure monitoring in children undergoing craniofacial reconstruction surgery. *Anesth Analg* 2013; **116**:411–419.

Tovar-Spinoza, Z., Choi, H.: Magnetic resonance-guided laser interstitial thermal therapy: Report of a series of paediatric brain tumors. *J Neurosurg Pediatr* 2016; **17**:723–733.

第30章

小儿颅脑创伤的麻醉注意事项

Monica S. Vavilala，Randall Chesnut

要点

- 创伤性脑损伤是引起 1 岁以上儿童死亡的首要原因。
- 50% 的脊髓损伤患儿伴有创伤性脑损伤。
- CT 扫描是发现弥漫性脑损伤和脑水肿最常用的检查。
- 格拉斯哥昏迷量表评分 <9 的儿童需要气管插管以保护气道并控制颅内压增高。
- 发生脊髓损伤的患儿，必须妥善固定颈椎。
- 神经创伤的患儿适合选用全身麻醉，全身麻醉药物包括静脉麻醉药和挥发性麻醉药（<1MAC），阿片类药物和肌肉松弛药。
- 纠正头部创伤造成的低血压，应先补充血容量，再选用血管加压药治疗。
- 术中应避免过度通气（$PaCO_2 < 30$ mmHg）（<4 kPa），除非有证据表明患者发生脑疝。
- 颅内高压需要高渗疗法治疗。
- 应早期预防、积极治疗由高血糖、体温过高、缺氧和（或）凝血功能障碍引起的继发性脑损伤。

缩略词：

CBF	Cerebral blood flow	脑血流量
CMR_{glu}	Cerebral metabolic rate for glucose	脑糖代谢率
$CMRO_2$	Cerebral metabolic rate for oxygen	脑氧代谢率
CPP	Cerebral perfusion pressure	脑灌注压
CT	Computed tomography	计算机断层扫描
DAI	Diffuse axonal injury	弥漫性轴索损伤
GCS	Glasgow Coma Scale	格拉斯哥昏迷评分

ICP	Intracranial pressure	颅内压
iTBI	Inflicted traumatic brain injury	人为加害（虐待）创伤性颅脑损伤
LLA	Lower limit of autoregulation	自动调节的下限
MAC	Minimum alveolar concentration	最低肺泡有效浓度
SBP	Systolic blood pressure	收缩压
SCI	Spinal cord injury	脊髓损伤
SCIWORA	Spinal cord injury without radiological abnormalities	无放射异常的脊髓损伤
TBI	Traumatic brain injury	创伤性颅脑损伤

目录

　　- 脑血流动力学
- 手术适应证
- 总结
- 推荐阅读

引言

　　小儿神经创伤［创伤性颅脑损伤（traumatic brain injury，TBI）和脊髓损伤（spinal cord injury，SCI）］是一岁以上儿童死亡的主要原因。小儿神经创伤后常造成严重残疾，通常会对其后期的功能发育产生巨大影响。

创伤性颅脑损伤

流行病学

　　所有创伤患儿，特别是那些损伤机制可疑，意识丧失，多次呕吐和颅外损伤的患儿都应该考虑创伤性颅脑损伤。大多数多发性创伤的患儿有 TBI，且大多数创伤性死亡与 TBI 有关。机动车相关的撞击（钝器创伤）和跌倒是 TBI 最常见的原因。然而，在 4 岁以下的婴幼儿中因为虐待导致的故意加害性 TBI（inflicted traumatic brain injury，iTBI）是常见的原因。10%~15% 的儿童 TBI 是严重分级，其死亡率为 50%。TBI 后，儿童的死亡率比成人低（2.5% vs 10.4%），但某些因素出现预示结果会更严重（框 30.1）。运动造成的脑震荡可能与长期后遗症和脑血管紊乱有关，而脑血管紊乱会影响脑部生理。

框 30.1　小儿 TBI 不良结局预测因子

年龄 <4 岁
心肺复苏
多发伤
缺氧（PaO_2<60 mmHg）（<8 kPa）
过度通气（$PaCO_2$<30 mmHg）（<4 kPa）
高血糖（葡萄糖 > 250 mg/dl）（> 5.5 mmol/L）
发烧（温度 > 38℃）
低血压（收缩压　< 年龄的第 5 百分位数）
颅内高压（ICP> 20 mmHg）
康复不佳

损伤模式

儿童对 TBI 更敏感，因为儿童的头身比例较大，颅骨较薄，故对颅内容物的保护较少；有髓鞘的神经组织较少，使其更容易受到损伤；以及弥漫性脑损伤和脑水肿的发生率较成人更高。儿童 TBI 后颅内压（intracranial pressure，ICP）增高的发生率比成人高（80%对50%）。弥漫性 TBI 是最常见的损伤类型，会导致弥漫性轴索损伤和永久性残疾的脑震荡。

诊断

TBI 的诊断主要依据计算机断层扫描（computed tomography，CT），但在弥漫性轴索损伤（diffuse axonal injury，DAI）患者中最初除了明显的神经病学发现和增高的颅内压，其余可能都是正常的。重复检查通常可显示由脑水肿引起的继发性损伤，但考虑 CT 扫描期间辐射暴露累积可能增加，近期的指南做出更新，禁止常规做影像学检查，在后期随诊中出现神经功能下降时才进行 CT 扫描。

生理学和病理生理学

脑血流动力学

儿童全脑氧代谢率（cerebral metabolic rate for oxygen，$CMRO_2$）和脑糖代谢率（cerebral metabolic rate for glucose，CMR_{Glu}）均高于成人 [氧气 5.8 ml/（100g·min）vs 3.5ml/（100g·min），葡萄糖 6.8ml/（100g·min）vs 5.5ml/（100g·min）]。与成人不同，小儿的脑血流量（cerebral blood flow，CBF）随年龄而变化，女孩相比男孩可能更高。TBI，CBF 和 $CMRO_2$ 如果不匹配，可能导致脑缺血或充血。近期研究表明，脑充血的发生率为 6% ~10%，而 TBI 后 $CMRO_2$ 可能正常、降低或升高。数据表明健康婴儿同年龄较大的儿童一样，可以在低剂量七氟烷麻醉期间自动调节 CBF。然而，一直认为年龄小的儿童自动调节的下限（lower limit of autoregulation，LLA）不比年龄较大的儿童低（年龄较小和年龄较大的儿童 LLA 正常值范围相同，是 46~76mmHg）。由于血压会随着年龄的增长而增加，所以年龄较小的儿童由于长期低血压（MAP–LLA），脑缺血的风险增加。与成人一样，重度 TBI 患儿大脑自动调节受损的发生率比轻度高，并会导致预后不良。这可能是由于低血压造成的，低血压在儿童 TBI 后很常见并且可能导致脑缺血。

颅内压

成人正常 ICP 在 5~15mmHg 之间，婴幼儿在 2~4mmHg 之间。与成人颅骨顺应性较差不同，囟门未闭的婴儿能够通过扩张颅骨来适应颅内容量缓慢和微小的增加。但是颅内容量的快速扩张可能导致 TBI 后婴儿病情迅速恶化。表 30.2 给出了 ICP 监测的适应证和 ICP 增高的治疗阈值。

故意伤害型创伤性脑损伤

大多数人为加害型损伤的死亡都涉及 TBI。iTBI 的患儿通常会出现意识改变、昏迷、癫痫发作、呕吐或易怒。通常没有既往史，既往史或病史发展与损伤不成比例通常警示临床医生重新考虑诊断。损伤类型包括硬膜下血肿、蛛网膜下腔出血、颅骨骨折或伴或不伴脑水肿的 DAI。患者 iTBI 后，预后很差。

颈椎和脊髓损伤

损伤机制未知，多系统创伤，TBI 或锁骨上方创伤的患儿应怀疑同时患有颈椎损伤。因为与成人相比儿童的组织灵活性更高，所以儿童 SCI 的发病率较低（1%）。机动车车祸是 TBI 最常见的原因，而运动损伤是青少年 TBI 第二大常见原因。半数 SCI 患儿当场死亡。颈椎损伤儿童大约 50% 伴有 TBI，TBI 的存在又会增加脊髓损伤的风险。高剂量类固醇在儿科 SCI 中的作用机制尚不清楚，因此其不是常规用药。

60%~70% 的颈椎损伤发生在 12 岁以上的儿童。较小的患儿上颈椎易受伤，这与颈椎运动的支撑点（C1–C3）有关。12 岁以上的儿童支撑点下移至 C5–C6。完整的颈椎平片评估包括前后位图像，颈 – 胸交界处的侧视图和齿状视图。由于幼儿上颈椎损伤的比例增加，做 CT 时应考虑从 C3 向头部进行扫描。仅通过射线照相检查不能"明确"脊柱的情况。颈椎射线照相检查正常的患儿直到全面检查做完之前，应保持颈椎固定。

儿童颈椎骨折可能不伴随神经系统疾病的发生，反之亦然。没有骨折的神经系统疾病称为无放射异常的脊髓损伤（spinal cord injury without radiological abnormalities，SCIWORA）。早期 MRI 有助于诊断 SCIWORA，现在大多数儿童在 TBI 后 1 周内就进行 MRI 检查。SCIWORA 可发生在颈椎或胸椎中，约 25% 的患儿神经系统疾病发作延迟。神经系统症状包括早期短暂的感觉或运动功能缺失，其意味着后期体征更严重。大多数 SCIWORA 损伤似乎是由痉挛或过度伸展造成的，主要由韧带拉伸或破坏引起而没有骨损伤。有上述症状的儿童需要进行脊柱固定治疗，以防发生复发性损伤。也有可能发生神经源性休克，所以早期使用血管活性药维持脊髓灌注也很重要。

临床管理

2012 年修订了 2003 年制定的儿科严重 TBI 管理指南，并增加了一些新的建议。

初步评估

对受伤儿童的初步处理包括一级和二级调查，然后及时对所有伤害进行对应护理（见表30.2）。格拉斯哥昏迷评分（Glasgow Coma Scale，GCS）（儿童改良版）是最常用的神经学评估量表（表30.1）。下面将讨论关于神经创伤患儿麻醉管理各个方面的相关问题。

表30.1　儿童改良版格拉斯哥昏迷量表

格拉斯哥昏迷量表	儿童昏迷量表	婴儿昏迷评分	得分
睁眼动作	眼睛	眼睛	
自动睁眼	自动睁眼	自动睁眼	4
言语刺激睁眼	对说话做出应答	对说话做出应答	3
疼痛刺激睁眼	对疼痛做出应答	对疼痛做出应答	2
没有反应	没有反应	没有反应	1
语言反应良好	语言反应良好	语言反应良好	5
面对面交流	微笑、定向、互动	咕咕叫、咿呀学语、互动	4
交流时目光涣散	互动不当	急躁	3
不恰当的语言	呻吟	痛苦大哭	2
难以理解的声音	烦躁、不安	痛苦呻吟	1
没有反应	没有反应	没有反应	
运动反应良好	运动反应良好	运动反应良好	6
遵嘱运动	遵嘱运动	正常的自发运动	5
刺痛定位	刺痛定位	触摸躲避	4
刺痛躲避	刺痛躲避	刺痛躲避	3
异常屈曲	异常屈曲	异常屈曲	2
过伸反应	过伸反应	过伸反应	1
没有反应	没有反应	没有反应	

表 30.2　2012 年脑损伤基金会严重脑损伤管理指南精选

生理参数	建议范围
血糖	避免使用含右旋糖的溶液 保持血糖 <200~250mg/dl（4.4~5.5mmol/L）
体温	避免体温过高：将患者降温至 36~37℃ 体温过低（32~34℃）可考虑用于难治性 ICP
脑血流量（CBF）和动脉二氧化碳分压（$PaCO_2$）	避免轻度 / 预防过度通气（$PaCO_2$<30mmHg）（<4kPa） 如果发生急性脑干疝，则选择轻度过度通气 轻度过度通气可考虑用于难治性 ICP
收缩压（SBP）	应尽快纠正低血容量 SBP 应保持至少 > 该年龄段的第 5 百分位数 保持 SBP 在正常范围内（> 50%）
脑灌注压（CPP）	保持 CPP> 40mmHg CPP 40~65mmHg 可代表与年龄相关的最佳治疗连续体
颅内压（ICP）	格拉斯哥昏迷量表评分 <9 时监测 治疗颅内压 > 20mmHg 脑室造口或实质置管
高渗溶液	3% 盐水 0.1~1.0ml/（kg·h） 甘露醇 0.25~1.0g/kg

Adapted from Adelson PD，Bratton SL，Carney NA，et al. "Guidelines for the acute medical management of severeretraumatic brain injury in infants，children and adolescents." Pediatric Critical Care Medicine Vol 4，No 3 Suppl.2012

颈椎固定

小于 6 个月的婴儿应立即使用脊椎板固定头部和颈椎，并用绷带缠绕前额，用毛毯或毛巾缠绕颈部。大于 6 个月的婴儿应按照上述方式或使用小的刚性颈圈固定头部。8 岁以上的儿童使用中等大小的颈圈。为了防止喉镜检查时颈部移位，必须使用刚性颈托。由于 7 岁以下的儿童有突出的枕骨，应于胸椎下方垫一个衬垫，可保证脊柱的中线对齐，并避免在仰卧位时出现过度屈曲。这两种操作对于避免医源性颈椎损伤至关重要。

气道管理

初期接诊时，必须建立通畅的气道。清醒和血流动力学稳定的患儿可以保守治疗，但如果患儿的精神状态改变，应通过吸痰，抬下颏和提下颌或插入口咽通气道来建立呼吸道。GCS 评分 <9 的儿童需要气管插管来保护气道并控制 ICP 增加。然而，最近的研究表明，TBI 患儿院前气管插管与院前气囊-面罩通气相比没有提高生存率，也没有功能改善。气道管理最常用的方法包括麻醉诱导，中线固定手法（manual in-line stabilization），环状软骨加压，直接喉镜，经口腔插管和高浓度氧通气。颅底骨折患者，禁止经鼻气管插管。2012 年指南建议在受伤后的 48 小时内避免预防性过度通气使 $PaCO_2$ 小于 30mmHg（<4 kPa）。如果过度通气用于重度颅内高压的治疗，有证据表明应同时使用先进的神经监测来评估脑缺血。

麻醉技术

关于麻醉技术和监测选择的大多数建议是从成人数据中延伸出来的，麻醉医师应该了解表 30.2 中给出的血流动力学和生理学建议。2012 年指南强调镇痛药、镇静药和神经肌肉阻滞药的选择和剂量由治疗医师决定。

静脉药

用于气管插管的所有静脉镇静-催眠诱导药包括巴比妥酸盐，依托咪酯和异丙酚，它们都是有效的脑血管收缩剂，会导致 CBF 和 CMRO2 下降，并且可以降低 ICP。阿片类药物和苯二氮䓬类药物可以安全地用于气管插管，但应小剂量使用。氯胺酮在儿童 TBI 患者中可能是安全的，因为最近的一项研究表明其与 TBI 中 ICP 的降低有关。利多卡因通常用作麻醉药辅助剂，防止血流动力学不稳定且不能使用大剂量镇静催眠药的患者进行喉镜检查和气管插管时引起的 ICP 增加。右美托咪定在 TBI 中很有优势，它能够保留脑自动调节和促进神经系统检查的能力。2012 年指南建议若多种药物和手术都无法有效控制 ICP，且血流动力学稳定的患者可考虑巴比妥治疗。

挥发性药物

所有吸入药物都是脑血管扩张剂，但与其他药物相比，小于 1MAC 的七氟烷不会增加脑血流速度。因此，在儿童 TBI 中，与异氟烷、地氟烷或氟烷相比，七氟烷可能是最好的挥发剂。N_2O 会增加 ICP。

肌肉松弛药

肌肉松弛药对脑循环几乎没有影响。是否使用非去极化肌肉松弛药对抗肌颤，都不会引起 ICP 增加。当气道管理预计比较困难时，琥珀胆碱是比罗库溴铵更好的选择。

静脉通路

受伤儿童建立血管通路可能非常具有挑战性。一个通畅的 20 号或更大的外周静脉导管就足以诱导麻醉。通常使用大隐静脉建立静脉。儿童麻醉后，应建立第二条静脉通路。在紧急情况下，如果两次建立外周静脉通路不成功，则应建立一个肘正中静脉通路。中心静脉导管应由经验丰富的人员进行穿刺。

静脉注射液

与成人不同，儿童可因头皮损伤和单发的 TBI 而出现血容量降低。在麻醉和脑复苏期通常使用等渗晶体溶液。应避免使用低渗晶体溶液，而胶体的使用仍存在争议的。因为羟乙基淀粉会加重凝血紊乱，所以不鼓励使用羟乙基淀粉。2012 年指南推荐使用高渗盐水，因为 3% 高渗盐水可用于降低 ICP 和改善脑灌注压（cerebral perfusion pressure，CPP）。

葡萄糖

回顾性研究表明，高血糖（葡萄糖 200~250mg/100ml）（4.4~5.5mmol/L）与预后不良有关。营养供应有利于预后，因此应在 TBI 后早期开始提供肠内或肠外营养。

监测

建议采用标准监测（如心电图、血氧、呼气末 CO_2）和有创动脉血压对 TBI 患者进行监测。另外，中心静脉压监测很有用。颈静脉导管可安全放置而不增加 ICP。逆行颈静脉饱和度监测可用于指导 TBI 患者的过度通气程度，但不是标准监测方法。因为 ICP 监测可以计算出 CPP，所以其在院内转移和颅外损伤的手术期间非常有用，但使用之前需先纠正凝血功能紊乱。术中必须监测尿量。2012 年指南建议，如果采用低温，则应持续 > 24 小时，复温应以低于每小时 0.5℃的速度进行。定期评估动脉血气和凝血必不可少。进行非神经外科手术的 TBI 患儿应采用 ICP 监测指导血压管理。

脑血流动力学

虽然低血压定义为 SBP 下降 5%，但在没有 ICP 监测且怀疑 ICP 增加的情况下，可能需要更高的 SBP 来维持 CPP。至少，不能使 MAP 降低到低于正常年龄的均值，并且可能需要使用血管加压药。通常静脉注射去氧肾上腺素或去甲肾上腺素治疗低血压同时按照相应年龄的阈值维持 CPP。尽管儿科患者确切的最佳 CPP 未知，但应避免 CPP<40mmHg，并且应保持年龄较大的儿童 CPP 为 50~60mmHg。2012 年指南建议依据Ⅲ级证据应维持脑组织氧合

（PbtO$_2$）大于 10mmHg。

手术适应证

最近发表了一些基于证据的 TBI 外科治疗实践指南，主要是针对儿童 TBI 的 ICP 外科治疗。尽管如此，许多手术的适应证仍然存在争议。TBI 手术的主要目标是优化仍存活脑的恢复。大多数手术涉及切除损伤占位（如血肿），以防止脑疝、颅内高压或 CBF 改变。一般来说，除非是静脉性的小血肿，否则昏迷病人应将硬膜外血肿清除。与疝形成相关的硬膜下血肿大于 10mm 厚，或出现大于 5mm 的中线偏移时应清除。手术治疗脑实质内占位的适应证包括病变引起进行性神经功能恶化，CT 显示明显占位或难治性颅内高压。贯穿伤如果不是广泛损伤且颅内肿块的影响很小（如上所述），通常可以通过局部清创术和水密封闭来控制。2012 年指南建议儿童患者行切除术的适应证包括：神经系统功能进行性恶化，发展为难治性颅内高压。当颅内高压达到或接近耐受极限时，可考虑行去骨瓣减压术和硬膜成形术，因为 ICP 的升高是影响恢复的主要因素。单侧去骨瓣减压术适用于单侧肿胀；双额去骨瓣减压术适用于弥漫性疾病。然而，研究表明 TBI 去骨瓣减压术患者并没有获益，甚至有害。

一般而言，应尽早在安全可行的情况下手术切除昏迷患者的占位组织。由于这通常涉及不能完全复苏的患者，因此手术和麻醉之间的密切合作至关重要。双方应对手术过程、结果预期和持续失血、全身循环稳定性和意外事件等问题保持双向沟通，以便在必要时更改手术方案甚至终止手术。

总结

小儿 TBI 造成的社会成本巨大。因此，改善预后非常重要。尽管儿童 TBI 管理的许多一般原则与成人相似，但应该同时注意 TBI 患儿特有的解剖学，生理学和病理生理学特征。

（李嘉欣　译，金旭　校）

推荐阅读

Bullock, M.R.1, Chesnut, R., Ghajar, J., et al: Surgical management of acute epidural hematomas. *Neurosurgery* 2006; **58**(Suppl 3): S7–S15.

Bullock, M.R.1, Chesnut, R., Ghajar, J., et al: Surgical management of acute subdural hematomas. *Neurosurgery* 2006; **58**(Suppl 3): S16–S24.

Chaiwat, O., Sharma, D., Udomphorn, Y., Armstead, W.M., Vavilala, M.S.: Cerebral hemodynamic predictors of poor 6-month Glasgow outcome score in severe pediatric traumatic brain injury. *J Neurotrauma* 2009 May; **26**(5):657–663. doi: 10.1089/neu.2008.0770.

Crosby, E.T.: Airway management in adults after cervical spine trauma. *Anesthesiology* 2006; **104**(6):1293–1318.

Gausche, M., Lewis, R.J., Stratton, S.J., et al: Effect of out-of-hospital pediatric endotracheal intubation on survival and neurological outcome: A controlled clinical trial. *JAMA* 2000; **283**:783–790.

Kochanek, P.M., Carney, N., Adelson, P.D., et al: Guidelines for the acute medical management of severe traumatic brain injury in infants, children, and adolescents–second edition. *Pediatr Crit Care Med* 2012 January; **13**(Suppl 1):S1–S82.

Pediatric Trauma in Advanced Trauma Life Support Course for Physicians. USA, American College of Surgeons, 1993 pp 261–281.

Skippen, P1., Seear, M., Poskitt, K., Kestle, J., Cochrane, D., Annich, G., Handel, J.: Effect of Hyperventilation on regional blood flow in head injured children. *Crit Care Med* 1997; **25**:1402–1409.

Vavilala, M.S., Kernic, M.A., Wang, J., et al: Pediatric guideline adherence and outcomes study. Acute care clinical indicators associated with discharge outcomes in children with severe traumatic brain injury. *Crit Care Med* 2014 October; **42**(10):2258–2266.

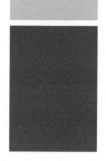

第**31**章
麻醉后恢复室

Veena Sheshadri，Pirjo H.Manninen

要点

- 术后应持续监测，并进行气道、氧合与血流动力学的管理，这些措施对于避免神经系统不良事件非常重要。
- 神经功能可能会出现快速恶化，因此需要定期和频繁的神经系统监测。
- 在进行影像学检查和手术前，应首先排除神经功能恶化的药理学和生理学原因。
- 谨慎使用强效阿片类药物（吗啡，氢吗啡酮）控制疼痛。
- 5HT3 拮抗剂是良好的止吐药，但可能需要多种药物联合使用。
- 当满足所有出室标准时才可离开麻醉后恢复室。

缩略词

COX-2	Cyclooxygenase-2	环氧合酶-2
CT	Computed tomography	计算机断层扫描
GCS	Glasgow Coma Scale	格拉斯哥昏迷评分
ICP	Intracranial pressure	颅内压
ICU	Intensive care unit	重症监护室
MRI	Magnetic resonance imaging	磁共振成像
NSAIDs	Non-steroidal anti-inflammatory drugs	非甾体抗炎药
OSA	Obstructive sleep apnea	阻塞性睡眠呼吸暂停
PACU	Post-anesthesia care unit	麻醉后恢复室
PCA	Patient controlled analgesia	患者自控镇痛
PONV	Postoperative nausea and vomiting	术后恶心呕吐

目录

引言

　　神经外科手术患者的术后恢复是一个关键阶段，包括持续的患者护理和监测，其主要目的是及时识别和治疗并发症。根据机构医疗资源、个体因素和外科手术因素，患者可以在麻醉后恢复室（post-anesthesia care unit，PACU）或重症监护室（intensive care unit，ICU）中立即恢复。并非所有择期神经外科手术患者术后都需转至 ICU。术后早期并发症通常发生在术后 2 小时内。密切监测的重点是及时发现神经功能的恶化和优化影响神经预后的生理参数。

总论

监测

到达恢复室后，应立即评估气道、氧合和血流动力学，并进行神经系统检查。此后应定期并频繁（每15分钟）地进行评估：

- 呼吸功能（氧饱和度，呼吸频率和模式）；心血管功能（心率，心律，血压－有创/无创）
- 神经功能（格拉斯哥昏迷评分（Glasgow Coma Scale，GCS），瞳孔大小和对称性，上肢和下肢的感觉和运动功能，新发神经功能缺损和是否有癫痫发作）
- 体温
- 液体平衡和尿量
- 疼痛评分（口头或视觉）
- 是否出现术后恶心呕吐（postoperative nausea and vomiting，PONV）

神经系统监测还包括颅内压（intracranial pressure，ICP），特别是对于意识水平下降、创伤性脑损伤或脑积水的患者。更进一步的监测如脑电图、经颅多普勒、颈静脉球血氧测定和近红外光谱等不是常规监测，但可能有助于早期发现继发性不良事件。

气道和通气

进入PACU前，大多数清醒患者可以拔管。择期术后早期拔管通常优于辅助通气，因为前者可促进早期神经系统检查，避免不必要的诊断和（或）治疗干预，避免应激性儿茶酚胺增加和其他呼吸机相关问题。后颅窝手术可能会影响到脑干和脑神经的功能，因此需评估呕吐反射。长时间俯卧位手术、颈椎手术、颈动脉内膜剥脱术和涉及大量液体转移的手术术后可能会出现气道水肿。某些患者可能需要术后通气，其适应证见框31.1。

框31.1　术后通气的适应证	
呼吸道问题	上呼吸道阻塞的可能性（气道水肿，巨舌症） 意识状态未恢复或气道反射未恢复
氧合问题	合并严重的呼吸道疾病
心血管不稳定	心功能较差，血容量不足，大量失血

神经病学问题	意识水平下降
	神经功能缺陷
	ICP 增高
	脑干损伤或颅神经功能障碍（呕吐反射缺失）
生理紊乱	低温，酸碱平衡紊乱

液体和电解质

神经外科手术患者围术期液体管理目标是维持正常血容量，避免血清渗透压降低、高血糖和低钠血症。详见第 40 章和第 41 章。

实验室参数

在 PACU 中即应该开始纠正血浆生化和血流动力学的问题。根据需要对患者进行实验室检查。有关血钠紊乱的管理详见第 41 章。

应激、胰岛素抵抗和（或）使用类固醇药物可能引起高血糖，进而可能导致伤口愈合不良，感染和神经功能恶化。血糖水平应维持在 140~180mg/dl（7.8~10mmol/L）。现有的临床数据并不支持对神经外科手术患者严格控制血糖。

体位

头抬高约 30°，有利于改善通气和减少面部，颈部和气道水肿；并促进脑静脉和脑脊液的引流。慢性硬膜下血肿清除后及血管内治疗行股动脉穿刺置管后，患者应平躺。

体温

必要时使用保温毯以维持正常体温。

影像学

应行胸部 X 线检查确认中心静脉导管的位置。大手术后或出现神经功能恶化时需进一步进行影像学检查［CT、MRI 和（或）血管造影］。行检查的转运途中应注意监测和携带氧气。

并发症

气道和呼吸系统

意识水平下降（GCS ≤ 8）和低位颅神经功能障碍的患者有气道阻塞、误吸、不耐受缺氧和高碳酸血症的风险，是重新插管的适应证。过度镇静可能导致气道梗阻，可放置鼻咽气道辅助通气。排除肌松药残余所导致的呼吸窘迫十分重要。颈部手术（如颈动脉内膜剥脱术、颈椎手术等）术后可能出现水肿和血肿，需要监测气道。测量颈部周长可能会有所帮助。

巨舌症是气道阻塞的严重潜在病因。其他风险因素包括俯卧位、颈部过屈、口咽气道及舌突周围静脉或淋巴充血。阻塞性睡眠呼吸暂停（obstructive sleep apnea，OSA）患者术后气道阻塞或低氧血症的风险较高，只要无外科手术禁忌，均应考虑持续正压通气。

心血管系统

保持稳定的血流动力学和脑灌注压很重要。高血压和低血压是导致神经功能预后不良的独立危险因素，因此应提前计划和设定术后目标血压。在高血压（维持脑灌注）和低血压（避免脑出血）之间需做好平衡。脑动静脉畸形术后，应避免高血压，这对预防术后出血或过度灌注综合征至关重要，通常需要药物干预来控制血压。

心血管系统不稳定的神经病学原因包括脑缺血、ICP 增高、脑干损伤、T1~T4 交感神经受累、脊髓休克和脊髓损伤后自主神经反应过度。蛛网膜下腔出血后可引起交感神经系统激活导致心脏功能障碍和神经源性肺水肿。可使用正性肌力药物、有创血流动力学监测和辅助通气进行心脏和呼吸功能支持。

神经系统

任何神经功能的恶化都需要立即注意气道，氧合和通气。大多数情况下，通过影像学（CT，MRI）的快速诊断可确定是否需手术干预来优化血流动力学参数和脑灌注压。此外还应考虑药物因素（阿片类药物或镇静药）和异常生理因素（气道、氧合、血流动力学、温度、酸碱状态、电解质和血糖）导致神经功能恶化的可能性（详见第 5 章、第 34 章、第 35 章、第 42 章）。

疼痛

使用评分系统（口头或视觉）评估疼痛，以帮助指导治疗。开颅术后会引起中度或重度疼痛，但治疗仍然不足，且具有挑战性和争议。疼痛管理应既提供充分镇痛又避免过度镇静，因为后者可掩盖新的神经缺陷。

头皮神经阻滞可有效减轻术后短期疼痛。肠外阿片类药物（芬太尼，吗啡和氢吗啡酮）是管理的基础。尽管最常用的是间歇给药，但也可使用患者自控镇痛（patient controlled analgesia，PCA）。可待因（肌肉注射）效果不佳，应避免使用。镇痛药的副作用包括恶心、呕吐、瘙痒、过度镇静和呼吸抑制。与阿片类药物相比，曲马多的呼吸抑制和镇静作用较小，但恶心呕吐的发生率较高。

单独口服或静脉注射对乙酰氨基酚不能充分镇痛，但可作为辅助药使用。非甾体抗炎药（non-steroidal anti-inflammatory drugs，NSAID）可能抑制血小板功能、引发血肿形成和肾衰竭，其使用存在争议。目前认为选择性环氧合酶-2（cyclooxygenase-2，COX-2）抑制剂有益的证据有限。

脊柱手术术后疼痛程度与手术椎体数量成正比。颈椎，胸椎和腰椎手术之间的疼痛程度没有显著差异。使用 PCA 可得到更好的镇痛效果。多药联合使用可减少阿片类药物用量和副作用。也可选择鞘内或硬膜外使用阿片类药物。其他辅助用药包括 NSAIDs、COX-2 抑制剂、对乙酰氨基酚、类固醇、氯胺酮和加巴喷丁。

术后恶心呕吐

开颅手术和脊柱手术后 PONV 的发病率很高。预防性使用 5-HT3 拮抗剂可有效降低幕上和幕下手术的术后恶心呕吐。必要时可使用多种止吐药。使用地塞米松治疗 PONV 时可能会抑制下丘脑-垂体轴。治疗方案见表 31.1。

表 31.1　止吐治疗方案

药物类别	药物（静脉给药剂量）	主要副作用
5HT3 拮抗剂	昂丹司琼（4mg），托烷司琼（2mg），格拉司琼（1mg），多拉司琼（12.5mg），帕拉诺司琼（0.25mg）	头痛
抗组胺药	二甲基丙烯酸酯（25mg），异丙嗪（12.5mg）	困倦
抗胆碱能药	东莨菪碱（透皮贴剂）	困倦，瞳孔扩大
多巴胺受体拮抗剂	氟哌利多（1mg），甲氧氯普胺（20mg）	锥体外系症状
类固醇激素	地塞米松（8mg）	高血糖

寒战

寒战可通过物理复温和药物进行治疗，包括静脉注射哌替啶（12.5~25mg）、可乐定（75μg）、酮色林（10mg）或硫酸镁（30mg/kg）。

尿潴留

神经脊柱外科手术后尿潴留很常见（高达 39%），可能需膀胱置管导尿。

苏醒期躁动

苏醒期躁动的危险因素包括男性、使用抗抑郁药或苯二氮䓬类药物、经额开颅术和长时间麻醉。首先需保护患者，同时排除和治疗低氧血症、代谢性疾病或神经系统疾病。可能需要使用镇静药或镇痛药进行治疗。

血栓栓塞

神经外科手术术后深静脉血栓形成的发生率很高（开颅手术 3.4%，脊柱手术 1.1%）。建议使用气动压力袜，但并不一定实用。若使用肝素需首先进行风险评估。

其他并发症

一些术式有特殊的术后关注点，如内镜经蝶垂体瘤切除术（咽部血液误吸），神经内镜手术（延迟性唤醒、高钾血症、尿崩症和下丘脑功能障碍）和脑深部刺激术（运动障碍症状）。

出室标准

神经外科手术患者离开 PACU 后可能会转至 ICU、中间护理单、病房，有些患者可能直接回家。腰椎微创椎间盘切除术和清醒开颅肿瘤切除术的患者可能会接受门诊日间手术。美国麻醉医师协会的实践指南不建议设定 PACU 强制性最短停留时间。神经外科的患者可能发生快速神经系统恶化，因此常规的 PACU 离室标准（改良 Aldrete 评分）不足以充分说明术后风险。长时间在 PACU 停留或尽早转至中间护理单位有助于反复的神经功能评估。

一般而言，离开 PACU 前可按照以下原则进行评估：
- 无气道或呼吸道问题
- 血流动力学稳定
- 无重大神经系统问题（清醒 / 警觉 / 定向力，无新发感觉或运动功能缺陷）
- 其他生理参数在正常范围内（温度、酸碱状态和血糖水平）
- 镇痛充分和最小程度的 PONV

（李嘉欣　译，林楠　校）

推荐阅读

Alsaidi, M., Guanio, J., Basheer, A., et al: The incidence and risk factors for postoperative urinary retention in neurosurgical patients. *Surg Neurol Int* 2013; **4**:61.

Apfelbaum, J.L., Silverstein, J.H., Chung, F.F., et al: Practice guidelines for post anesthetic care: An updated report by the American Society of Anesthesiologists task force on post anesthetic care. *Anesthesiology* 2013; **118**:291–307.

Ayrian, E1., Kaye, A.D2., Varner, C.L1., et al: Effects of anesthetic management on early postoperative recovery, hemodynamics and pain after supratentorial craniotomy. *J Clin Med Res* 2015; 7:731–741.

Flexman, A.M., Ng, J.L., Gelb, A.W.: Acute and chronic pain following craniotomy. *Curr Opin Anaesthesiol* 2010; **23**(5):551–557.

Godoy, D.A., Di Napoli, M., Biestro, A., Lenhardt, R.: Perioperative glucose control in neurosurgical patients. *Anesthesiol Res Pract* 2012; **2012**:690362.

Gross, J.B., Apfelbaum, J.L., Connis, R.T., Nickinovich, D.G. for American Society of Anesthesiologists Task Force on Perioperative Management of patients with obstructive sleep apnea et al.: Practice guidelines for perioperative management of obstructive sleep apnea. *Anesthesiology* 2014; **120**:268–286.

Jian, M., Li, X., Wang, A., et al: Flurbiprofen and hypertension but not hydroxyethyl starch are associated with post-craniotomy intracranial haematoma requiring surgery. *Br J Anaesth* 2014; **113**(5):832–839.

Kirkman, M.A., Smith, M.: Multimodal intracranial monitoring: Implications for clinical practice. *Anesthesiol Clin* 2012; **30**:269–287.

Lai, L.T., Ortiz-Cardona, J.R., Bendo, A.A.: Perioperative pain management in the neurosurgical patient. *Anesthesiol Clin* 2012; **30**:347–367.

Latz, B., Mordhorst, C., Kerz, T., et al: Postoperative nausea and vomiting after craniotomy: Incidence and risk factors. *J Neurosurg* 2011; **114**:491–496.

Rhondali, O1., Genty, C., Halle, C., et al: Do patients still require admission to an intensive care unit after elective craniotomy for brain surgery? *J Neurosurg Anesthesiol* 2011; **23**:118–123.

Siegemund, M., Steiner, L.A.: Postoperative care of neurosurgical patient. *Curr Opin Anaesthesiol* 2015; **28**:487–493.

第 32 章

脊髓损伤

Mark Plummer，Ronan O'Leary

要点

- 脊髓损伤（spinal cord injury，SCI）后的存活率较高，但由于原发和继发性损伤导致的并发症发生率非常高。
- 损伤后即刻出现"二次损伤"，并可持续数周之久，目前认为这是一种血管和炎症反应，但具体机制不清。
- 重症监护室（intensive care unit，ICU）管理包括维持脊髓的灌注和氧合，从而防止二次损伤加重病情。
- 四肢瘫痪的患者，急性和长期的呼吸系统并发症经常加重残障甚至导致死亡。
- 损伤后至少第 1 周的平均动脉压应该维持在 85~90mmHg。
- 文献报道对于创伤后意识朦胧的患者而言，在经验丰富的放射科医生通过全脊柱电子计算机断层扫描（computed tomography，CT）扫描排除阳性发现之后，可以无顾虑地解除对脊柱的保护。
- 所有 SCI 的患者都应使用美国脊髓损伤协会（American Spinal Injury Association，ASIA）评分系统常规进行神经功能分级。

缩略词

ASIA	American Spinal Injury Association	美国脊髓损伤学会
CT	Computed Tomography	电子计算机断层扫描
ICU	Intensive Care Unit	重症监护室
NMDA	N–Methyl D–Aspartate	N–甲基–D 天门冬氨酸受体
SCI	Spinal Cord Injury	脊髓损伤

要点

- 理解创伤和其他病因所致急性 SCI 患者中，引起脊髓原发或继发性损伤的病理生理学过程。
- 针对 SCI 常见的、危及生命的并发症，建立 ICU 内预防策略。
- 理解并阐述 SCI 患者的 ICU 管理基本要素。
- 建立创伤后意识朦胧患者解除脊柱保护的安全流程。

目录

引言

　　脊髓损伤（spinal cord injury，SCI）是一种后果极其严重的疾病，其治疗重点在于积极预防损伤进一步加重，并为早期进行康复治疗提供可能。全球每年 SCI 的发病率约为 40~80 例 /10 万人口，其中绝大多数继发于创伤（90%），且主要是既往健康的青年男性（80%）。一般认为 SCI 会从脊髓损伤发生当时的原发性损伤，逐渐过渡到继发性损伤，而高质量的重症治疗能够改善患者预后。本章将主要讨论由创伤和血管损伤引起的 SCI，但其他情况例如炎症反应、感染、自身免疫和肿瘤也可能造成脊髓损伤。多学科合作对于改善患者预后必不可少，其中具有丰富 SCI 及其并发症管理经验的重症监护室（intensive care unit，ICU）尤为重要。

分级

美国脊髓损伤协会（American Spinal Injury Association，ASIA）评分系统广泛应用于 SCI 的评估和分级，但前提条件是患者意识清楚且能够配合。神经损伤平面定义为保留有正常运动和感觉功能的最低脊髓平面。如果肛门和会阴区域的运动及感觉功能完全丧失，意味着平面最低的骶髓（S4-S5）完全性损伤，如果尚保留了部分功能则为不完全性损伤（表 32.1）。事实上，很多 ICU 患者都是高平面的完全性损伤。损伤后 72 小时的 ASIA 评分是目前评估长期预后最敏感的工具，有必要在 ICU 定期记录该评分，用以指导康复治疗。区别完全性损伤（ASIA-A 级）和保留骶段感觉功能的不完全损伤（ASIA-B 级）非常重要，因为后者有 38% 的患者在 1 年后恢复部分运动功能，而前者仅为 8%。

表 32.1 ASIA 脊髓损伤分级

分级	具体描述	比例
A= 完全性损伤	骶段（S4-S5）无任何感觉和运动的功能保留	49%
B= 不完全损伤	损伤神经平面以下，包括骶段 S4-S5 保留感觉功能，但无运动功能	13%
C= 不完全损伤	损伤神经平面以下保留有运动功能，但至少一半以上关键肌肉的肌力在 3 级以下	16%
D= 不完全损伤	损伤神经平面以下保留有运动功能，但至少一半以上关键肌肉的肌力大于或等于 3 级	22%
E= 正常	感觉和运动功能正常	–

病理生理学

创伤患者的原发性损伤是受伤当时神经元的直接破坏所致。这种急性的物理损伤启动一系列复杂的继发性分子和血管级联反应机制，从而导致血管痉挛、血栓形成、微循环自动调节功能丧失、脂质过氧化、水肿、凋亡，最终导致胶质细胞死亡。继发性损伤会恶化神经系统状况，脊髓功能平面可能在最初的 48 小时内上升。最终，继发性损伤消退过程中会在中央脊髓腔周围留下神经胶质瘢痕组织，从而阻碍脊髓再生。

创伤性或突发的血管性 SCI 患者会迅速出现"脊髓休克"期，出现损伤平面以下的弛缓型瘫痪并持续数月之久。随后出现周期性或痉挛性瘫痪，此时胸壁顺应性降低，在膈肌功能完整的前提下可改善呼吸力学。

损伤 72 小时后，需要紧急处理的最主要的问题就是呼吸，会受到全身创伤的严重程度（使用损伤严重程度评分来衡量）、患者的年龄和同时存在的其他病理学变化的影响。呼吸功能和脱机均与损伤平面有关。高位颈髓（C1~C4）损伤更容易并发肺炎，而低位颈髓损伤更容易引起肺不张。

早期治疗

评估和影像

SCI 很少单独发生，和所有的创伤患者一样，紧急处理应遵循 ABC 原则。将患者置于平卧位并固定脊柱，最高 30° 的反向 Trendelenburg 位能够改善神志清楚和机械通气患者的舒适度。

有颈部疼痛、神经功能不全和（或）可能有损伤机制的所有创伤患者都应接受全脊柱电子计算机断层扫描（computed tomography，CT）成像。颈椎横突孔骨折要特别注意排除椎动脉损伤，CT 血管造影可用来确诊，并进行多学科会诊来讨论抗凝、抗血小板或程序性干预治疗的指征。

所有的脊椎骨折都需要尽早跟神经脊柱外科医生讨论是否有早期（第 1 个 24 小时）进行脊髓减压和脊椎固定的指征。许多患者由于其他部位的创伤无法行脊柱手术，为进行呼吸治疗，与外科医生必须在脊柱骨折保守治疗的同时允许一定程度的坐位这一点上达成一致。

创伤后意识朦胧患者的颈椎筛查

应尽早对脊柱进行评估和筛查，因为指南认为在经验丰富的放射科医生出具 CT 无阳性发现的报告基础上，停止脊柱保护是安全的（见第 12 章）。这种做法并不能发现孤立的韧带损伤，但后者并无太多临床意义，不太可能导致永久的神经功能缺损。而脊柱固定可能带来一系列问题，例如压疮、颅内压增高、呼吸机相关性肺炎和中心静脉穿刺困难等。

后续管理

SCI 可引起多脏器系统受损，复苏后的管理目标应该是优化生理，防止二次损伤加重病情，并尽早进行康复治疗。

呼吸系统

麻醉诱导和气管插管在合并 SCI 的创伤患者中极其困难。疼痛、肋骨骨折、气/血胸、创伤性脑损伤或 SCI 损伤平面均可导致通气不足（表 32.2）。缺少交感输出后，支气管痉挛和气道分泌物增多会进一步加重呼吸功能受损。

C4 及以上平面的完全性损伤患者，在急性期往往无法维持呼吸，根据损伤的严重程度和既往病史，早期进行气管切开术可能对患者有益。C5 及以下平面的损伤可能不需要在急诊环境下进行气管插管，但要密切观察患者的呼吸功能，放宽早期气管插管的指征。对于依赖机械通气的颈脊髓损伤，完全性损伤（ASIA-A）预示着患者需要进行气管切开术。

早期、持续的物理治疗非常重要。建议常规雾化吸入化痰药以减少气道分泌物。腹部肌肉松弛无力可导致肺活量下降、咳嗽无力，在自主呼吸患者中可通过使用腹带及置于平卧位予以改善。

表 32.2　脊髓损伤平面与呼吸功能

SCI 损伤平面	对呼吸功能的影响	后果
C1–C3	所有呼吸系统肌肉完全麻痹	窒息，需要机械通气。咳嗽反射消失。考虑早期气管切开
C4–C5	膈肌和辅助肌肉不同程度受损	急性期通常需要机械通气，但有脱机可能。咳嗽无力
C6–T1	膈肌和辅助肌肉完整。肋间肌和腹部肌肉麻痹	被动呼气。肺活量降低。咳嗽无力
T2–T11	腹部肌肉麻痹	单纯 SCI 患者很少需要机械通气。咳嗽无力。腹带可能有帮助

心血管系统

出血继发的低血容量、心功能障碍、脊柱创伤引起的血管麻痹，或这些因素综合作用可引起系统性低血压。鉴别低血压的原因并积极治疗至关重要。

由于血管自我调节能力丧失，受损脊髓周围的半暗带对低血压缺血极其敏感。因此维持足够的灌注非常重要，指南推荐至少损伤后 7 天内维持平均动脉压达到 85~90mmHg。心脏交感神经传入纤维位于 T1~T5 脊髓的腹侧，此平面或以上的损伤破坏交感神经的传出，从而导致血管扩张、静脉回流淤滞及心动过缓。

所有 SCI 患者都应进行有创动脉血压监测。单纯 SCI 患者的低血压可谨慎使用晶体液进行复苏。但对于急性创伤的活动性出血，可根据当地预案使用血液制品，必要时加用血管活性药物以维持足够的脊髓灌注压。出血一经排除，可早期开始口服 α 受体激动剂米多君以替换静脉使用的血管活性药物，并降低导管源性脓毒症的风险。

迷走神经兴奋性增高可引起急性心动过缓，容易为常规的吸痰和翻身所诱发，如果引起了血流动力学障碍，可使用抗胆碱药物例如甘氨酸或阿托品予以治疗。

神经源性休克

伴随着深部腱反射的恢复，神经源性休克也往往在 4~6 周，甚至早至 4 天就开始改善。T6 平面以上损伤的患者常发生静息性和直立性低血压，其中大多数还存在自主神经反射异常。这是一种对损伤平面以下刺激产生的不恰当自主反应，可能引起恶性高血压，伴头疼、出汗、面部潮红以及损伤平面以上的皮肤苍白。在 ICU 内的常见诱因包括便秘、尿路感染和褥疮。治疗上应直接去除刺激因素，必要时使用短效的血管扩张剂。

泌尿生殖系统护理

所有患者入院后都应该留置尿管，从而避免膀胱扩张并利于液体管理。适时拔除留置的尿管并每 4 小时进行一次导尿。

胃肠系统和营养

SCI 患者普遍存在麻痹性肠梗阻和便秘，对此要有预期并及早予以干预。

病程早期经常会出现代谢亢进和显著的氮质消耗，进而减少肌肉含量，引发短期及长期并发症。建议早期启动喂养，途径不限，最好是肠内。胃迷走神经兴奋性增高容易诱发胃瘫，可使用促胃动力药对症治疗。通过幽门后或肠外营养来维持热量输送非常关键。在经口进食之前，必须先对吞咽功能予以评估。

副交感神经占优势以及创伤的应激反应会增加这部分群体应激性溃疡的风险，有必要常规进行预防。应激反应也可引起血糖紊乱，高血糖和低血糖都会加重脊髓的二次损伤。静脉胰岛素输注方案应将目标血糖维持在 6~10mmol/L（110~180mg/dl）。

体温调节

自主性信号的改变导致体温调节功能受损，定期监测体温非常重要。脊髓损伤平面以下的血管扩张容易导致体温过低，然而排汗障碍会影响散热，进而引起致命性的高热。急性 SCI 患者低体温的治疗仍处于实验阶段，目前仍建议将体温维持在正常范围。

血栓栓塞并发症的预防

SCI 患者制动会增加深静脉血栓形成的风险。所有患者入院后都应使用弹力袜或气动加压装置。尽早应用低分子肝素进行药物预防，并持续至少 3 个月。下腔静脉滤网仅限用于有明显出血倾向，且可能持续时间超过 72 小时的患者。

皮肤溃疡

制动和感觉障碍容易引起压疮，据报道其发生率高达 30%。压疮严重影响康复治疗和护理，尽量保持组织活力至关重要。治疗上可以使用气垫床，加强翻身并每日取下硬质颈托以评估其下方皮肤的完整性。

疼痛

SCI 患者的疼痛可能来源于损伤平面的脊神经破坏，损伤平面或以上部位的伴随损伤，或脊髓传入神经阻滞。传入神经阻滞常见于不完全性损伤，并导致痛觉超敏，即非伤害性刺激引起的严重的皮肤疼痛。

心理治疗

对于患者和家属来说，SCI 是灾难性的。患者常常会经历绝望、不确定和失落的情感，在急性期很难将悲伤和病理性抑郁予以区分。对于医疗团队而言，可以通过提供专业咨询，提升有效的应对策略，培养独立能力以及保持现实希望的同时勾勒出对现实的期望等措施积极对患者的心理健康进行干预。

神经保护药物

尽管来自体外试验和前期临床的数据颇有前景，但一系列的具有神经保护作用的药物，包括皮质类固醇、GM-1 神经节苷、NMDA 受体拮抗剂和纳洛酮等，均未能在人体试验中证实其临床价值。甲基强的松龙已不再被推荐用于急性 SCI 的治疗，大剂量类固醇弊端包括脓毒症、胃肠出血、谵妄和伤口愈合受损等。目前，急性 SCI 不推荐药物治疗。

总结

原发性 SCI 是一种急性的，常不可逆转的损伤，通常发生在年轻和既往健康的人群中。病理生理反应引起神经元缺失并持续数周之久。神经功能的保护从避免低氧血症和低血压，早期手术减压同时固定脊柱开始。对肠道和膀胱蠕动障碍、压疮、静脉血栓形成和疼痛等继发性并发症提高警惕并尽早采取预防措施。未来研究的重点将是研发具有神经保护或神经再生功能的药物，并最终改善患者临床预后。

（王玉妹　译　周建新　校）

推荐阅读

Abranowicz, A., Bustillo, M.: Anesthesia for cervical spinal cord injury. In: Scher, C. (Ed.). *Anesthesia for Trauma*. New York: Springer; 2014: 167–192.

Berney, S., Bragge, P., Granger, C., Opdam, H., Denehy, L.: The acute respiratory management of cervical spinal cord injury in the first 6 weeks after injury: A systematic review. *Spinal Cord* 2011; **49**(1):17–29.

Ryken, T.C., Hurlbert, R.J., Hadley, M.N., et al: The acute cardiopulmonary management of patients with cervical spinal cord injuries. *Neurosurgery* 2013; **72**(Suppl 2):84–92.

Walters, B.C., Hadley, M.N., Hurlbert, R.J., et al: Guidelines for the management of acute cervical spine and spinal cord injuries: 2013 update. *Neurosurgery* 2013; **60**(Suppl 1):82–91.

第33章
颅脑损伤：初始复苏与转运

Joanna L.C.White，Jane E.Risdall

要点

- 缺氧和低血压是继发性脑损伤的两大主要病因。
- 警惕颈椎损伤，维持适当的固定直到确认没有颈椎损伤。
- 在转运前对脑损伤患者进行复苏和固定。
- 提前与转入的神经外科中心进行沟通。
- 转运中确保配备合适的人员、监测设备以及陪同人员。

缩略词

CMRO$_2$	Cerebral metabolic rate for oxygen	脑氧代谢率
CPP	Cerebral perfusion pressure	脑灌注压
CSF	Cerebrospinal fluid	脑脊液
CVP	Central venous pressure	中心静脉压
EEG	Electro-encephalographic	脑电图
ETT	Endotracheal tube	气管内插管
FiO$_2$	Inspired oxygen fraction	吸入氧浓度
GCS	Glasgow coma scale	格拉斯哥昏迷评分
ICP	Intracranial pressure	颅内压
MAP	Mean arterial pressure	平均动脉压
PEEP	Positive end-expiratory pressure	呼气末正压
PTS	Post-traumatic seizures	创伤后癫痫
TBI	Traumatic brain injury	创伤性脑损伤
TCDB	Traumatic Coma Data Bank	创伤昏迷数据库
VQ	Ventilation-perfusion	换气-灌注

目录

引言

颅脑损伤可分为对外部颅骨结构的直接损伤和对脑内容物的损伤，脑内容物包括脑组织、颅内血管以及维持脑脊液稳定的结构。对脑内容物损伤的机制包括弯曲、扩张、脑组织移动产生的剪切力以及来源于脑损伤的直接伤害。

原发损伤：指损伤发生最初对脑部的伤害。原发损伤的程度是区分损伤后存活可能性大小的主要因素。

继发损伤：指原发损伤发生后，正常生理功能紊乱导致的后续伤害。需要应用神经保护策略，预防和控制继发损伤。

随着神经外科单位的集中增加，需要安全并且及时将颅脑损伤患者转运至三级神经外科中心。对患者神经生理的管理和维护在关键时期是最为重要的。

初始复苏与固定

对脑损伤患者初始复苏与固定的重点在于限制原发损伤以及防治继发损伤的发生。必须重视对于正常生理指标的维护（框 33.1）。

气道与呼吸

需要适当水平的氧和通气以避免继发脑损伤。气管插管的适应证是不能保证患者气道通畅或者气体交换不足，需要通气支持。早期识别气道有"风险"的患者可以避免紧急插管（框 33.2）。

对于呼吸抑制患者的气管插管应假定患者饱食，需要快速诱导放置。严重的颅脑损伤常伴有颈椎损伤，因此插管时需要保持颈椎固定，使插管难度增加，因此需要注意准备相关物品应对困难气道。

静脉内麻醉应用预给氧时需谨慎。颅内压（intracranial pressure，ICP）升高时应用氯胺酮和琥珀酰胆碱是有争议的，但可以快速控制通气，避免低血压，患者受益大于药物带来的一过性 ICP 升高效应。创伤昏迷数据库（traumatic Coma Data Bank，TCDB）前瞻性研究显示，低氧血症的出现（SpO_2<90% 或 PaO_2<8kPa）（<60mmHg）与发病率及死亡率增加有关。虽然没有得到院内临床试验的重复，根据临床经验，建议早期纠正低氧血症以改善预后。

严重颅脑损伤应用控制通气以调节动脉氧分压和二氧化碳分压。吸入氧浓度是重要指标，但是应避免长时间给予高浓度氧，以减少氧自由基带来的风险。PEEP 可以改善通气灌注不匹配的情况，但应谨慎调节 PEEP 水平，PEEP 会导致胸内压增高并且阻碍脑静脉回流。限制吸气峰压可以降低气压伤的风险，并且降低胸内压。避免过度通气（$PaCO_2$<4kPa）（<30mmHg），过度通气会加重继发于脑血管收缩所导致的脑缺血。例外的情况是紧急处理 ICP 升高时，控制性的应用短暂的过度通气，直至患者得到确切的 ICP 干预治疗。

框 33.1　脑损伤患者复苏和维持的生理学目标

生理学目标

PaO_2	≥ 11kPa
$PaCO_2$	>80mmHg
pH	34~37mmHg
MAP	≥ 70mmHg
CVP	6~10cmH$_2$O
血糖	4~10mmol/L（70~180mg/dl）
核心体温	≤ 37℃

框 33.2　脑损伤患者气管插管和控制通气的适应证

气管插管和控制通气的适应证

即时	气道保护性反射的缺失 通气不足（吸气努力、呼吸方式或胸廓运动缺陷） 气体交换的衰退（PaO_2<11kPa（80mmHg），$PaCO_2$>5.0kPa 或 <4.0kPa（>37 或 <30mmHg），pH>7.45 或 <7.35） 不受控制的癫痫发作

转运前	意识水平恶化或 GCS 评分下降 面部、口腔或气道损伤 癫痫

循环与液体复苏

维持平均动脉压是预防继发脑损伤的关键。出现低血压时应尽快检查有无出血，出血时可能需要紧急外科干预。TCDB 数据显示，收缩压低是预测创伤性脑损伤（traumatic brain injury，TBI）不良转归的五大指标之一。研究显示，血压低于 90mmHg 较对照组相比，可增加发病率和双倍死亡率，相较于其他预测因素（如年龄、入院 GCS 评分、入院运动评分、颅内疾病诊断以及瞳孔状态），低血压是独立危险因素。以上结果还没有在院内试验中得到重复，但有力证据显示低血压与不良转归有关。

神经外科专科单元常测量 ICP 及脑灌注压（cerebral perfusion pressure，CPP）。CPP 取决于 MAP 与 ICP，因此没有 ICP 监测时，可暂时应用 MAP 作为评估脑灌注是否充足的指标。通常 MAP ≥ 70mmHg 时，CPP 可以维持在 50~70mmHg，但 ICP 升高时，MAP 维持目标也应相对提高。对于 TBI 患者，收缩压高是可以容忍的，这有可能是颅内压升高时维持 CPP 的唯一措施。但是当 MAP 高于 130mmHg 时，需要静脉应用短效抗高血压药物（如拉贝洛尔、肼屈嗪）进行控制。

ICP 急性升高、大型损伤（如硬膜下血肿、硬膜外血肿）或蛛网膜下腔出血的患者会出现强烈的交感神经活动，导致体循环阻力增加，可能会掩饰循环血容量的不足。CVP 和尿量监测可以指导静脉液体复苏，但是当应用高渗药物（如甘露醇、高渗生理盐水）引起大量利尿时，尿量的监测就失去了对于循环的反映能力。

脑损伤后可能发生心肌损伤（如心脏骤停和缺氧脑损伤），心肌损伤也能由原发脑损伤产生（如继发于蛛网膜下腔出血的心肌缺血）。有创（如肺动脉漂浮导管）或无创的心输出量监测手段可以帮助评估血管内液体情况、体循环阻力和心输出量。可以应用静脉液体治疗和（或）血管加压素增加 MAP。目前观点支持应用哈特曼氏溶液或 0.9% 生理盐水，原因是可以维持血清钠浓度，是预防癫痫和脑水肿措施。胶体和人血清白蛋白溶液现在很少使用。

应用高渗溶液（如 20% 甘露醇或 5% 生理盐水）处理急性升高的 ICP。甘露醇在近 30 年逐渐代替大多数其他渗透性利尿剂，甘露醇使离子快速扩散并降低血液黏稠度，从而增加脑血流量和氧输送，因此甘露醇可以改善 ICP、CPP、脑血流量和脑代谢。甘露醇治疗脑水肿的同时，其利尿效应可以引起血容量大幅减少、低血压以及急性电解质紊乱。高渗盐水通过渗透压调节使水分透过血脑屏障，使脑部水分减少，使内皮细胞产生脱水效应，以上效应可以改善脑部微循环。但是高渗盐水会显著增加血清钠浓度，既往有慢性低钠血症患者可能有发生脑桥中央髓鞘溶解的风险。

应积极纠正凝血障碍，进一步颅内出血会加速继发脑损伤的出现。应尽早开始预防机械性深静脉血栓形成，但药物预防措施应与神经外科意见一致。

神经保护

需要进行足够的脑氧合和灌注以避免继发脑损伤，改善灌注。能够改善氧合的方法有：①适当镇静，控制预防发热和癫痫，减少脑氧耗；②管理 MAP、CVP 及 ICP，避免低碳酸血症和缺氧，保证充足的血红蛋白。通过 GCS 评分和瞳孔对光反射监测神经系统状态，为避免干扰 GCS 评估，应在镇静肌松前进行评估记录。

癫痫的控制

癫痫增加 $CMRO_2$，应给予控制。抗癫痫药物（如左乙拉西坦、苯妥英钠）使用后，静脉内应用苯二氮䓬类药物，如以上药物不能控制癫痫，考虑应用静脉麻醉，通常应用内泊酚，直到能够有效地控制癫痫。对癫痫持续状态患者进行气管插管和控制通气以保护气道。肌松药的应用会掩盖癫痫活动，因此只能应用 EEG 监测确定癫痫停止。

创伤后癫痫（post-traumatic seizures，PTS）是在 TBI 后 7 天内发生的癫痫，其危险因素有：

- GCS 评分 <10
- 皮质挫伤
- 颅骨骨折
- 硬膜下、硬膜外或颅内血肿
- 头部贯穿伤
- 伤后 24 小时内发生癫痫

头部贯穿伤后 PTS 的发病率为 50%，其他危险因素患者发病率报道为 4%~25%。对于有危险因素的 TBI 患者，推荐预防性应用抗癫痫药物，但对其转归没有改善。

体温的控制

急性脑损伤患者发热与不良预后相关。体温过高的患者应控制体温到正常水平。研究发现，心源性导致体温过高，控制体温至 33~36℃相比没有明显获益，但与并发症的增加有关。多中心试验与 Meta 分析显示，创伤性脑损伤诱导低体温在 32~35℃，对于 ICP>20mmHg 的患者可以有效降低 ICP，但与标准治疗策略相比会增加并发症，对预后没有改善。

血糖的控制

葡萄糖是脑代谢的首选底物，然而神经损伤时，高血糖会降低神经元的缺血阈值。研究显示，血糖控制不佳（高血糖或低血糖）的 ICU 患者，并发症增加。近期试验的亚组分析显示，严格血糖控制（4.6~6.0mmol/L）（82~108mg/dl）与常规（<10mmol/L）（<180mg/dl）相比，严格控制没有得到更好的预后。严格控制组血糖过低的患者增加，但没有增加发病率和死亡率。

脑损伤患者的转运

危重症患者的转运是复杂的，脑损伤患者即使是短暂的生理学紊乱都可能导致短期或者长期的灾难性后果。院内与院外脑损伤患者的转运应用相似的策略及转运方案。脑损伤患者转运时应维持的适当的生理学指标，见表33.1。所有脑损伤患者应按照以下目标进行管理：

- 优化脑氧输送：保证充足的 MAP、血红蛋白以及 FiO_2
- 通过镇静、保持正常体温和控制癫痫减少脑氧需求
- 降低 ICP：调整中心静脉回流（头抬高 30°，颈椎损伤时可使用反向特伦德伦伯卧位）；避免气管内插管固定带和颈托固定过紧；保持头部在中线位置；通过控制 PEEP 减小胸内压

所有严重脑损伤患者都应该与区域神经外科服务单位取得联系，讨论治疗策略，加快转运。

成功与安全的转运应包括：

- 良好的沟通
- 充分的复苏和固定
- 适当的监测和复苏
- 经过培训，有适当技能和经验的陪护人员（医师或护士）
- 将患者移交给接收团队时应具备：
- 对医护人员口头交接
- 书写临床记录
- 影像学检查与报告
- 相关试验室检查结果

院外转运常使用陆路或航空转运，具有专业转运设备的车辆是较好的选择。应当妥善放置监测设备线路、输液管路、气管插管以及其他管路，保

证转运人员可以在系好安全带的座位上就可以进行设备使用。评估行车时间、需要的药量、氧气以及电量。转运人员应配备移动电话联系转出及转入单元。

（何璇　译　周建新　校）

推荐阅读

Andrews, P.J., Sinclair, H.L., Rodriguez, A., et al; Eurotherm3235 Trial Collaborators.: Hypothermia for intracranial hypertension after traumatic brain injury. *N Eng J Med* 2015; **373**:2403–2412.

Association of Anaesthetists of Great Britain and Ireland. Inter-Hospital Transfer. Online (2009).

Brain Trauma Foundation: Guidelines for the Management of Severe Traumatic Brain Injury (4th Edition). https://braintrauma.org/guidelines/guidelines-for-the-management-of-severe-tbi-4th-ed#/.

Stocchetti, N., Taccone, F.S., Citerio, G., et al: Neuro-Protection in acute brain injury: An up-to-date review. *Crit Care* 2015; **19**:186.

第**34**章
急性颅脑损伤的重症监护治疗

Susan Stevenson，AriErcole

要点

- 低血压和低氧血症一直是重度颅脑损伤患者死亡和预后不良的预测因素。积极地进行血流动力学和通气管理至关重要。
- 脑损伤后数小时内，一系列复杂的炎症级联反应可导致脑水肿。该疾病进展具有很大的个体性差异。
- 通过将血压提高至合适的范围并降低颅内压，可以维持脑灌注的稳定。
- 针对颅内压升高，可以使用药物或者手术进行治疗，而存在潜在伤害的治疗仅作为抢救措施。
- 全身性生理紊乱在颅脑创伤后常见，可能会影响预后。

缩略词

ARDS	Acute respiratory distress syndrome	急性呼吸衰竭综合征
CBF	Cerebral blood flow	脑血流
CBV	Cerebral blood volume	脑血容量
CMR	Cerebral metabolic rate	脑代谢率
CPP	Cerebral perfusion pressure	脑灌注压
CSF	Cerebrospinal fluid	脑脊液
GCS	Glasgow Coma Score	格拉斯哥昏迷评分
HTS	Hypertonic saline	高渗盐水
ICP	Intracranialpressure	颅内压
PbtO$_2$	Brain tissue oxygen tension	脑组织氧张力
TBI	Traumatic brain injury	创伤性颅脑损伤

目录

引言

　　创伤性颅脑损伤（traumatic brain injury，TBI）是一个重要的全球性的公共卫生问题，其发病率逐年升高。欧洲每年有 250 万新发病例（500/10 万人口），其中 100 万例需要住院治疗（250/10 万），75000 人死亡（9/10 万）。因急性和慢性期的医疗、长期的残疾和失业导致的经济负担相当可观，在大多数西方国家每年耗资可达数十亿美元。

　　患者的中位数年龄，已经从 20 世纪 80 年代的 27 岁，提高到 2015 年的 51 岁。交通事故仍然在青年 TBI 患者病因中占据首位，但病死率有所下降。跌倒仍然是老年 TBI 患者的主要受伤机制，且病死率仍在上升。多种因素导致老年人的发病率增加，包括人口老龄化、行动能力增加、酒精摄入量更多和多重用药。此外，抗血小板和抗凝药物的广泛使用也增加了 TBI 的严重程度。重要的是，在各种程度的 TBI 中，年龄本身就是预后不良的预测因素。

　　最初，TBI 的严重程度根据格拉斯哥昏迷评分（Glasgow coma score，GCS）分为轻度（13~15 分）、中度（9~12 分）或重度（≤ 8 分），但后来逐渐认识到这种分级方法并不理想。该疾病演变过程具有高度异质性，且炎症反应持续存在。部分患者发生 TBI 后，由于细胞能量衰竭（细胞毒性水肿）和（或）毛细血管通透性增加（血管源性水肿），脑水肿进展迅速，可能会导致 ICP 升高。挫伤、血肿和脑脊液循环紊乱可进一步引起颅内压升高，进而损害脑循环，影响氧输送并导致脑继发性损伤。重症医学的目标就是监测大脑生理指标并采取治疗措施以减轻其损伤。

早期措施

脑水肿通常发生在数小时之内，其主要病理改变是受损脑组织的低灌注，颅内压（intracranial pressure，ICP）一般不会升高，除非患者合并有颅内占位性病变或者创伤特别严重。在院前急救或急诊室复苏期间，早期措施的目的是预防缺氧（通过气管插管和机械通气）和低血压（通过积极控制出血），因为两者都会对预后产生不利影响。入院后尽早进行 CT 扫描以明确颅内和颅外损伤的程度至关重要。表 34.1 系统概述了治疗目标和流程。存在明显占位效应的大块血肿必须迅速清除。

颅脑监测

由于临床上无法对无意识的患者进行脑功能评估，因此需要借助于其他监测手段来对神经功能的恶化予以评估和诊断。目前许多神经重症病房采用带有方案驱动治疗的多模式监测，以便能够更充分地了解脑生理学并利于及时干预。

表 34.1　生理学指标的初始目标

系统	目标	原理
	插管（饱腹者尤其小心，线性稳定手法）	保护气道，保证通气，避免误吸
	避免缺氧： • SpO_2：>94%	避免细胞损伤
	维持正常二氧化碳： • $PaCO_2$：4.5~5kPa（34~38mmHg）	CBF 与 $PaCO_2$ 有关。高碳酸血症增加 CBV 和 ICP，低碳酸血症会导致脑缺血
	使用神经肌松阻滞剂肌松	确保气体交换，避免咳嗽/用力

续表

系统	目标	原理
心血管	开始时保持正常血压。建立 ICP 监测后，维持 CPP 在 50~70mmHg：	CPP = MAP − ICP
	• 纠正液体丢失或低血容量（避免低张液体和白蛋白）	低张液体加重脑水肿；白蛋白对 TBI 有害
	• 使用血管加压药物维持 MAP>90mmHg	
脑	镇静和镇痛（例如输注丙泊酚 / 芬太尼）	保证患者耐受插管和其他有创操作，降低 CMR
	如果有证据提示 ICP 升高（如瞳孔）给予渗透疗法。高渗盐水或者甘露醇	没有证据表明应该常规应用
	维持血糖：6.0~10.0mmol/L（110~180mg/dl）	
	如果有以下症状给予抗癫痫药物： • 目击癫痫发作 • 高风险，例如，开放性凹陷性颅骨骨折，颞叶损伤 • 脑电图提示癫痫发作	癫痫明显增加 CMR 从而增加 CBF 和 CBV TBI 之后经常出现非痉挛性癫痫
其他	体温	体温直接影响 CMR
	体位：床头抬高 30°（除外有禁忌证）	确保充分的大脑静脉回流

颅内压监测

神经重症监护室经常进行 ICP 监测，从而计算脑灌注压（cerebral perfusion pressure，CPP）以评估脑灌注（见第 3 章和第 5 章）。ICP 监测必须与有效的治疗，包括及时的神经外科干预相结合才有意义。所有具备颅高压风险的患者均应考虑给予有创性 ICP 监测（表 34.2）。ICP>20mmHg 会增加病死率，持续高于这一水平应立即进行干预。ICP 的监测手段很多，最常用的是脑室及脑实质内监测（见第 45 章）。

TBI 的病理生理非常复杂，导致细胞衰竭的主要原因也在患者和病程上存在差异，因此 ICP 的数值本身并不能提供病情全貌。由于除颅高压外的其他因素也可能引起继发性损伤，因此基于 ICP 指导下进行 TBI 治疗的有效性始终存在争议。

表 34.2　ICP 监测的适应证（脑外伤后）

TBI	同时存在
严重 TBI	CT 异常： ● 血肿 ● 挫伤 ● 肿胀 ● 脑疝 ● 基底池受压
或者	
严重 TBI	CT 正常，但是存在下列 2 个以上（含）情况： ● 年龄 >40 岁 ● 单侧或双侧运动姿态 ● 收缩压 <90mmHg

脑组织氧合

脑静脉血氧饱和度（颈静脉球血氧测定）监测通过获取氧摄取水平，可用于评价脑灌注是否充足。现今直接用微型脑实质内探针测量脑组织氧张力（brain tissue oxygen tension，$PbtO_2$），已经基本上取代了颈静脉球血氧测定。目前已经有多种基于微型电化学或光学技术的设备可供选择，并且可以与其他测量方法连用。$PbtO_2$ 的"正常"范围很难确定，但根据临床观察，氧分压低于 15mmHg 的患者预后较差，应积极予以干预（见第 47 章）。

其他方法

除上述方法以外，还有多种神经监测策略可供选择。部分治疗中心使用基于测量一些小分子物质的脑微透析技术，如乳酸、丙酮酸和葡萄糖的细胞外浓度进行测定。乳酸 / 丙酮酸比值的升高提示脑有氧代谢障碍，并与预后不良相关。低水平的脑组织葡萄糖浓度同样有害，可能通过多种机制导致细胞活力严重受损（见第 48 章）。

近红外光谱仪（near infrared spectroscopy，NIRS）也可用于评估脑氧合状态，其优点是无创（见第 47 章）。虽然其信号主要反映脑静脉血氧饱和度（即氧摄取），但有可能因颅外或静脉窦血液的吸收而受到污染。

颅内压控制

神经监测只有结合快速的干预和治疗才能发挥作用。图 34.1 展示了一个典型的案例。当患者临床状况出现突然或意料之外的恶化，或者与监测目标值出现偏差，说明病情在快速进展。但在启动下一个治疗阶段开始之前，首先应考虑紧急进行影像学检查以排除手术的可能性。

必须意识到，尽管控制颅高压和优化氧输送的治疗方法很多，但也并非没有风险。因此，治疗应该逐渐升级，将风险最大的措施留作难治性病例的抢救治疗。

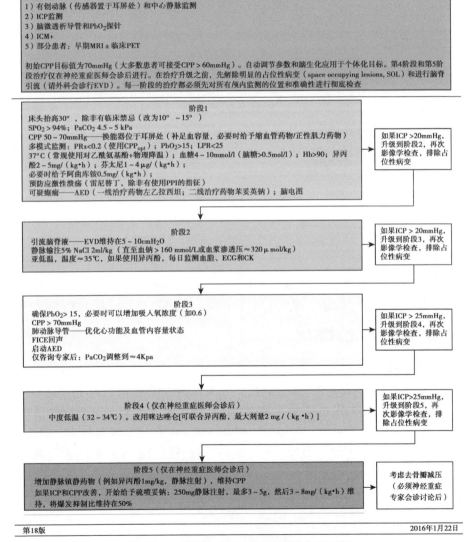

图 34.1　ICP 及 CPP 目标管理流程图示例
（Addenbrooke 神经科学与创伤重症监护病房）

渗透疗法

神经系统病情恶化的干预措施包括渗透疗法、控制 CO_2 和脑脊液引流。渗透疗法是使用高渗剂，如高渗盐水（hypertonic saline，HTS）或甘露醇。这些物质可以增加血浆渗透压（HTS 还可以增加细胞外渗透压），从而使肿胀的脑实质内液体向外转移。此外，对红细胞的类似作用能够通过脑微循环改善流变学和流速。与甘露醇相比，HTS 治疗效果更好，还能够扩充血容量。另一方面，甘露醇的利尿作用会导致低血容量和低血压，这同样是临床上不希望看到的。

过度通气

动脉血 CO_2 分压对脑血容量（cerebral blood volume，CBV）影响很大。因此，对于颅腔顺应性不佳的患者，应该尽可能保持 $PaCO_2$ 在正常范围内，因为即使 CBV 略有减少，也会对 ICP 的产生显著影响。过度通气或低碳酸血症将 $PaCO_2$ 维持在 4.5~5kPa（34~38mmHg），能有效降低致命性的 ICP 升高。但过度通气也是一种危险的干预措施，因为当血供已经不稳定时，脑血管收缩会进一步加重脑缺血。此外，这种效应是短暂的，因为脑脊液（cerebrospinal fluid，CSF）会出现化学性代偿，并随后可能发生反弹性充血。因此 $PaCO_2$<4.5kPa（<34mmHg）的低碳酸血症仅适用于进一步治疗尚不明确的极端情况下。

脑脊液引流

通过脑室外引流脑脊液维持 ICP 在 10~15cmH$_2$O，也可以有效地预防致命性颅高压的进展。即使少量的 CSF 容积减小也可以显著降低 ICP。

难治性颅高压的抢救措施

体温控制

诱导性低体温可减少脑能量利用，进而降低脑代谢率（cerebral metabolic rate，CMR）。相反，发热已明确证实对 TBI 患者有害。但必须在这些潜在的益处与有害的副作用例如心肌抑制、免疫麻痹、低血压、低钾血症、凝血病、血液黏度增加以及药代动力学改变（例如镇静药物的蓄积）之间相权衡。尽管来自动物模型的数据支持低温治疗，新近研究却显示将其作为人类的主要治疗方法是有害的。但低体温仍可作为顽固性颅高压的一种有效抢救治疗。复温过程必须非常缓慢并严格控制。

巴比妥类药物

作为顽固性颅高压的抢救措施，给予负荷量之后持续输注硫喷妥钠也同样有效。巴比妥类药物可显著降低 CMR，从而降低脑血流（cerebral blood flow，CBF）、CBV 和 ICP，其最佳剂量可以通过滴定式调整直至脑电爆发被完全抑制予以确定。然而，药物导致的血流动力学不稳定会抵消其对 ICP 的有益影响，因此需要谨慎地使用。此外，在给定的剂量下，硫喷妥的药代动力学变为零级，其恢复时间与治疗时间成比例，因此会延长重症监护的时间，并增加神经评估的难度，特别是在无法测量硫喷妥钠血浆浓度的情况下。硫喷妥钠静脉输注还可引起低钾血症、呼吸系统和感染等并发症，有时还伴有肝肾功能障碍，必须认真处理。

去骨瓣减压

去骨瓣减压术（decompressive craniectomy，DC）通过手术移除一部分颅骨，给水肿的脑组织提供膨胀空间。虽然 DC 可以有效地减少 ICP，其作为主要干预措施的好处并未得以证实，作为抢救措施也存在争议。最近的数据（RESCUE-ICP 研究）表明，对 TBI 和难治性颅高压患者行 DC，与内科治疗相比可降低 6 个月的病死率，增加植物状态比例，减少重度残疾的发生。

其他问题

除了大脑生理学的优化以外，TBI 治疗还包括处理其他相关的创伤性损伤、全身非创伤影响以及与一般危重患者有关的问题。

全身性效应
心血管影响

与创伤相关的炎症级联反应具有多系统效应。包括直接心脏挫伤在内的多种机制可以导致心肌受损。脑干或延髓损伤后释放的神经源性儿茶酚胺对心肌有显著影响，可能导致神经源性应激性心肌病。此外，为了维持 CPP 使用的正性肌力 / 血管活性药物可能进一步加重心肌氧耗。

呼吸系统影响

创伤后呼吸系统并发症较为常见。气管插管、机械通气和瘫痪都容易诱发感染。心肌病还可引起肺水肿。合并严重胸部外伤的 TBI 治疗非常困难，尤其是要在严格的 CO_2 控制和急性呼吸衰竭综合征（acute respiratory distress syndrome，ARDS）患者允许性小潮气量通气之间寻求平衡。

代谢影响

TBI 患者可能出现明显的代谢紊乱。急性颅脑损伤后，高血糖和低血糖危害都较大，应该尽量避免。钠稳态紊乱非常常见。血清钠是控制细胞内容量的主要因素，一定程度的高钠血症在 TBI 的治疗过程中很普遍，且有可能无法避免的。脑耗盐综合征（cerebral salt wasting syndrome，CSWS）或抗利尿激素分泌不当综合征（syndrome of inappropriate antidiuretic hormone，SIADH）综合征也会引起低钠血症（Na^+<135mmol/L）。前者是由于肾钠排泄过多，需要补钠和补足血容量。与之相反，SIADH 是由于抗利尿激素（antidiuretic hormone-arginine vasopressin，ADH）分泌过多和肾脏对水重吸收增加导致血钠稀释，治疗上需要限制液体入量，但对于需要循环支持的患者可能并不合适。尽量避免低钠血症或血清钠的快速下降以防脑水肿加重，应在急性期积极治疗（见第 41 章）。

一定程度的高钠血症（Na^+>155mmol/L）是渗透疗法引起的最常见的医源性疾病，在某种程度上是不可避免的，甚至是临床希望看到的。但是，垂体功能障碍引起的中枢性尿崩症（diabetes insipidus，DI）会因为 ADH 释放不足而导致尿量过多。轻度 DI 可小心地进行补液治疗。重度 DI 会导致血钠迅速上升和致命的低血容量，可能需要使用去氨加压素进行治疗。

重症监护治疗的一般问题

与所有危重患者一样，必须特别注意预防其他并发症的发生。所有患者均应进行应激性溃疡和深静脉血栓的预防。早期肠内营养可减少 TBI 过度炎症反应有关的代谢影响并改善预后。除了治疗低血糖的需要，应避免使用低渗液体和含葡萄糖液体，以免加重脑水肿。使用白蛋白进行液体复苏与 TBI 预后不良有一定关系。

ICU 和创伤的患者经常合并贫血，关于理想的血红蛋白目标水平以及 TBI 后是否适合采用允许性低血红蛋白水平仍存在争论。对于一般 ICU 患者，降低输血阈值被认为可以减少感染和缺血并发症的发生，但对 TBI 患者来说，不能以牺牲脑氧输送为代价。尽管缺乏共识，但 8.0 或 9.0g/dl 的血红蛋白是通常可接受的。

凝血功能异常在创伤后较为常见，即使仅仅是 TBI。凝血病与挫伤的演变有关，必须避免。抗凝药物的使用与 TBI 的不良预后相关，治疗性抗凝要予以拮抗。急性期不应该使用药物预防静脉血栓栓塞，但物理预防非常重要。

（孙秀梅　译，李宏亮　校）

推荐阅读

Andrews, P.J., Sinclair, H.L., Rodriguez, A., et al: Eurotherm3235 trial collaborators. Hypothermia for intracranial hypertension after traumatic brain injury. *N Engl J Med* 2015; **373** (25):2403–2412.

Brain Trauma Foundation: Guidelines for the Management of Severe Traumatic Brain Injury (4th Edition). https://braintrauma.org/guidelines/guidelines-for-the-management-of-severe-tbi-4th-ed#/.

Chesnut, R.M., Temkin, N., Carney, N., et al: A trial of intracranial-pressure monitoring in traumatic brain injury. *N Engl J Med* 2012; **367** (26):2471–2481.

Cooper, D.J., Rosenfeld, J.V., Murray, L., et al: Decompressive craniectomy in diffuse traumatic brain injury. *N Engl J Med* 2011; **364**(16):1493–1502.

Hutchinson, P.J., Kolias, A.G., Timofeev, I.S., et al: Trial of decompressive craniectomy for traumatic intracranial hypertension. *N Engl J Med* 2016; **375**(12):1119–1130.

第**35**章
颅内出血的 ICU 管理

Erika Brinson，Anne L.Donovan

要点

- 患者在蛛网膜下腔出血后发生并发症的风险很高。
- 早期管理应侧重于神经和心脏功能障碍的评估和治疗，血流动力学管理，气道和机械通气管理，镇痛和镇静治疗。
- 应尽可能的首先给予疼痛治疗，尽量减少镇静以便能够进行频繁的神经系统检查。
- 临床允许的情况下，动脉瘤应尽早行弹簧圈栓塞或显微镜下动脉瘤夹闭术。
- 脑血管痉挛可发生于出血后 3~14 天，可采取内科用药联合介入治疗。

缩略词

CSF	Cerebrospinal fluid	脑脊液
CSW	Cerebral salt wasting	脑性耗盐
CT	Computed tomography	电子计算机断层扫描
DCI	Delayed cerebral ischemia	迟发性脑缺血
DND	Delayed neurologic deterioration	迟发性神经损害
DVT	Deep venous thrombosis	深静脉血栓
EEG	Electroencephalography	脑电图
EVD	External Ventricular Drain	脑室外引流
ICP	Intracranial pressure	颅内压
ICU	Intensive care unit	重症监护室
SAH	Subarachnoid hemorrhage	蛛网膜下腔出血
SIADH	Syndrome of inappropriate antidiuretic hormone	抗利尿激素分泌异常综合征

目录

引言

颅内出血是指颅腔内血管破裂出血。脑内出血特指出血进入到脑实质内，常见的原因包括高血压、淀粉样蛋白病、使用抗凝治疗、肿瘤、药物滥用史以及动静脉畸形等。当血液流入蛛网膜下腔和脑脊液中则称为蛛网膜下腔出血（subarachnoid hemorrhage，SAH），通常由脑动脉瘤破裂导致。

急性 SAH 有着较高的发病率和高达 50％的死亡率，本章将重点介绍其在重症监护室（intensive care unit，ICU）中的管理。即使患者在首次发病后幸存下来，病程仍然很长，而最终仅三分之一能够保留较好的神经功能。

临床体征和诊断

SAH 通常表现为突发的剧烈头痛。大量出血前数天至数周可能会有前哨出血。患者常有高血压病、酗酒、吸烟或吸毒史。体格检查可包括局灶性神经功能缺失、脑膜炎及视网膜出血等表现。头部电子计算机断层扫描（computed tomography，CT）是首选的影像学检查。如头部 CT 检查为阴性，但仍高度怀疑 SAH，腰椎穿刺可观察到脑脊液（cerebrospinal fluid，CSF）黄染以及红细胞计数增加（详见第 16 章）。

早期管理

严重颅内出血患者需要收入 ICU 进行治疗。早期病情稳定后，患者在配备有神经重症监护病房的病源丰富的中心接受治疗可显著改善其转归。下面将讨论一些常见的需要关注的问题。

颅内压升高

颅内压（intracranial pressure，ICP）升高的常见原因包括血肿、水肿、脑积水、自动调节功能受损或梗死等，临床表现为嗜睡、头痛、恶心、呕吐和视盘水肿。脑灌注压下降可能导致缺血的发生。降低 ICP 的措施包括抬高床头、适当镇痛镇静以及给予静脉注射渗透剂治疗。出血导致的 CSF 回流障碍可引起 ICP 的升高，必要时行脑室外引流（external ventricular drain，EVD）。内科治疗无效的 ICP 升高可考虑行偏侧颅骨切除术。对即将发生脑疝的患者可临时给予过度通气，但二氧化碳分压不能低于 30mmHg。

血流动力学管理

动脉瘤破裂后的再次出血较为常见且极具致命性，在 72 小时内的发生率最高。早期修复破裂的动脉瘤可显著降低再破裂的风险。有时在处理动脉瘤之前会短期使用抗纤维蛋白溶解治疗，但这可能会增加深静脉血栓（deep venous thrombosis，DVT）形成的风险。

为防止动脉瘤稳定之前再次出血，血压控制目标为平均动脉压 <110mmHg，收缩压 <160mmHg。初始降压药物可选择静脉应用拉贝洛尔或肼苯哒嗪，难治性病例可静脉泵入尼卡地平或拉贝洛尔。低血压并不常见，但由于可导致脑灌注不足和缺血的发生，仍然需要及时处理。

容量状态

低血容量与脑梗死的发生和不良转归相关。推荐通过严格的计算出入量来评估患者的容量状态。多数患者无法从中心静脉压监测或肺动脉导管的应用中获益。复苏用液体首选等渗晶体液。

神经心源性损伤

动脉瘤破裂后数分钟内，血液中肾上腺素和去甲肾上腺素水平急剧升高，随后在两个小时内恢复到正常水平。这种儿茶酚胺释放反应可以引起一系列的生理变化，包括心肌和肺血管的损伤，即所谓的"神经源性应激性心肌病"，与应激性心肌病（Takotsubo 心肌病）有诸多相似之处，可导致迟发性脑缺血（delayed cerebral ischemia，DCI）并恶化临床转归。患者可表现为胸痛、呼吸困难、低氧血症、心脏生物标志物升高，并可发展为心源性休克。心电图常见表现为 QT 间期延长、ST 段改变以及心律失常。超声心动图可见与冠状动脉区域无关的室壁运动异常和心尖球样变。心肌功能障碍通常在出血早期即可出现，并于1周内逐渐恢复。可采用支持疗法，治疗原则与非神经损伤的应激性心肌病患者相同。

气道和机械通气管理

肺部并发症是SAH后患者的主要死亡原因，包括肺炎、肺水肿和急性呼吸窘迫综合征。高达80％的患者会因神经源性肺水肿、心力衰竭和体液过负荷而出现氧合下降。患者可能因为气道保护或呼吸窘迫而需要插管。喉镜操作期间应特别注意避免血压出现大幅波动。机械通气的目标包括潮气量6~8ml/kg理想体重，二氧化碳分压在30~40mmHg，以及氧饱和度>94％。允许性高碳酸血症应谨慎使用。存在自主呼吸的患者通常会合并呼吸性碱中毒，仅在引起呼吸做功明显增加或出现脑缺血征象时才需要给予治疗。

镇痛镇静管理

头痛和其他疼痛可以应用对乙酰氨基酚（扑热息痛）或阿片类药物治疗，但应避免过度镇静的发生。镇静的选择需要权衡在准确完成神经系统检查的基础上所能够获得的潜在益处，包括降低ICP和脑氧消耗、改善机械通气耐受性、减少交感神经活动、抗焦虑以及舒适性等方面。总之，在确保充足的镇痛同时，尽可能在安全的前提下减少镇静至关重要。此外，还应采用标准的谵妄预防措施，例如经常帮助患者重新定向。在使用常规镇静药物如异丙酚和右美托咪定时，应注意确保足够的脑灌注压，同时避免二氧化碳分压过度增加以防ICP升高。苯二氮䓬类药物持续输注时，相对于半衰期过长和增加谵妄风险，其稳定的血流动力学特性更为重要。除非必要，否则应避免使用神经肌肉阻滞剂。

蛛网膜下腔出血的确定性治疗

动脉瘤性SAH应尽早进行弹簧圈栓塞或显微镜下动脉瘤夹闭术，以降低再出血的风险。更多信息请参阅第16章和第28章。

并发症的治疗

下面将讨论与SAH相关的常见并发症。此外，患者也同样面临一般ICU患者常见的并发症风险。

迟发性神经损害

迟发性神经损害（delayed neurologic deterioration，DND）是指患者由于非出血因素，如血管痉挛、脑水肿、脑积水、癫痫发作、发热和代谢紊乱等引起的神经功能状态显著恶化。

迟发性脑缺血

DCI 是指与脑缺血相关的神经功能状态恶化，其发生机制复杂，目前尚不完全清楚。它是出血后导致并发症的主要原因，发生率在 30%～40%。

脑动脉血管痉挛是目前公认的并且可治疗的 DCI 原因之一。其他可能的原因还包括血脑屏障破坏、细胞凋亡、氧化应激反应、微血管痉挛、脑自动调节受损和微血栓形成。

脑血管痉挛

血管痉挛可导致卒中的发生甚至死亡。早至动脉瘤破裂后 3 天内，但出血后 5～14 天是风险最高的时期。出血量越大，临床分级越差，则风险越高。血管痉挛的发生可能是由于蛛网膜下腔内血液降解产物的积聚所导致。

多种检查都有助于早期诊断血管痉挛，包括一定频次的神经系统检查、每日经颅多普勒超声、脑电图（electroencephalography，EEG）、CT 灌注扫描和近红外光谱分析。如果怀疑患者存在血管痉挛，则应完善进一步的影像检查和（或）加用经验性治疗。

血管痉挛可以通过药物和介入干预治疗。"3H" 疗法是指高血压（hypertension）、高血容量（hypervolemia）和血液稀释（hemodilution）的组合。诱导性高血压已被证明可以增加脑血流量并改善患者的神经功能。特别是动脉瘤稳定但仍然存在临床恶化迹象的患者，应将血压提高至目标范围以改善神经功能。血管加压药物应选择去氧肾上腺素或去甲肾上腺素。另外，对于平均动脉压的滴定，CT 灌注扫描是一种实用的影像学手段（详见第 51 章）。通过高血容量提高血压会增加心肺并发症的风险并且无额外获益。血液稀释虽然可以增加脑血流量，但是由于血液的携氧能力降低，因此氧输送并没有改善。因此，后两种干预措施在治疗中并不是特别重要。

钙离子通道阻滞剂尼莫地平，是唯一经过前瞻随机对照试验证实可以改善转归的干预措施。尼莫地平通过抑制某些物质对脑血管系统的不利影响和增加纤维蛋白溶解活性，能够有效预防血管痉挛。然而，对于已经存在的血管痉挛，它并无治疗作用。在不引起低血压的前提下，所有 SAH 患者都应给予口服尼莫地平治疗，疗程 21 天。

血管痉挛的血管内治疗包括局部注射血管扩张剂和（或）血管成形术。手术的风险包括低血压和血管破裂。

其他重症相关问题

血糖

维持血糖在 80～200mg/dl 并避免低血糖的发生。血糖高于 220mg/dl 增加感染和不良转归的风险。

贫血

约 50% 的 SAH 患者会发生贫血，血红蛋白平均下降 3g/dl。必须将血红蛋白维持在 7g/dl 以上，同时避免不必要的输血治疗以免引起的脑血流动力学恶化。

深静脉血栓的预防

由于处于促血栓形成状态并且活动受限，18% 的 SAH 患者可发生 DVT。因此，所有患者应尽可能使用序贯加压装置。一旦动脉瘤稳定，可给予普通肝素 5000 单位皮下注射，每日 2~3 次，但在进行侵入性操作前后 24 小时要暂停肝素治疗。

应激性溃疡的预防

高级别 SAH 或气管插管但未进行肠内营养支持的患者，发生应激性溃疡的风险较高，建议使用 H_2 阻滞剂或质子泵抑制剂。

癫痫的预防

SAH 患者中癫痫的发生率高达 20%，并且可能是发生动脉瘤再破裂的征兆。对于高危患者可考虑应用非苯妥英类抗惊厥药物，如果患者出现神经功能恶化的证据应进行持续 EEG 监测。苯妥英与 SAH 后的不良转归相关。

体温管理

SAH 患者的发热通常是由于非感染性全身炎症反应或脑室系统内血液刺激中枢所致。然而，感染性因素也必须被排除，特别是保留原位 EVD 的患者（见第 37 章）。在临床高度怀疑感染时应立即开始治疗，并尽一切努力来明确感染源。可以使用药物或体表 / 侵入性降温方法尽量将体温维持在正常范围。

电解质管理

电解质紊乱在 SAH 患者中并不少见。低血容量、渗透剂或神经源性尿崩症可引起高钠血症，而抗利尿激素分泌异常综合征（syndrome of inappropriate antidiuretic hormone，SIADH）或脑性耗盐（cerebral salt wasting，CSW）则引起低钠血症。这些问题将在第 41 章中详细讨论。

恢复时间

基于临床病程和并发症的不同，患者在 ICU 的停留时间由数天至数周不等。患者应尽早的开始物理和职业治疗。部分患者可能需要进行气管切开术、胃或空肠造口术。恢复期较长，许多患者特别是年轻人，持续改善的时间会超过 1 年。

（杨燕琳　译，周建新　校）

推荐阅读

Budohoski, K.P., Guilfoyle, M., Helmy, A., et al: The pathophysiology and treatment of delayed cerebral ischaemia following subarachnoid hemorrhage. *J Neurol Neurosurg Psychiatry* 2014; **84**:1343–1353.

Claassen, J., Bernardino, G.L., Kreiter, K., et al: Effect of cisternal and ventricular blood on risk of delayed cerebral ischemia after subarachnoid hemorrhage: The fisher scale revisited. *Stroke* 2001; **32**:2012–2020.

Diringer, M.N., Bleck, T.P., Hemphill, C., et al: Critical care management of patients following aneurysm subarachnoid hemorrhage: Recommendations from the neurocritical care society's multidisciplinary consensus conference. *Neurocrit Care* 2011; **15**:211–249.

Elkind, M.S.V., Sacco, R.L.: Chapter 37: Pathogenesis, classification, and epidemiology of cerebrovascular disease. In: Rowland, L.P., Pedley, T.A. (Eds.) *Merritt's Neurology*, 12th ed. Philadelphia: Lippencott Williams, & Wilkins;2010: 258.

Green, D.M., Burns, J.D., DeFusco, C.M.: ICU management of aneurysmal subarachnoid hemorrhage. *J Intensive Care Med* 2013; **28**:341–354.

Hunt, W., Hess, R.: Surgical risk as related to time of intervention in the repair of intracranial aneurysms. *J Neurosurg* 1968; **28**:14–20.

Salem, R., Vallée, F., Dépret, F., et al: Subarachnoid hemorrhage induces an early and reversible cardiac injury associated with catecholamine release: One-week follow-up study. *Crit Care* 2014; **18**:558–568.

Seder, D.B., Jagoda, A., Riggs, B.: Emergency neurological life support: Airway, ventilation, and sedation. *Neurocrit Care* 2015; **23**:S5–S22.

Wilson, D.A., Nakaji, P., Albuquerque, F.C., et al: Time course of recovery following poor-grade SAH: The incidence of delayed improvement and implications for SAH outcome study design. *J Neurosurg* 2013; **119**:606–612.

Zoerle, T., Lombardo, A., Colombo, A., et al: Intracranial pressure after subarachnoid hemorrhage. *Criti Care Med* 2015; **43**:168–176.

第 **36** 章
急性脑卒中的管理

Philip E.Bickler

要点

- 急性脑卒中是一种需要采取紧急行动以保存神经功能的医疗急症。
- 最近研究表明，对于急性前循环卒中，血管内取栓优于单纯药物溶栓。
- 维持平均动脉压 >85mmHg，收缩压在 140~180mmHg 之间。
- 血糖维持在 70~140mg/dl（3.8~7.8mmol/L）。
- 介入取栓期间，全身麻醉或清醒镇静的选择应基于患者的配合程度及气道保护能力。
- 现有证据表明，与全身麻醉相比，清醒镇静取栓后的神经功能预后更优。

缩略词

CT	Computed tomography	计算机断层扫描
DALYs	Disability adjusted life years	伤残调整寿命年
ICU	Intensive care unit	重症监护室
r–tPA	Recombinant tissue plasminogen activator	重组组织型纤溶酶原激活物
SNACC	Society for Neuroscience in Anesthesiology and Critical Care	麻醉与重症神经科学学会

目录

　　　　– 气道管理

　　　　– 体温管理

　　　　– 血糖管理

　　　　– 监测

　　　　– 抗凝

　　• 卒中血管内治疗期间的麻醉管理

　　• 推荐阅读

急性脑卒中概述

急性脑卒中治疗的紧迫性

　　急性脑卒中是一种真正的医学急症。一根颅内大动脉的完全闭塞每分钟可导致 1 900 000 个神经元死亡。缺血 1 小时所致的细胞死亡数量与正常情况下 3.6 年内的衰亡相当。因此，血运重建的速度对于改善神经功能预后至关重要。每个卒中中心均应该有相应政策及流程保证卒中患者得到及时救治。

卒中预后与流行病学

　　脑血管疾病有较高的发病率及死亡率。严重脑血管事件的远期死亡率也很高。卒中患者 10 年内的死亡率较同年龄段对照组增加 30%。卒中生存者医疗护理花费昂贵，伤残调整寿命年（disability adjusted life years，DALYs）丧失显著。在美国，缺血性脑血管病是第四大死因，医疗费用也高居第五位。在世界范围内，缺血性脑血管疾病是第六大死因，并在 2014 年导致 5 千万 DALYs 丧失。发展中国家卒中的发病率也在上升，目前缺血性脑血管病所带来的全球负担 90% 以上来自中低收入国家。

围术期卒中风险

　　低风险手术患者的卒中风险略有增加，在非神经外科手术、非心血管手术患者中约为 0.1%。然而，低风险手术后发生卒中的患者住院时间显著延长，住院病死率最高可增加 8 倍。神经外科手术和心血管手术患者的卒中发生率更高（0.1%~4%），病死率与低风险者相近，取决于患者合并症及手术类型。

卒中管理现状

　　神经功能评估及脑影像学检查是卒中诊断的基础。通常计算机断层扫描（computed tomography，CT）用于鉴别出血性或缺血性卒中。缺血性卒中患者主要有两种治疗方式：药物溶栓和血管内（机械）取栓。溶栓药物例如重组组织型纤溶酶原激活物（recombinant tissue plasminogen activator，r-tPA）仍然是急性缺血性卒中早期治疗的主要选择。静脉溶栓适用于 CT 未见出血征象，并且在出现卒中症状 4.5 小时以内就诊的患者。治疗禁忌证见框 36.1。随着发病时间的延长，出血性转化的发生率也随之增加，因此，溶栓治疗时间窗相对较窄。血管内卒中治疗是目前某些类型卒中的标准疗法。2015 年发表的3 项随机试验表明，血管内取栓（联合静脉溶栓）的疗效显著优于单纯静脉溶栓。美国心脏协会 / 美国卒中协会发布的指南（2015 版）推荐，对于前循环大血管阻塞的急性缺血性卒中患者，无论卒中前功能状态及影像学检查如何，都应该接受血管内治疗。这些试验及指南将改变临床实践，并对麻醉管理产生较大影响。

框 36.1 重组组织型纤溶酶原激活物（r–tPA）的禁忌证

r–tPA 禁忌证

持续高血压超过 180/110mmHg

蛛网膜下腔出血征象

既往颅内出血病史

近 3 个月内发生过 ST 段抬高型心肌梗死

癫痫发作后出现的神经功能损害症状

轻微或症状迅速改善的神经功能缺陷

近 3 个月内严重头颅外伤或卒中

近 14 天内大手术

近 21 天内胃肠道或泌尿系出血

近 7 天内有不易压迫止血部位的动脉穿刺

查体发现活动性出血或急性创伤性骨折

头颅 CT 提示脑出血或多脑叶梗死

口服抗凝剂并且 INR>1.7

48 小时内应用过肝素

血小板计数 <100000/mm^3

血糖 <50mg/dl

取栓患者的管理

急性脑卒中患者的管理，必须以目标血压、目标血糖、气道或呼吸功能评估以及患者对操作的配合程度为基础。此外，一旦发生围术期并发症，麻醉医生应立即使用鱼精蛋白对抗肝素，控制血压并改为全身麻醉予以应对。除了麻醉方式选择，还有一些基本的管理问题。

血压

急性缺血性卒中患者至少一部分区域脑灌注减少，由于潜在的缺血性血管病变，慢性高血压，及其他内科合并症的影响，可能脑组织或脊髓的多个区域均存在缺血风险。因此，推荐目标平均动脉压（MAP）>85mmHg，但缺乏转归研究。通过液体或血管活性药物维持收缩压在 140~180mmHg。美国心脏协会近期的一篇卒中治疗的综述指出，对于大多数患者，维持收缩压在 140~150mmHg 预后最佳。舒张压应低于 105mmHg。低血压的原因例如容量不足，心肌梗死，心律失常，失血，腹膜后出血，以及血管内治疗导致的主动脉夹层等应得到及时地识别并予以纠正。上述推荐，同样适用于静脉药物溶栓患者。溶栓及阻塞血管成功再通后，由于恢复灌注的脑组织缺乏自我调节能力，存在高灌注出血的风险，血压管理目标可能需要重新调整（下调），再次与神经介入医生及神经科医生沟通。

气道管理

以下情况不需要气管插管：①氧合充分，无需高水平供氧；②通气充分，可维持二氧化碳分压正常或轻度增高；③可以配合，在需要时维持身体不动或神经成像的关键时刻保持屏气。当然，若患者出现意识水平下降，脑干功能不全伴气道保护性反射减弱，出现恶心呕吐，则需行气管插管。如果患者躁动或不能交流，以及镇静后出现气道梗阻，也需要气管插管。

体温管理

血管内治疗期间最好维持体温在 35~37℃。如果患者出现发热，可予药物或物理降温。若出现寒战，需应用保温毯，必要时静脉应用哌替啶。

血糖管理

在患者准备行血管内治疗前即开始血糖监测，至少每小时重复测量一次。高血糖是缺血性及出血性卒中不良预后的独立预测指标。血糖应维持在 70~140mg/dl（3.8~7.8mmol/L）。血糖超 140mg/dl（7.8mmol/L），根据治疗方案给予静脉输注胰岛素。除非存在低血糖，血管内治疗过程中应避免输注含有葡萄糖的液体。低血糖的治疗目标为维持血糖 >70mg/dl（>3.8mmol/L）。

监测

急性缺血性卒中诊断后应立即开始血流动力学监测及管理。至少应遵从美国麻醉医师协会推荐的全身麻醉或清醒镇静中的监测标准。持续监测的指标包括心率、心律、血压、呼气末二氧化碳，体温及呼吸频率。所有急性脑卒中患者均需要密切监测及控制动脉血压，推荐进行有创动脉血压监测。动脉导管便于患者在重症监护室（intensive care unit，ICU）或卒中病房的护理，并可用于血气分析采样。如果介入治疗是通过桡动脉导管进行操作，可以额外放置股动脉导管以方便动脉血压监测。没有试验表明患者可以从 EEG 和（或）脑氧监测中获益。

抗凝

血管内治疗期间的最佳抗凝剂量尚不确定。一般而言介入团队会多次提出注射肝素的需求。麻醉医生必须准备好鱼精蛋白，一旦肝素化患者出现急性脑出血时立即注射（通常 50mg 静推）。

卒中血管内治疗期间的麻醉管理

麻醉与重症神经科学学会（Society for Neuroscience in Anesthesiology and Critical Care，SNACC）的共识表明，卒中治疗的最佳麻醉方式仍有争议。与监护麻醉（MAC）相比，全身麻醉可能会增加不良预后风险。但这些数据可能存在选择偏倚，因为病情更重的患者或者因为昏迷，或者为了保护气道更可能接受全身麻醉。麻醉方式及药物的选择应该与神经介入医生沟通，基于患者的临床状态进行个体化选择。在 MAC 下，推荐应用最低剂量的药物例如芬太尼，保证患者可以配合操作，并能够维持充分的呼吸和氧合。即便最终显示 MAC 的预后优于 GA，麻醉方式的选择也很难平衡，仍会受到其他因素，比如患者配合程度，气道保护需求的影响。麻醉评估及实施应尽快完成，避免延误血管内治疗。

对于不配合或躁动的患者，以及气道保护能力丧失，比如后循环卒中导致脑干 / 延髓功能障碍、意识水平下降或呼吸功能不全的患者，最好应用全身麻醉。应用镇静药物的局部麻醉，适用于前循环卒中，气道保护性反射良好并且配合的患者。对于所有镇静的局部麻醉患者，麻醉医生应做好必要时行气管插管转全身麻醉的准备。对于全身麻醉患者，麻醉药物的种类及剂量的选择应以早期术后神经功能评估及拔除气管插管为目标。

（罗旭颖　译，李宏亮　校）

推荐阅读

Saver, J.L.: Time is brain – quantified. *Stroke* 2006; **237**:263–266.

Mozaffarian, D., Benjamin, E.J., Go, A.S., *et al.* American Heart Association Statistics Committee and Stroke Statistics Subcommittee.: Heart disease and stroke statistics–2015 update: A report from the American Heart Association. *Circulation* 2015; **131**:e29–e322.

Berkhemer, O.A., Fransen, P.S., Beumer, D., *et al.* MR CLEAN Investigators.: A randomized trial of intraarterial treatment for acute ischemic stroke. *N Engl J Med* 2015; **372**:11–20.

Campbell, B.C., Mitchell, P.J., Kleinig, T.J., *et al.* EXTEND-IA Investigators. Endovascular therapy for ischemic stroke with perfusion-imaging selection. *N Engl J Med* 2015; **372**:1009–1018.

Goyal, M., Demchuk, A.M., Menon, B.K., *et al.* ESCAPE Trial Investigators.: Randomized assessment of rapid endovascular treatment of ischemic stroke. *N Engl J Med* 2015; **372**:1019–1030.

2015 American Heart Association/American Stroke Association Focused Update of the 2013 Guidelines for the Early Management of Patients With Acute Ischemic Stroke Regarding Endovascular Treatment: A Guideline for Healthcare Professionals From the American Heart Association/American Stroke Association.: AHA/ASA focused update of the 2013 guidelines for the early management of patients with acute ischemic stroke regarding endovascular treatment: A guideline for healthcare professionals from the American Heart association/American Stroke association. *Stroke* 2015; **46**(10):3020–3035.

Talke, P.O., Sharma, D., Heyer, E.J., *et al.* Republished: Society for neuroscience in anesthesiology and critical care expert consensus statement: Anesthetic management of endovascular treatment for acute ischemic stroke. *Stroke* 2014; **45**(8): e138–e150.

第37章
中枢神经系统感染

Kelsey Innes，Mypinder Sekhon

要点

- 中枢神经系统感染常见于神经重症患者，并与神经系统的长期后遗症相关。
- 及时的诊断和应用抗生素治疗对改善预后至关重要。
- 脑脊液检查对于细菌性脑膜炎和其他中枢神经系统感染的诊断不可或缺。
- 神经影像学有助于阐明各类型脑炎、免疫缺陷者的感染和细菌性脑脓肿的病因。

缩略词

BM	Bacterial meningitis	细菌性脑膜炎
CA	Cerebral abscess	脑脓肿
CNS	Central nervous system	中枢神经系统
CSF	Cerebrospinal fluid	脑脊液
EVD	External ventricular drain	脑室外引流
HIV	Human immunodeficiency virus	人体免疫缺陷病毒

学习目标

- 描述细菌性脑膜炎的危险因素、临床表现、诊断和治疗。
- 描述脑炎的病因、诊断和治疗。
- 描述细菌性脑脓肿的病因、病理生理、诊断和治疗。
- 描述免疫缺陷性中枢神经系统感染的原因、诊断和治疗。

目录

引言

中枢神经系统（central nervous system，CNS）感染包括脑膜炎、脑炎、脑室炎和脑脓肿（cerebral abscess，CA）等，可造成毁灭性的后果。对于有感染迹象或脑膜刺激征阳性的急性意识障碍的患者，临床上应高度怀疑中枢神经系统感染。需要及时进行体格检查、脑脊液（cerebrospinal fluid，CSF）分析及神经影像学检查等以明确潜在的病因。同时，应对所有可能的病原微生物进行广谱抗菌覆盖。在本章节中，我们将主要讲述细菌性脑膜炎（bacterial meningitis，BM）、脑炎、脑室炎和脑脓肿这些死亡率和发病率都较高的疾病。

细菌性脑膜炎

细菌性脑膜炎是指大脑脑膜层的感染，死亡率达 30%~50%。发热、头痛和颈项强直是经典的脑膜炎三联症，但只有在不到 50% 的病例中会同时存在。体格检查发现包括摇动加重征（重复水平旋转颈部时头痛加重）、克氏征（患者仰卧，屈曲髋部时不能完全伸直膝盖）和布鲁辛斯基征（屈曲髋关节和膝关节时引起颈部屈曲）阳性。BM 的病因及危险因素参见框 37.1。

BM 的诊断依赖于通过腰椎穿刺（lumbar puncture，LP）获得的脑脊液（CSF）检测。CSF 检查结果包括蛋白质升高、葡萄糖减少、以中性粒细胞为主的白细胞升高。所有疑似 BM 的病例均应行革兰氏染色及病原体培养。对于有颅内压增高风险的患者，在行 LP 前应该先完成头部计算机断层扫描以对颅高压进行评估（框 37.2）。

细菌性脑膜炎需要立即静脉应用抗生素。经验性治疗通常包括第三代头孢菌素（头孢曲松）和万古霉素。加用万古霉素是为了覆盖对头孢菌素耐药的肺炎链球菌，这种菌株约占该种属的 5%~10%。免疫缺陷患者还应加用氨苄青霉素以覆盖李斯特菌属。地塞米松适用于肺炎链球菌感染所致 BM 且 GCS 为 8~11 分的患者，能够降低死亡率，减少听力损害及长期神经后遗症的发生。遗憾的是，在其他微生物引起的脑膜炎中，地塞米松的作用尚不明确。

框 37.1　细菌性脑膜炎——病因及危险因素

微生物	危险因素
肺炎链球菌	伴呼吸道 / 中耳感染、菌血症、鼻窦炎
脑膜炎双球菌	年轻人，脾切除术后
流感嗜血杆菌	伴上呼吸道 / 中耳感染
单核细胞增多性李斯特氏菌	免疫缺陷者，老年人
金黄色葡萄球菌	前庭神经外科手术操作
革兰氏阴性菌	住院

框 37.2　腰椎穿刺前考虑行神经影像学检查的情况

1. 精神状态改变

2. 局灶性神经缺损

3. 癫痫发作（一周内）

4. 免疫缺陷者

5. 年龄 >55 岁

6. 视神经盘水肿

7. 视网膜静脉搏动消失

脑炎

　　脑炎是一种涉及脑实质炎症的原发性疾病。尽管与脑膜炎有很大程度的重叠，但脑炎意识水平的改变更显著，并伴有人格改变、精神症状、局灶性神经缺损、急性认知障碍、言语障碍及癫痫发作。脑脊液检查表现为蛋白水平升高、葡萄糖正常、以淋巴细胞为主的白细胞计数增加。

传染性脑炎多见于脑实质的侵袭性病毒感染，主要是肠道病毒和单纯疱疹病毒。单纯疱疹病毒通常影响颞叶和边缘系统（图37.1~图37.3）。肠道病毒可累及大脑的不同区域。影响间脑、基底神经节和边缘系统的虫媒病毒较为少见（见图37.1~图37.3）。非病毒性脑炎包括单核细胞增多性李斯特氏菌和结核分枝杆菌所致脑炎，这两者都主要累及脑干。

治疗包括针对潜在病原体应用抗菌药物。病毒性脑炎的抗病毒治疗仅限于阿替洛韦静脉用药，且只对单纯疱疹病毒有效。此外，脑炎可能导致继发性损害，例如脑出血、癫痫持续状态和脑水肿，所有这些都需要积极治疗。

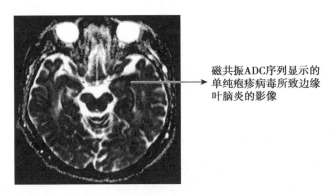

磁共振ADC序列显示的单纯疱疹病毒所致边缘叶脑炎的影像

图37.1 磁共振 ADC 序列显示继发于单纯疱疹病毒脑炎的颞叶急性梗死

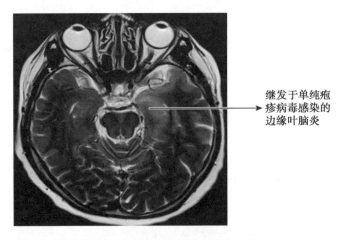

继发于单纯疱疹病毒感染的边缘叶脑炎

图37.2 颞叶和沟回是单纯疱疹病毒相关脑炎常见的感染部位，同时也是脑内出血的常见部位

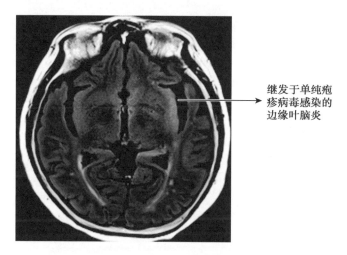

继发于单纯疱疹病毒感染的边缘叶脑炎

图 37.3 磁共振成像显示大脑侧裂的弥漫性炎症，这是典型的单纯疱疹病毒性脑炎的好发部位

脑室炎

脑室炎是脑室系统的原发感染。大约 10%~15% 的脑室外引流（EVD）患者会发生脑室炎。危险因素包括脑室内出血、原位 EVD>5 天、床边置入 EVD 导管及频繁经 EVD 抽取脑脊液样本。常见的革兰氏阳性菌包括表皮葡萄球菌及金黄色葡萄球菌，革兰氏阴性菌则包括大肠杆菌、克雷伯杆菌、肠杆菌、假单胞菌和不动杆菌。

如出现发热、精神状态改变、头痛、脑神经麻痹和脑膜炎体征，医生应予以重视，并进行深入评估。脑脊液检查可能显示以中性粒细胞为主的白细胞升高。临床表现基础上革兰氏染色或培养阳性有助于诊断。在某些病例中，神经影像学可以显示室管膜的增强。经验性抗生素治疗包括静脉应用大剂量美罗培南和万古霉素，疗程 10~14 天。另外可以考虑移除或更换脑室外引流管并鞘内注射抗生素。

免疫缺陷患者发生的感染

隐球菌

吸入新型隐球菌和隐球菌的孢子可造成肺部潜伏性感染。免疫缺陷及免疫力正常的宿主均可能发生隐球菌脑膜炎。上矢状窦蛛网膜颗粒阻塞可引起交通性脑积水和颅内高压。因此，患者可出现头痛、精神状态改变、脑神经麻痹及颅内压升高的征象，但不伴有脑膜炎的体征。确诊需要行脑脊液检查及血清隐球菌抗原检测。通常开放压都显著升高。30% 的病例中脑脊液常规检查可能都是正常的，仅伴有蛋白增加。治疗采用两性霉素和 5- 氟胞嘧啶，2 周后改为氟康唑，总疗程 10 周。可以每日行腰椎穿刺，或腰椎引流管以进行治疗性脑脊液排放。

弓形虫病

刚地弓形虫脑炎是摄入猫科动物的弓形虫卵囊造成的。局部脑炎可进一步引起侵袭性脑炎和弓形虫病。CD4 细胞计数小于 100 的艾滋病患者是主要易感人群。诊断需要血清 IgG 水平呈阳性，以及对比增强的神经影像学检查发现环状强化的颅内病灶。也可以考虑行立体定向的脑组织活检。乙胺嘧啶、亚叶酸及磺胺嘧啶均为一线治疗，随后可通过神经影像学随访决定进一步的治疗方案。

结核分枝杆菌

结核分枝杆菌相关性脑膜炎的病死率极高。脑脊液检查可见大量淋巴细胞、葡萄糖降低、蛋白质水平显著升高。50% 的病例脑脊液革兰氏染色可见抗酸杆菌。脑脊液中结核分枝杆菌的聚合酶链反应是最准确的诊断方法。一线治疗包括异烟肼、吡嗪酰胺、乙胺丁醇、利福平，以及静脉应用地塞米松。

脑脓肿

脑脓肿是指在脑实质内由病原微生物形成的侵袭性感染，感染液化的组织或脓液被包裹并形成囊腔。形成细菌性脑脓肿的危险因素包括：男性、免疫缺陷病史、近期侵入性神经外科干预以及伴发感染导致病原微生物在脑实质内播散。一般认为脑脓肿是邻近感染的直接蔓延及血行播散。最初，脑实质感染后形成一个坏死中心，为脓肿形成提供了基础。接着，包膜形成，微生物得以持续增殖。免疫缺陷的宿主病原微生物与之类似，此外还要考虑李斯特菌和真菌的可能。

脑脓肿并无特异性症状。随着疾病的进展，可出现明显的神经症状，包括意识水平下降、局灶性神经缺损、癫痫发作、颅内压升高征象，并伴随脑膜征。脑脓肿的诊断可以行增强 CT 或 MRI 检查，典型表现都是囊壁"光滑"的环状强化病灶，注意需与恶性肿瘤鉴别，后者病灶通常形状不规则。若影像学显示为多发脓肿形成，提示血源性感染可能。

在评估宿主最可能的主要感染源后，应立即给予适当的经验性抗生素治疗。如果培养未能明确致病菌，抗生素治疗应持续 6~8 周，并重复进行神经影像学检查以评估治疗效果。当脓肿可以引流时，可行外科治疗切除受感染的脑组织。

（陈静然　译，李宏亮　校）

推荐阅读

Beckham, J.D., Tyler, K.L.: Neuro-intensive care of patients with acute CNS infections. *Neurotherapeutics* 2012; **9**(1):124–138.

Beer, R., Lackner, P., Pfausler, B., Schmutzhard, E.: Nosocomial Ventriculitis and Meningitis in Neurocritical Care Patients. *J Neurol* 2008; **255**(11):1617–1624.

Bhimraj, A.: *Acute Community-Acquired Bacterial Meningitis. CNS Infections.* Cleveland, OH: Springer-Verlag, pp. 17–27.

Schut, E.S., Lucas, M.J., Brouwer, M.C., et al: Cerebral Infarction in Adults with Bacterial Meningitis. *Neurocrit Care* 2012; **16**(3):421–427.

Ziai, W.C., Lewin, J.J.: Update in the diagnosis and management of central nervous system infections. *Neurol Clin* 2008; **26**(2):427–468.

第38章
脑静脉窦血栓

Chris Nixon-Giles，Mypinder Sekhon

要点

- 脑静脉窦血栓与潜在的遗传性或获得性易栓症有关。
- 静脉窦血栓可导致颅内血肿，脑脊液回流受阻，以及血管源性和细胞毒性脑水肿。最终，这一连串的病理生理瀑布反应将导致颅内压升高及继发性缺血性脑损伤。
- 脑静脉窦血栓诊断需要进行仔细地临床评估，并且有神经影像学检查的支持。CT检查能够发现一些提示征象，例如多灶性脑出血，以及回流至大静脉窦的相关区域局灶性脑水肿等。
- 脑静脉造影能发现充盈缺损或其他腔内血栓形成的证据，因此被认为是评估脑静脉系统的重要手段。
- 普通肝素抗凝是基本的治疗策略，对于部分难治性病例，可以考虑介入溶栓治疗。

缩略词

CVST	Cerebral venous sinus thrombosis	脑静脉窦血栓
CSF	Cerebrospinal fluid	脑脊液
CT	Computed tomography	电子计算机断层扫描
ICP	Intracranial pressure	颅内压

目录

- 临床表现
- 诊断
- 治疗
- 推荐阅读

解剖

脑静脉窦是大脑最主要的静脉回流系统，脑实质内特定解剖区域的静脉血回流至对应的脑静脉窦，并最终汇入颈静脉系统。颅内静脉窦主要包括：横窦、直窦、乙状窦、Galen 大脑大静脉、上矢状窦及下矢状窦（见第 2 章图 2.5）。

解剖学中，上矢状窦在矢状面上位于大脑镰的顶部，汇入来自皮质静脉的血流，同时也是蛛网膜颗粒回吸收脑脊液（cerebrospinal fluid，CSF）的地方。来源于额叶及顶叶下部的血液经脑静脉穿支汇入下矢状窦。横窦沿着小脑幕横穿颅腔的侧后方，汇入来自于小脑和额叶、颞叶、顶叶、枕叶下部回流的血液。乙状窦汇入的静脉血来源与横窦类似。大脑深部结构如丘脑，下丘脑，基底核和内囊的部分血液回流至 Galen 氏大脑大静脉，并最终汇入直窦。所有的静脉窦在颅腔后方汇集成窦汇，血液经颈静脉球、颈内静脉进入胸腔。

流行病学

脑静脉窦血栓（cerebral venous sinus thrombosis，CVST）并不常见，发病率约为 5 例 / 百万人口，但后果极为严重。大部分（75%）患者为女性，可能与妊娠，产褥期及激素治疗等增加易栓症风险有关。如果诊断及时并治疗得当，70%~80% 的患者的预后良好。

病理生理

CVST 的病理生理机制主要包括血栓形成导致的脑水肿、脑出血、颅内压（intracranial pressure，ICP）升高及继发性损伤。

潜在的高凝状态（遗传性或获得性）均可导致自发性血栓形成。血栓形成后，静脉血回流受阻导致毛细血管静水压增加，产生三大后果（图 38.1）：①毛细血管床内微血管血流缓慢，氧输送障碍，脑组织缺血继而发生细胞能量代谢障碍，并最终导致细胞毒性脑水肿；②由于氧供不足，继发脑血管内皮功能不全，血脑屏障完整性受损和静水压升高共同导致的血管源性脑水肿；③过高的静水压导致微血管壁及小静脉管壁的损伤，进而引起脑出血。如果血栓形成在上矢状窦，脑脊液通过蛛网膜颗粒回流至静脉系统通路受阻，导致脑脊液积聚在容积有限的颅腔内。

最终，ICP 升高导致全脑灌注不足，进一步引起继发性脑缺血损伤，并加重细胞毒性和血管源性脑水肿。

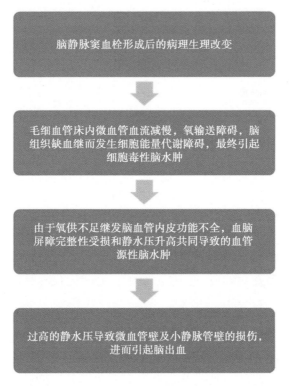

图 38.1 脑静脉窦血栓形成后的病理生理改变

易栓症及危险因素

大约 85% 的 CVST 患者存在潜在的高凝状态。当明确诊断 CVST 后，应寻找其遗传性（凝血 V 因子 Leiden 突变，抗凝血酶 III 缺乏，蛋白 C 或 S 缺乏，凝血酶原基因突变）或获得性（恶性肿瘤，感染，激素异常，其他系统性疾病）的高危因素。

近几十年来获得性因素导致的 CVST 呈上升趋势，口服避孕药，激素替代治疗和肿瘤的激素治疗是主要危险因素。此外，妊娠及产褥期也伴有极高的易栓症风险，其他常见的获得性因素包括并发感染及颅脑创伤史。

临床表现

CVST 最常见的临床表现为持续性剧烈头痛，尤以晨起及仰卧位为著，伴有 ICP 升高的特点如咳嗽，用力及打喷嚏时加重。其次，脑出血、脑静

脉性梗死 / 缺血或局灶性脑水肿可引起对应的解剖区域静脉回流障碍, 进而出现局灶性的神经功能缺损。最后, 一些极端病例甚至可出现癫痫及昏迷。

在身体其他部位存在血栓的同时出现上述症状, 应高度警惕 CVST。

诊断

临床高度怀疑 CVST 时, 应当尽快明确诊断。CT 静脉造影检查的敏感性和特异性略高于磁共振, 是首选的影像检查手段, 除非存在禁忌证。平扫 CT 检查发现单个或多个静脉窦引流区域局灶性脑组织水肿, 多发点状出血, 局限于一个脑叶的多发脑出血以及窦汇处致密血栓征象均提示 CVST 可能 (图 38.2 和图 38.3)。

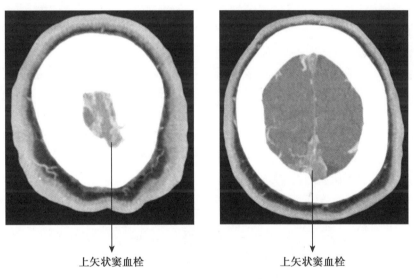

上矢状窦血栓　　　　　　　　上矢状窦血栓

图 38.2　CT 横断面静脉造影显示上矢状窦急性血栓形成

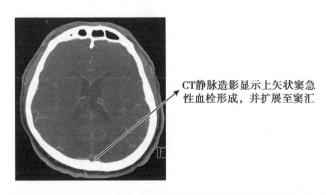

CT静脉造影显示上矢状窦急性血栓形成, 并扩展至窦汇

图 38.3　CT 静脉造影显示从上矢状窦至窦汇的广泛血栓形成

治疗

CSVT 的治疗包括四个方面：一般与支持治疗；抗凝；介入溶栓治疗；治疗颅高压。

意识水平改变后，患者的低通气可导致颅高压进一步恶化，气道保护反射消失可能会导致误吸，肺炎和全身性的脓毒症。一般治疗包括对意识障碍的患者进行气道保护以及机械通气。一旦诊断明确，应立即寻找并处理可逆性诱因。

系统性抗凝是 CVST 治疗的基石。抗凝治疗防止血栓进一步形成，进而预防可能出现的颅内并发症如脑出血、脑水肿、脑疝。首选普通肝素静脉注射，因为如果出现由静脉梗死导致的新发脑出血或脑出血恶化，肝素可以被迅速的拮抗。目前，仅有少量个案报道的研究证据显示，在难治性或大面积栓塞的患者中，介入下局部溶栓治疗有助于静脉窦的再通和重新恢复静脉回流（图 38.4）。

颅高压的管理在 CVST 治疗中极其重要，但也常常未受到足够重视。由于 CVST 患者需要全身性的抗凝或者持续进行局部溶栓，有创性的颅内压监测常常无法进行，因此采用无创的方法对颅内压进行评估对于降颅压治疗非常重要，后者常采用静脉镇静，低温治疗，脱水治疗（高渗盐水或甘露醇）和正常二氧化碳通气等措施。所有患者都应该床头抬高 30°，并确保气管插管固定绳或颈部位置不阻碍颈静脉回流。

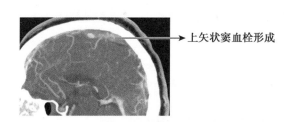

➤ 上矢状窦血栓形成

图 38.4　矢状位 CT 静脉造影显示上矢状窦广泛血栓形成

（周益民　译，李宏亮　校）

推荐阅读

Fam, D., Saposnik, G.: Critical care management of cerebral venous thrombosis. *Curr Opin Crit Care*. 2016; **22**(2):113–119.

Filippidis, A1., Kapsalaki, E., Patramani, G., Fountas, K.N.: Cerebral venous sinus thrombosis: Review of the demographics, pathophysiology, current diagnosis, and treatment. *Neurosurg Focus* November 2009; **27**(5):E3.

Saposnik, G., Barinagarrementeria, F., Brown, R.D., Jr, et al: Diagnosis and management of cerebral venous thrombosis: A statement for healthcare professionals from the American Heart Association/American Stroke Association. *Stroke* 2011; **42**:1158.

Stam, J.: Thrombosis of the cerebral veins and sinuses. *N Engl J Med* 2005; **352**:1791–1798.

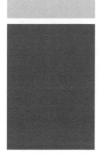

第39章
自主神经功能障碍

Kali Romano，Mypinder Sekhon

要点

- 阵发性交感神经过度兴奋综合征（paroxysmal sympathetic hyperactivity，PSH）常见于神经危重症患者中，与多种潜在的中枢神经系统（central nervous system，CNS）疾病有关，多见于创伤性脑损伤（traumatic brain injury，TBI）患者。
- 血液循环中儿茶酚胺阵发性波动可对终末器官功能造成损害。
- 在诊断 PSH 之前应首先排除脓毒症、阿片或苯二氮䓬类药物戒断症状、抗精神病药物恶性综合征、5- 羟色胺综合征和恶性高热等。
- 多模式药理学方法作为治疗重点，目标是抑制交感神经活性和阻滞末梢器官对儿茶酚胺过度反应。

缩略词

CNS	Central nervous system	中枢神经系统
EIR	Excitatory–inhibitory ratio	兴奋–抑制比
GABA	Gamma–aminobutyric acid	γ–氨基丁酸
NMDA	N–methyl–D–aspartate	N–甲基–D–天冬氨酸
PSH	Paroxysmal sympathetic hyperactivity	阵发性交感神经过度兴奋综合征
TBI	Traumatic brain injury	创伤性脑损伤

引言

自主神经功能障碍是一种常见于神经危重症患者，表现为交感神经过度兴奋引起的以体温升高、发汗（出汗）、心动过速、血压升高、呼吸加快和肌张力障碍姿势等症状为主的综合征。忽略这些症状的控制可导致终末器官功能障碍包括继发性脑损伤。这些症状以前被称为自主神经障碍、反射性自主神经功能障碍和交感神经亢进。既往缺乏标准化的命名妨碍了诊疗指南的制定，学者们近期已对"阵发性交感神经过度兴奋综合征（PSH）"这一术语达成共识。随着目前对该病的病因、危险因素和病理生理学进一步的研究，其临床重要性更加明确。

病因和危险因素

阵发性交感神经过度兴奋综合征是一种可并发于多种神经危重疾病的临床综合征，特别是以创伤性脑损伤为代表的多种形式脑损伤。其往往出现在脑损伤后 5~7 天，经常被误认为苯二氮䓬或阿片类镇静药物戒断症状，这也使得戒断症状与 PSH 难以被鉴别。Fernandez-Ortega 等的前瞻性队列研究调查了创伤性脑损伤患者 PSH 发作频率情况，结果显示，平均频率为 5.6 次 / 天，平均持续时间为 30.8 分钟 / 次。

PSH 的发生与多种危险因素有关，既往研究指出创伤性脑损伤患者发生 PSH 的比例最高。尽管 PSH 在 TBI 患者中较为常见，但作为 PSH 的高危因素，TBI 似乎并不如其他疾病如脑炎。据统计，70%~80% 的脑炎患者表现出类似于 PSH 的症状。尤其是 N- 甲基 -D- 天冬氨酸受体（N-methyl-D-aspartate，NMDA）脑炎患者，特征性表现为难以控制的侵袭性 PSH 样综合征。流行病学调查显示 PSH 的高发人群是年轻男性，这也是 TBI 的易感人群。年轻患者的生理性自主神经功能反射更显著，这也能解释为什么 PSH 多见于年轻患者。影像学研究表明，合并潜在的弥漫性轴突损伤、硬膜外和硬膜下血肿的患者更可能发生 PSH。而诸如基底神经节、丘脑、胼胝体或脑干等深部脑组织损伤也与 PSH 高发病率有关。

病理生理学

PSH 的发病机制复杂，病理生理机制目前尚不明确，目前研究最多的为分离学说和兴奋抑制比（excitatory-inhibitory ratio，EIR）模式，下面将进一步讨论。

分离学说提出了自主神经系统的功能性脱节现象，表现为交感神经系统调节紊乱。结构或炎症性损害中枢神经系统结构导致自主神经系统调节功能障碍为功能性脱节的病因和病理机制。虽然间脑损伤通常可导致自主神经功能的高级中枢抑制丧失，但导致 PSH 发作的具体解剖位置尚未被确定。但无论如何，结果都是肾上腺素过度释放导致的全身表现。

新近的 EIR 模型也阐述了 PSH 的病理生理学机制。正常情况下，脊髓层面的自主神经传出功能受到中枢神经（通过交感神经和副交感神经活动的相互作用）和脊髓传入（来自环境的刺激）的调节。脊髓传入有一种固有的自主倾向，由此，有害或无害的外界刺激受到来自间脑的中枢抑制信号的调控。脑损伤后，以上正常调节机制受损导致神经调节失衡。因此，临床上，有害或无害脊髓传入信号引起了不受抑制的交感传出信号，因此形成一个正反馈环路。这种机制也能解释重症监护过程中护理干预（吸痰，翻身）以及生理刺激（膀胱膨胀，疼痛）能触发 PSH 发作。EIR 模型并不是 PSH 专属的，该模型已经应用于其他反常的自主神经功能紊乱，例如慢性疼痛中的异常性疼痛的发展和脊髓损伤中的自主神经失调症。

无论病理生理机制如何，重要的是要认识到 PSH 最终都是肾上腺素能活性增加导致终末器官功能障碍。对于大脑而言，PSH 提示继发性脑损伤的进展，而对于其他器官，儿茶酚胺的增加和全身炎症反应性自主神经功能失调可致重症患者出现众多并发症。

诊断

PSH 的非特异性综合征与急性脑损伤及其他危重疾病的后遗症相似，因此，诊断 PSH 具有挑战性，目前主要为排除性诊断。诊断的关键要素包括：

1. 同时出现儿茶酚胺过量症状（心动过速、呼吸急促、肌张力障碍、出汗、瞳孔扩张、高血压和发烧）。

2. 脑损伤。

3. 每日至少发作 1 次。

4. 症状阵发性发作。

5. 新发的中枢神经系统损伤 / 疾病。

6. 发作超过两周。

7. 在阵发性发作期间没有副交感神经特征。

最近，共识给出了神经重症患者 PSH 诊断标准的推荐（表 39.1 和表 39.2）。

治疗

由于尚未确定 PSH 的直接病因，故 PSH 的治疗目标旨在控制症状。首先的治疗目标是通过规律给药拮抗交感神经以降低 PSH 发作的频率和强度。其中作用于肾上腺素能受体和 γ-氨基丁酸（gamma-aminobutyric acid，GABA）受体的靶向药物多模态药理学方法是最有效的（表 39.3）。其次，突然发作时应当给予短效药物彻底控制主要症状。虽然苯二氮䓬类药物和阿片类药物是最有效的，但也应当考虑解热和直接交感神经阻滞治疗。

表 39.1 交感神经过度兴奋的临床特征

	0	1	2	3	分数
心率	<100	100~119	120~139	>140	
呼吸频率	<18	18~23	24~29	>30	
收缩压	<140	140~159	160~179	>180	
体温	<37	37~37.9	38~38.9	>39.0	
姿势或肌张力障碍	无	轻度	中度	重度	
发汗	无	轻度	中度	重度	
				合计：	_____

表 39.2 疾病发作／时间过程特征

特征 分数（0 或 1）
症状同时发作
阵发性发作
对伤害性刺激交感神经过度兴奋
> 连续 3 天出现症状
> 脑损伤后 2 周
尽管治疗替代诊断症状依然存在
药物能减少交感神经特征
> 每天发作 1 次
在发作期间没有副交感神经功能
没有替代诊断
先兆性脑损伤
合计：____

得分小于 8 为 PSH 的排除诊断，得分 8 到 16 之间为可疑诊断，得分大于 17 则诊断基本成立。

表 39.3　PSH 治疗的药理学方法

PSH 的药理学管理	
分类	作用机制
抗交感神经药	
普萘洛尔	• 减少循环儿茶酚胺的作用
	• 减少静息代谢率
	• 非选择脂溶性，可透过血脑屏障
可乐定	• 作用于 α_2 受体
	• 通过减少中枢交感信号的传出，加强对脑干的交感神经抑制
	• 降低 TBI 患者血浆的儿茶酚胺水平
右美托咪啶	• 对 α_2 受体起作用
	• 减少交感活动的传出
γ- 氨基丁酸	
加巴喷丁	• γ-氨基丁酸类似物
	• 对神经病，痉挛，震颤有效
巴氯芬	• γ-氨基丁酸激动剂
	• 减少痉挛的次数和严重程度
苯二氮䓬类	• γ-氨基丁酸受体激动剂
	• 有益的心血管效应，有效减少激动
阿片样物质	
吗啡	• 对 PSH 的好处是刺激迷走神经核，引起副交感神经刺激
	• 镇痛额外伴有镇静作用

（程昆明　译，陈光强　校）

推荐阅读

Baguely, I.J.: Paroxysmal sympathetic hyperactivity after acquired brain injury: consensus of conceptual definition, nomenclature and diagnostic criteria. *J Neurotrauma* 2014; **31**:1515–1520.

Choi, A.H., Jeon, S.B., Samuel, S., Allison, T., Lee, K.: Paroxysmal sympathetic hyperactivity after acute brain injury. *Curr Neurol Neurosci Rep* 2013; **13**:370–376.

Fernandez-Ortega, J.F., Prieto-Palomino, M.A., Garcia-Caballero, M., et al: Paroxysmal sympathetic hyperactivity after traumatic brain injury: Clinical and prognostic implications. *J Neurotrauma* 2012; **29**:1364–1370.

Lv, L.Q., Hou, L.J., Yu, M.K., et al: Risk factors related to dysautonomia after severe traumatic brain injury. *J Trauma Acute Care Surg* 2011; **71** (3):538–542.

Lump, D., Moyer, M.: Paroxysmal sympathetic hyperactivity after severe brain injury. *Curr Neurol Neurosc Rep* 2014; **14**:494.

Perkes, I., Baguley, I.J., Nott, M.T., Menon, D.K.: A review of paroxysmal sympathetic hyperactivity after acquired brain injury. *Ann Neurol* 2010; **60**:126–135.

Perkes, I.E., Menon, D.K., Nott, M.T., Baguley, I.J.: Paroxysmal sympathetic hyperactivity after acquired brain injury: A review of diagnostic criteria. *Brain Injury* 2011; **25**(10):925–932.

第40章
液体管理

Andrew Wormsbecker，Donald Griesdale

要点

- 液体治疗目标是通过增加心输出量改善终末器官灌注。
- 应通过动态变量（例如：收缩压变异性）和目标导向复苏来监测液体治疗的反应性。
- 目前市场可应用的仪器能监测心输出量和每搏输出量，但都基于多种假设条件下，如正常窦性心律和潮气量至少7~8ml/kg的控制通气等。
- 静态标记识别对液体反应患者可靠性差。
- 晶体液是首选的初始复苏液。
- 应尽可能避免使用低渗液和人工胶体。
- 白蛋白应避免应用于创伤性脑损伤患者。白蛋白能否用于急性脑损伤患者有待进一步研究，但其对蛛网膜下腔出血患者可能有益。
- 高渗疗法可用于治疗高颅内压。高渗盐水可能优于甘露醇，但最佳剂量和给药方式有待进一步的研究来确定。
- 由于熟悉和有效性，甘露醇仍然常被用于急性脑疝综合征。

缩略词

HES	Hydroxyl–ethyl starch	羟乙基淀粉
HTS	Hypertonic saline	高渗盐水
ICP	Intracranial pressure	颅内压
IVC	Inferior vena cava	下腔静脉
RCT	Randomized controlled trial	随机对照试验
SAH	Subarachnoid hemorrhage	蛛网膜下腔出血
TBI	Traumatic brain injury	创伤性脑损伤
TCD	Trans cranial doppler	经颅多普勒

目录

引言

　　静脉输液目标是通过增加心输出量来改善终末器官灌注。液体治疗的对象应该是有容量反应以及滴定治疗能改善终末器官灌注的患者。重要的是应避免容量不足对脑血流和脑氧合产生不良影响。然而，过度液体治疗本身会造成细胞内皮糖萼的破坏，导致间质水肿和终末器官功能障碍（例如：肺水肿和腹腔室隔综合征）。个体化目标导向治疗已经取代以往术中晶体输液的固定容量维持率。

容量反应性和心输出量监测

　　静态变量，例如中心静脉压、肺毛细血管楔压、心率和血压，不能准确反映液体反应性。接受高渗治疗的神经系统疾病患者合并钠盐紊乱时，尿量可能会产生误导。评估液体反应性的动态变量（例如：脉压、收缩压和每搏输出量变异性）能更好识别具有容量反应性的患者。这些变量在围术期受到了青睐。常用的商用仪器采用经食道多普勒监测主动脉血流或使用动脉线性波形进行脉冲轮廓分析。大多数研究表明，大于 10％ ~15％ 的变异性可预测液体治疗时每搏输出量增加。这些仪器的准确性取决于几个假设：正常窦性心律、潮气量至少为 7~8ml/kg 的控制通气以及无腹压增高或右心功能障碍。

　　超声下下腔静脉（inferior vena cava，IVC）直径的变化同样可以用来评估液体反应性。虽然很少研究关注神经危重症人群，但在控制模式机械通气下，潮气量为 8ml/kg 的蛛网膜下腔出血（subarachnoid hemorrhage，SAH）患者 IVC 扩张性 >16％ 可以预测液体反应性。对具有容量反应性的患者给予合适的液体治疗，但是否应限制不必要正液平衡仍是一个不断进展的研究领域。

静脉输液选择

静脉输液可大致分为晶体液、胶体液（白蛋白或人工胶体）或红细胞输注液，其中晶体液在液体管理中占主导地位。生理盐水（0.9%）的渗透压为308mmol/L，略高于血浆，是具有脑水肿风险患者的首选液体。生理盐水相关问题包括：①高氯代谢性酸中毒；②急性肾损伤；③免疫功能障碍；④钠盐堆积引起的容量超负荷。平衡晶体溶液（例如乳酸林格液或勃脉力®）因具有更高生理离子浓度而赢得大家的喜爱。虽然具有这个优点，但其缺乏有意义的临床研究证据支持。一项纳入2238名液体复苏患者的多中心随机对照研究（randomized controlled tria，RCT）对比了生理盐水和勃脉力148两种溶液，结果显示两者对死亡率和肾损伤发生率的影响均无区别。当患者不存在低血糖时，应避免使用含糖溶液，以免加重高血糖对脑损伤的不利影响。

白蛋白是维持人体血浆胶体渗透压的重要蛋白组分。可用的白蛋白溶液包括等渗（4%~5% 白蛋白）或高渗（20%~25%）溶液两种，与生理盐水混合配制而成。2004年，一项国际性研究"生理盐水与白蛋白液评估（Saline versus Albumin Fluid Evaluation，SAFE）"采用盲式随机分配方法学将6997名危重症患者分为4%白蛋白组和生理盐水组，给予28天静脉补液。虽然两组间无总体差异，但创伤者28天死亡风险似乎有所增加（RR 1.36，95%CI 0.99~1.86），这种差异主要是由创伤性脑损伤（traumatic brain injury，TBI）患者造成的。在一项关于460名患者（SAFE TBI研究）的事后分析研究中，白蛋白组患者死亡率为33%，而生理盐水组死亡率为20%（RR 1.63，95%CI：1.17~2.26，P=0.003）。白蛋白的应用与颅内压（intracranial pressure，ICP）增高有关，这也许可以解释这些患者死亡率过高的原因。

白蛋白的应用对其他神经危重症患者的影响尚不清楚。对于急性缺血性脑卒中患者，25% 白蛋白溶液不仅未显示出任何改善其神经预后作用，反而会增加肺水肿的风险。与此相反，动脉瘤性SAH患者可能受益于白蛋白治疗。一项目标人群为动脉瘤性SAH的预实验最近发表，结果显示：经颅多普勒（trans cranial doppler，TCD）下血管痉挛、迟发性脑缺血和梗死发生率下降与白蛋白存在剂量依赖性。

人工胶体是由淀粉，右旋糖酐或明胶组成。随着人们对人工胶体，特别是高分子量淀粉导致的免疫功能障碍、凝血功能障碍和肾衰竭等问题的担忧增加，人工胶体受欢迎度逐渐下降。随机试验研究表明，接受羟乙基淀粉（hydroxyl-ethyl starch，HES）治疗的重症患者的死亡率（斯堪的纳维亚淀粉治疗严重脓毒症/脓毒性休克［6S］试验）、肾衰竭和肾脏替代治疗（晶体与羟乙基淀粉对比试验［CHEST］）的风险均增加。这些现象在并发脓毒症的重症患者中尤为突出。鉴于这些证据，重症患者应避免使用人工胶体。脑损伤患者的最佳输血阈值尚不明确。重症监护输血研究（The Transfusion in Critical Care，TRICC）确立了以 70g/L 作为非出血危重症患者的输血阈值。2014 年发表的一项随机试验（欧洲严重创伤性脑损伤研究）显示：限制性（血红蛋白 >70g/L）和非限制性（血红蛋白 >100g/L）输血阈值的 TBI 患者互相对比，两组 6 个月功能性预后无差异。然而，在整个研究期间，限制性输血阈值组的血红蛋白浓度保持在 96g/L 以上。观察性研究结果存在分歧。一些研究表明贫血的 TBI 患者（血红蛋白 <90g/L）的死亡率是增加的。相反，其他研究认为死亡率的增加是由红细胞输血本身而不是贫血引起的。该重要问题有待进一步的研究明确。

高渗性治疗

高 ICP 与 TBI 患者的不良预后相关。因此，控制 ICP 依旧是管理这类患者的核心问题。当患者出现高 ICP 以及即将发生脑疝时，采用甘露醇或高渗盐水（hypertonic saline，HTS）进行高渗性治疗可以挽救其生命。高渗性液体通过引出脑间质内水分降低 ICP，治疗效果的大小取决于血脑屏障的完整性、高渗性溶液的渗透性和浓度梯度。高渗性治疗同时也能改善脑血流量、氧合和其自动调节功能。

甘露醇

甘露醇可有效降低 ICP。除了通过从大脑间质吸收多余的水分进入脑血管来改善脑水肿，它还可以改善红细胞流变学降低血液黏度、收缩血管和减少脑血容量。显著不良反应包括低血容量和低血压、急性肾损伤以及低钾低氯代谢性碱中毒。此外，甘露醇可以通过受损的血脑屏障渗漏，这可能会加重脑水肿。甘露醇降低 ICP 的常规剂量为 0.25~0.5g/kg，作为脑疝综合征的抢救剂量为 1g/kg。血渗透压应维持在 320mosm/L 以下，尽管只有很少证据支持此观点。

高渗盐水

HTS 的常用浓度为 3%、5%、7.5% 和 23.4%。研究显示，与等量甘露醇相比，HTS 降低 ICP 更有效。此外，HTS 可能会改善脑灌注压、脑血流、脑氧合和具有良好的免疫 / 抗炎作用。与甘露醇不同，HTS 不会导致渗透性利尿，从而避免了低血容量的风险。相比于甘露醇或安慰剂，HTS 能更好地降低 ICP 和治疗失败率。然而，HTS 对神经预后的影响尚不明确。HTS 不良反应包括伴有容量超负荷的高钠血症和高氯代谢性酸中毒。HTS 治疗过程中应注意逐渐减量，避免血清钠的迅速降低导致脑水肿恶化和 ICP 反弹。HTS 可以通过间歇弹丸式或者持续输注给药，维持目标血清钠为 145~155mmol/L。我们通常每 4~6 小时给予 1~2ml/kg 5%HTS。但是，HTS 的最佳剂量和浓度目前还不明确。

（朱宁　译，陈光强　校）

推荐阅读

Finfer, S., Bellomo, R., Boyce, N., et al: A comparison of albumin and saline for fluid resuscitation in the intensive care unit. *N Engl J Med* 2004; **350**(22):2247–2256.

Martin, R.H., Yeatts, S.D., Hill, M.D., et al: Analysis of the Combined Data From Parts 1 and 2. *Stroke.* 2016; **47**(9):2355–2359.

Lazaridis, C., Neyens, R., Bodle, J., DeSantis, S.M.: High-osmolarity saline in neurocritical care:

Systematic review and meta-analysis. *Crit Care Med* 2013; **41**(5):1353–1360.

LeRoux, P.: Haemoglobin management in acute brain injury. *Curr Opin Crit Care* 2013; **19** (2):83–91.

Marik, P.E.: Fluid responsiveness and the six guiding principles of fluid resuscitation. *Crit Care Med* 2015; November 2015 ePub ahead of print.

Mortazavi, M.M., Romeo, A.K., Deep, A., et al: Hypertonic saline for treating raised intracranial pressure: Literature review with meta-analysis. *J Neurosurg* 2012; **116**(1):210–221.

Myburgh, J.A., Mythen, M.G.: Resuscitation fluids. *N Engl J Med* 2013; **369**(13):1243–1251.

Perner, A., Haase, N., Guttormsen, A.B., et al: 6S Trial Group; Scandinavian Critical Care Trials Group Hydroxyethyl starch 130/0.42 versus Ringer's acetate in severe sepsis. *N Engl J Med* 2012; **367**(2):124–134.

Robertson, C.S., Hannay, H.J., Yamal, J.-M., et al: Effect of erythropoietin and transfusion threshold on neurological recovery after traumatic brain injury: A randomized clinical trial. *JAMA* 2014; **312**(1):36–47.

Sekhon, M.S., McLean, N., Henderson, W.R., Chittock, D.R., Griesdale, D.E.G.: Association of hemoglobin concentration and mortality in critically ill patients with severe traumatic brain injury. *Crit Care* 2012; **16**(4):R128.

Suarez, J.I., Martin, R.H., Calvillo, E., Bershad, E.M., Venkatasubba Rao, C.P.: Effect of human albumin on TCD vasospasm, DCI, and cerebral infarction in subarachnoid hemorrhage: The ALISAH study. *Acta Neurochir Suppl* 2015; **120**:287–290.

Thiele, R.H., Bartels, K., Gan, T.-J.: Inter-device differences in monitoring for goal-directed fluid therapy. *Can J Anaesth* 2015; **62** (2):169–181.

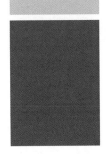

第41章
电解质紊乱

Simeone Pierre，Nicolas Bruder，Lionel Velly

要点

- 脑性耗盐综合征（cerebral salt wasting，CSW）和抗利尿激素分泌异常综合征（syndrome of inappropriate antidiuretic hormone secretion，SIADH）是神经外科患者最常见的血钠异常。
- 抗利尿激素分泌异常综合征的诊断需要患者存在低渗性低钠血症、高尿渗透压、容量负荷正常，不存在肾上腺、甲状腺、垂体和肾功能不全。
- CSW 是以高的肾钠丢失和体液浓缩为特点的尿钠排泄异常综合征。
- 术后中枢性尿崩症（central diabetes insipidus，CDI）的特点是尿量大于 4ml/（kg·h）（或 >3L/d）、低尿渗透压、高血清渗透压和高血钠（>145mmol/L），除外其他多尿症的原因，可以通过测量血清和肽素水平诊断。
- 治疗低钾血症、低镁血症和低磷酸盐血症包括治疗潜在的病因及适当的补充治疗。

缩略词

ADH	Antidiuretic hormone–arginine vasopressin	抗利尿激素–精氨酸加压素
CDI	Central diabetes insipidus	中枢性尿崩
CSW	Cerebral salt wasting	脑性耗盐综合征
DDAVP	1–deamino–8–D–arginine vasopressin	去氨加压素
ECG	Electrocardiographic	心电图
SIADH	Syndrome of inappropriate antidiuretic hormone secretion	抗利尿激素分泌异常综合征
NaCl	Sodium chloride	氯化钠
PH	Postoperative hypernatremia	术后高钠血症

目录

引言

大手术，围术期大量液体输入、重新分布和脑损伤可导致调节水和电解质平衡通路功能障碍。本章节的目的是能提供实用指导资料用以筛查、研究和处理这些常见的电解质紊乱。

钠代谢紊乱

钠代谢紊乱是危重症和外科患者最常见的电解质紊乱。钠是血液中主要的阳离子，也是细胞外液容量的重要决定因素。血钠的异常波动可以导致脑水肿或萎缩，进而出现与其他神经外科疾病难以鉴别的非特异性神经症状或体征。

低钠血症

低钠血症定义为血钠浓度等于或低于 135mmol/L。低钠血症可以在外科术后 2~4 天内快速进展并导致非特异性神经症状，包括恶心、呕吐、头痛、癫痫发作，在多数严重病例中可以导致昏迷。诊断的第一步是排除等渗性或高渗性低钠血症（图 41.1）。低渗性低钠血症存在多种致病机制，其中神经外科患者最常见的是 SIADH 和 CSW。

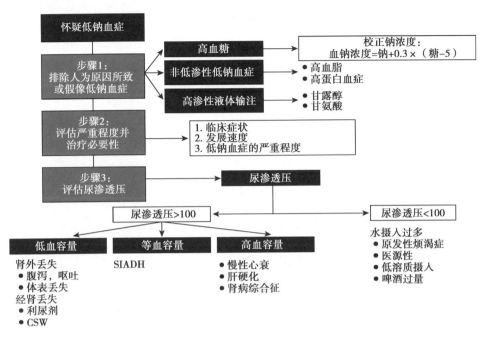

图 41.1 诊断和治疗低钠血症的步骤

抗利尿激素分泌异常综合征

抗利尿激素分泌异常综合征的病理生理比较复杂，表现为因抗利尿激素过度分泌及渗透压感受器调节功能障碍导致的低渗性低钠血症。SIADH是等容量性低钠血症的最常见原因，而且一些神经外科术后围术期常见的非渗透性的刺激因素（如恶心、呕吐、疼痛、缺氧、毒麻药应用和低血容量）会增加 SIADH 的风险。其他与 SIADH 相关的神经系统疾病包括中枢神经系统感染、颅内出血、创伤、脑肿瘤、脑血管炎和血栓。SIADH 的诊断需要存在低钠血症，低血渗透压，异常升高的尿渗透压，且不存在甲状腺和肾上腺功能不全。SIADH 的诊断有时很难与 CSW 进行鉴别（见图 41.1）。

脑性耗盐综合征

相较于 SIADH，CSW 更易出现在一些神经外科疾病患者中，如蛛网膜下腔出血患者。CSW 的病理生理目前仍不明确，但很可能是由于大脑分泌利钠肽因子或减少的肾脏交感神经冲动输入导致的。SIADH 和 CSW 的鉴别主要通过容量和钠平衡进行（表 41.1）。

表 41.1　CSW 和 SIADH 的临床特点

CSW 和 SIADH 的临床特点	SIADH	CSW
血清渗透压	降低	降低
尿渗透压	异常升高	异常升高
细胞外液容量	正常或升高	降低
血细胞比容	正常	升高
血浆白蛋白浓度	正常	升高
血浆 BUN/ 肌酐	降低	升高
血钾	正常	正常或升高
血尿酸	降低	正常或升高
液体平衡	正平衡	负平衡
治疗	液体限制	生理盐水

细胞外液容量的评估是区别 CSW 和 SIADH 的主要方法。BUN，血尿素氮；CSW，脑性耗盐综合征；SIADH，抗利尿分泌异常综合征

低钠血症的治疗

　　低钠血症的治疗应该根据临床症状、发展速度、严重程度和指南推荐的纠正目标而定。通常，指南建议首先通过检测血糖，血脂和蛋白排除高血糖和假性低钠血症。由于水摄入过多，SIADH 和容量负荷增加所致的低钠血症，需要限制水摄入至 1~1.5L/d，而 CSW 所致低钠血症则更需要钠的补充。不管低钠血症是急性还是慢性，为了避免脑桥中央脱髓鞘和脑细胞过度脱水，将血钠升高速度控制在每小时 0.5mmol/L 或每天 10~12mmol/L 被认为是安全的。初期需要常规监测血钠浓度（每 2~4 小时），如在限制液体摄入的情况下血钠没有升高，则推荐加用氟氢可的松或氢化可的松以起盐皮质激素效应作用。对于慢性难治性 SIADH 患者，地美环素（150~300mg，每天两次）可以拮抗抗利尿激素 – 精氨酸加压素（antidiuretic hormone–arginine vasopressin，ADH）作用，抑制肾集合管水的重吸收。

　　任何原因所致的严重的低钠血症（血钠 <120mmol/L 或严重神经症状）可能都需要高张盐水（3%NaCl）来补钠。可以通过 30~60 分钟静脉注射

100~150ml［2ml/kg 或相当于 3~4.5g 氯化钠（sodium chloride，NaCl）］来补充，必要时重复给药，同时常规监测血钠浓度。尿素和血管加压素受体拮抗剂（vaptans）替代治疗高容量性和等容量性低钠血症仍然存在争议，而且在急性低钠血症中的应用仍未得到验证。Vaptans 存在导致过度纠正低钠血症和肝毒性的风险。

高钠血症

高钠血症导致的一些神经系统症状，如意识障碍、小脑综合征、肌张力增高、癫痫发作和昏迷容易与其他神经外科疾病产生混淆。也可能表现为其他的非特异性症状，如嗜睡、无力、口渴、发热和呼吸困难。血钠浓度 >145mmol/L 定义为高钠血症，经常伴随血浆渗透压升高，导致细胞脱水和皱缩。术后患者常见的两种高钠血症病因是术后高钠血症（postoperative hypernatremia，PH）和中枢性尿崩（central diabetes insipidus，CDI）。

术后高钠血症

神经外科术后由于感染和发热，不合理的液体管理和利尿剂的应用常导致高钠血症。常出现在术后 5 天内，尤其是口渴感觉和尿浓缩功能障碍的老年患者。

中枢性尿崩

CDI 的特征是多尿［>3L/d 或 4ml/（kg·h）］伴有稀释性尿液（<350mmol/kg），血浆渗透压升高（>310mmol/kg）和血钠升高（>145mmol/L）。如尿比重达到 1.005 伴有血钠升高，提示可能存在 CDI。

CDI 是下丘脑垂体轴功能障碍相关的 ADH 调节障碍所致。在神经外科手术或创伤性脑损伤后，报道的术后 CDI 发生率为 1% 到 65% 不等，可能的影响因素包括手术入路，垂体区域的手术操作和下丘脑损伤。在重症监护病房，SAH、脑死亡和 TBI 后出现 CDI 并不少见。典型的 CDI 一般出现于术后 24 小时内，5~7 天恢复。然而，对于垂体手术患者可能持续存在。

和肽素与血管加压素、（垂体）后叶激素运载蛋白 II 形成 164 种氨基酸前体蛋白前体加压素的一部分，在前体处理过程中，和肽素与抗利尿激素共同释放。当抗利尿激素在渗透压改变，低血容量和应激反应进而分泌出现变化时，和肽素浓度也会快速反应，提示两者间具有紧密的相互关系。基于此，和肽素可以替代抗利尿激素作为鉴别多尿烦渴综合征的检查。对于经历垂体手术的患者，尽管存在手术应激，低和肽素浓度（<2.5pmol/L）仍提示存在术后 CDI，反之，高浓度（>30pmol/L）则几乎除外（阴性预测值 95%，敏感度 94%）。所以和肽素可以成为早期目标导向治疗术后 CDI 的新工具（图 41.2）。

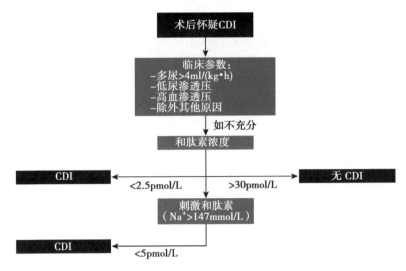

图 41.2 使用和肽素鉴别诊断中枢性尿崩（CDI）。垂体术后早期（< 12 小时）测定和肽素浓度 < 2.5pmol/L 和 > 30pmol/L 诊断 CDI 的阳性和阴性预测值分别达到了 81% 和 98%。渗透压升高刺激和肽素升高 < 5pmol/L 用于诊断 CDI 的敏感度和特异度均高于 90%（外科患者未验证）（详见章末第 5 条参考文献）

高钠血症的治疗

治疗包括补水和肠外或鼻腔内应用抗利尿激素。对于急性严重高钠血症，补水量应与排出量相匹配，控制血钠下降速度为 1~2mmol/h。如果高钠血症是慢性或无症状，则纠正血钠速度应相对缓慢（0.5mmol/h）。去氨加压素（1-deamino-8-D-arginine vasopressin，DDAVP）是 ADH 两处氨基酸被代替后的产物，静脉给予 0.5~1μg 的剂量可以有效减少尿排出［目标是 <2ml/（kg·h）］，持续作用 8~12 小时。

钾代谢紊乱

神经外科术后钾代谢紊乱的特殊原因包括垂体肿瘤术后内分泌失调（如库欣病）、皮质醇应用和低温治疗。目前没有明确的关于低钾血症治疗的指南，但围术期进行有效的预防和监测是必要的。

轻度低钾血症（3mmol/L ≤ 钾 <3.5mmol/L）一般都能很好耐受，除了避免进一步下降并不需要特殊治疗。严重低钾血症（<3mmol/L）的症状包括肌无力、麻痹和心律失常。心电图（electrocardiographic，ECG）表现为 ST 段压低、T 波低平和 U 波出现。严重的低钾血症可以导致因肌无力引起的机械通气时间延长，尖端扭转室速和心室颤动。治疗除了原发病的处理，还需口服或静脉补钾。静脉补钾（通常 20~40mmol/h）途径必须为中心静脉。需要注

意的是每减少 1mmol/L 钾相当于身体丢失 200~400 毫克当量的总钾储备，同时肾脏需增加重吸充足的镁。过度治疗低钾血症的风险是反弹性高钾血症，特别是存在钾离子从细胞外转移至细胞内的情况时，如低体温、碱中毒、巴比妥酸盐昏迷治疗和儿茶酚胺类输入。当造成钾内流的原因翻转时（如复温），细胞内钾外流和持续钾输入可导致严重高钾血症，甚至心搏骤停。

当血钾浓度高于 6mmol/L 时高钾血症的症状趋于明显。高钾血症可以导致 ECG 传导异常，出现 T 波高尖，PR 间期延长和 QRS 波增宽，心动过缓和最终出现心脏停搏。治疗包括：①静注葡萄糖酸钙或氯化钙以稳定心肌细胞，避免严重心电传导障碍；②胰岛素和葡萄糖，碳酸氢盐和沙丁胺醇促使钾向细胞内转移；③肠内降钾树脂，呋塞米或透析促进排泄。

其他电解质紊乱

其他电解质紊乱在神经外科疾病相对少见。如果严重的话，低镁血症和低磷酸盐血症是两种可以导致严重后果的电解质紊乱。低镁血症在患者转入重症监护病房时即可出现，与死亡率升高相关。临床表现包括肌无力，心律失常和癫痫发作。治疗低镁血症包括纠正潜在的病因和镁的补充，口服或静脉输入（如出现危及生命的严重心律失常，可给予硫酸镁 1~2g，不小于 5 分钟输完）。低磷酸盐血症的临床表现一般出现于血磷低于 0.3mmol/L，可以导致心肌收缩力减低和呼吸肌肉无力。治疗一般针对潜在的病因，磷酸盐的补充可以通过口服或静脉的方式补充磷酸钠或磷酸钾。

（陈凯　译，陈光强　校）

推荐阅读

Adler, S.M., Verbalis, J.G.: Disorders of body water homeostasis in critical illness. *Endocrinol Metab Clin North Am* 2006; **35**:873–894, xi.

Audibert, G., Steinmann, G., de Talancé, N., et al: Endocrine response after severe subarachnoid hemorrhage related to sodium and blood volume regulation. *Anesth Analg* 2009; **108**:1922–1928.

Fenske, W., Störk, S., Blechschmidt, A., et al: Copeptin in the differential diagnosis of hyponatremia. *J Clin Endocrinol Metab* 2009; **94**:123–129.

Palmer, B.F.: Hyponatremia in patients with central nervous system disease: SIADH versus CSW. *Trends Endocrinol Metab* 2003; **14**:182–187.

Fenske, W., Störk, S., Blechschmidt, A., et al: Clinical practice guideline on diagnosis and treatment of hyponatraemia.*Eur J Endocrinol* 2014; **170**:G1–G47.

Winzeler, B., Zweifel, C., Nigro, N., et al: Postoperative copeptin concentration predicts diabetes insipidus after pituitary surgery. *J Clin Endocrinol Metab* 2015; **100**: 2275–2282.

第42章
癫痫持续状态

Grant Sanders，John H.Turnbull

要点

- 癫痫持续状态（SE）属于临床急症，是指癫痫发作持续 >30 分钟，或者 30 分钟内连续出现 ≥ 2 次癫痫发作。且每次癫痫发作之间神经功能未完全恢复到基线状态。
- SE 死亡率高达 20%，长期的癫痫发作死亡率更高。
- 苯二氮䓬类是治疗癫痫的一线用药，可以安全地用于院前药物治疗。
- 苯妥英和苯妥英钠是常用的二线药物，近期不断有文献提出更多的替代药物。
- 难治性癫痫应考虑早期静脉给予丙泊酚、咪达唑仑或苯巴比妥。
- 目前研究报道的辅助性治疗措施包括氯胺酮、硫酸镁、利多卡因、电休克疗法、生酮饮食和迷走神经刺激术。

缩略词

AED	Antiepileptic drugs	抗癫痫药
GABA	Gamma–aminobutyric acid	γ–氨基丁酸
GCSE	Generalized convulsive status epilepticus	全面性惊厥性癫痫持续状态
NMDA	N–methyl–D–aspartate	N–甲基–D–天门冬氨酸
RSE	Refractory status epilepticus	难治性癫痫持续状态
SE	Status epilepticus	癫痫持续状态

学习目标

1. 定义 SE 用于指导临床。
2. 介绍 SE 的诊断方法。
3. 规范 SE 的治疗方法。

目录

引言

癫痫持续状态（status epilepticus，SE）是常见的临床急危症状，是指持续或频繁的癫痫发作。SE 发病率和致死率极高，早期发现和治疗是防治神经功能退化和永久性伤害的必要措施。

广义上，癫痫发作是指短暂的、不自主的大脑过度同步放电，表现为意识、运动、行为或情感障碍。癫痫的临床表现多样，从全身性强直－阵挛性抽搐到短暂的意识丧失（无癫痫表现）。非癫痫发作可能会和癫痫发作临床表现相似，但不伴大脑异常放电也不会引起持续性癫痫。

1993 年国际抗癫痫联盟将 SE 定义为癫痫持续超过 30 分钟，或者 30 分钟内连续出现 2 次或以上癫痫发作。且癫痫发作之间神经功能未完全恢复到基线状态。长时间的癫痫发作和药物耐受及死亡率的增加密切相关，然而目前的 SE 定义无法满足早期识别和治疗癫痫发作的需要。因此，专家正致力于更加切实的定义，从而能够更快评估和治疗 SE。在临床实际中，当癫痫发作持续 5 分钟以上，或 5 分钟中内连续出现 2 次或以上即可诊断 SE。

临床表现

SE 临床表现存在个体差异，但通常分为两大类：抽搐性和非抽搐性。全面性惊厥性癫痫持续状态（generalized convulsive status epilepticus，GCSE）通常发生在双侧大脑半球出现癫痫发作时。患者发作时如伴发全身强直阵挛性运动、精神状态受损，则癫痫发作后可能出现局灶性神经功能受损。非抽搐性 SE 并无明确的定义，但通常认为是 EEG 显示癫痫发作但不伴随 GCSE。临床症状可有精神状态改变和轻微运动异常（如节律性肌肉运动和眼偏斜）。难治性癫痫持续状态（refractory status epilepticus，RSE）是指虽经标准的治疗方案治疗，如苯二氮䓬类和一种抗癫痫药物，仍无法终止癫痫发作。

流行病学

SE 属于相对常见的内科急症，每年的发生率约为 10~40 例每 100000 人。首次出现 SE 的患者，约 50% 的没有诊断过癫痫。具有 SE 病史的患者较单发、自限性癫痫发作的患者更容易出现继发性癫痫。23%~43% 的 SE 患者会出现 RSE 而且常伴随其他严重的并发症如卒中、中枢神经系统感染和快速进展的脑肿瘤。

癫痫持续状态的并发症

GCSE 控制不佳会导致神经元损伤。SE 时可能会伴随出现异常生命体征如高血压、快速心律失常、高温、低通气和低氧血症伴乳酸酸中毒。动物实验研究发现 GCSE 出现的这些异常表现与细胞凋亡、坏死和线粒体功能障碍导致的细胞死亡有关。在一项动物研究中，即便药物终止了抽搐，也会出现神经元的损伤，特别是涉及大脑的兴奋性脑电活动。尽管有专家主张激进治疗 GCSE 以防止神经功能退化，但以同样激进的治疗措施治疗非抽搐性 SE 尚无证据支持。

诊断程序

EEG 监测是诊断 SE 的金标准。对于非抽搐性 SE 患者和强直 – 阵挛性抽搐症状已经消失而 EEG 仍存在癫痫活动的 GCSE 患者，持续的 EEG 监测尤为适用。除发作型 SE 儿童患者外，所有患者均应行 CT 检查。实验室检查应包括血糖、全套代谢功能检测指标、毒物筛查、尿常规、血和尿培养及腰椎穿刺检查。同时应请神经科专科会诊指导诊断和治疗。

治疗

考虑到心肺系统损害，SE 的初始治疗重点包括保持气道通畅、建立静脉通路、维持血流动力学稳定和药物控制癫痫发作（图 42.1）。随着新的抗癫痫药物上市，抗 SE 的治疗策略也不断地发展演变。尽管 SE 患者的治疗有标准化流程，但仍应做到个体化治疗。

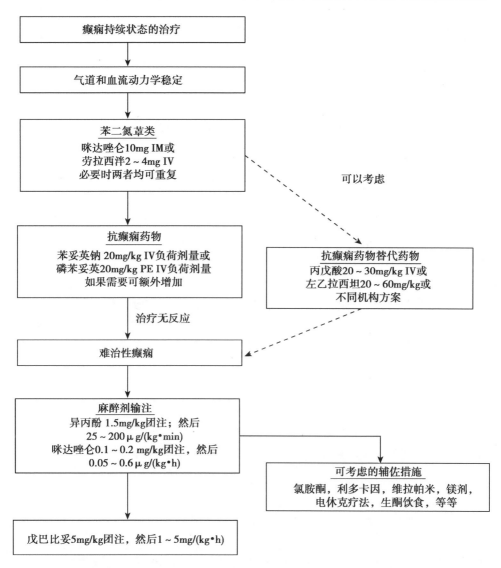

图 42.1　癫痫持续状态治疗原则的实例图。IM，肌注；IV 静脉注射

院前治疗

　　苯二氮䓬类是最有效的治疗 SE 的一线抗癫痫药物，已经被广泛研究并应用于临床。几项研究已经证实了无论是家庭护理人员还是急救人员，都能够安全地应用苯二氮䓬类药物治疗 SE。例如，地西泮直肠注剂用于治疗儿科患者的 SE 已经有很长的、安全的使用历史。咪唑安定含服或鼻用制剂是其替代药物，也具有临床安全性。重要的是，苯二氮䓬类用于院前治疗 SE 不增加

呼吸衰竭的发生率。事实上，与空白对照相比，首先静脉应用苯二氮䓬类能够降低气管插管比例，这一点和可能是得益于终止了癫痫发作。

尽管静脉应用苯二氮䓬类更受青睐，一项发表于 2012 年的随机双盲研究（RAMPART 研究）指出，院前肌注咪达唑仑和静脉给予劳拉西泮一样能够有效的终止 SE。癫痫发作期间建立静脉通路费时、具有挑战性，而 RAMPART 研究的结果认为肌注咪达唑仑可以作为 SE 治疗的一线方案。

院内初始治疗

对于入院 GCSE 患者应首先维持心肺功能稳定，包括气道支持和血流动力学支持。许多 GCSE 患者通过保证充足氧供和简单的操作如托下颌，就能维持足够的氧合和通气。按需气道内吸引和患者保持侧卧位有助于防止误吸发生。如果苯二氮䓬类应用剂量逐渐增加或者气道保护功能受损、氧合或通气不足时可考虑行气道内插管。

有静脉通路患者，劳拉西泮可作为静脉药物的选择。劳拉西泮终止癫痫的效果和苯巴比妥那或者地西泮联合苯妥英钠一样有效，但药代动力学性能更佳。成年患者治疗癫痫发作时劳拉西泮的常用剂量是 2~4mg（儿科患者 0.1mg/kg），预期起效时间是 2~4 分钟，持续时间是 12~14 小时。尽管缺乏研究的证据，许多研究支持当第一次给药无效时，可重复给予劳拉西泮。如果静脉或骨内注射通路无法建立，RAMPART 研究认为 10mg 咪达唑仑肌注可作为替代药物。

苯二氮䓬类的机制是增强 γ-氨基丁酸（gamma-aminobutyric acid-A，GABA-A）受体活性，从而抑制神经元兴奋性继而辅助减少癫痫发作。副作用包括意识水平下降，精神状态改变，呼吸抑制和低血压。

二线药物

对苯二氮䓬类药物无反应患者，可静脉给予苯妥英钠或磷苯妥英，即经典的二线药物。对于初期对苯二氮䓬类有反应患者，如果癫痫发作的诱发机制并未纠正，便可以联合二线药物以预防癫痫的再次发作。苯妥英钠和磷苯妥英通过阻止钠通道恢复，而降低癫痫病灶的动作电位数量。一些机构倾向于采用其他抗癫痫药物，如左乙拉西坦、布洛芬和丙戊酸钠。一些小样本研究证实这些药物治疗 SE，但目前缺乏严谨的临床研究支持某个二线药物更有效。

苯妥英钠的负荷剂量是 2mg/kg，需要时可追加 10mg/kg。磷苯妥英是苯妥英钠的水溶性前体药物具有 100% 生物利用度。磷苯妥英给药剂量通常根据"苯妥英钠的等效剂量"来简化药物剂量。苯妥英钠有几个严重的副作用包括低血压、QT 间期延长、心律失常和外渗导致的软组织坏死。尽管价格相对昂贵，由于具有更为安全的性能，磷苯妥英比苯妥英钠更受偏爱。磷苯妥英外渗腐蚀性小而且可以更快速输注（150mg/min），而苯妥英钠输注速度是50mg/min。

三线药物

对于 RSE，许多专家提倡使用丙泊酚或咪达唑仑快速过渡至麻醉状态。考虑到癫痫发作时程延长和死亡率增加相关，与几年前相比这些药物的应用更趋向于早期应用。没有建立人工气道患者，则需要必要的气道保护以保证这些药物的安全应用。

与苯二氮䓬类类似，丙泊酚也通过调节 GABA-A 受体活性，但完整的受体特性还未完全明了。丙泊酚起效快、半衰期短，可以相对快速输注和快速消除。初始剂量为 1.5~3mg/kg，之后输注速度为 25~200mg/（kg·min），根据 EEG 变化调整剂量。丙泊酚主要的副作用是血管舒张和直接的心脏抑制造成的低血压。其他相关并发症还包括高三酸甘油脂血症和丙泊酚输注综合征（PRIS）。PRIS 属于罕见综合征，主要症状包括心血管衰竭、乳酸中毒、横纹肌溶解和肾衰竭。长期输注常伴随快速耐受和时 - 量相关半衰期延长至 48 小时。这些特性增加了滴定式治疗和撤药的难度。应用于 RSE 患者时，咪达唑仑给药负荷剂量是 0.1~0.2mg/kg，之后持续输注剂量是 0.05~0.6mg/（kg·h）。

如果使用丙泊酚或者咪达唑仑之后 EEG 提示仍有癫痫发作，那么应开始使用巴比妥类如戊巴比妥钠。戊巴比妥钠属于短效巴比妥类，具有分布容积大和脂溶性高的特性，因此输注停止后临床作用时程延长。常用的负荷剂量是 5mg/kg 缓慢给药，之后给予 1~5mg/（kg·h）持续输注。戊巴比妥钠的主要副作用是低血压，常需要血管活性药物辅助维持血压。

其他治疗措施

很少一部分患者，由苯二氮䓬类到抗癫痫药物再到麻醉状态仍不能终止皮质电图的癫痫活动。对于这类患者有几种治疗可选择，这些选择多依据散在的个案报道，而相对的研究文献很少。异氟烷是常用的用于治疗 RSE 的吸入麻醉药，但治疗效果报道不一。特殊的气体清除系统和呼气末麻醉药物监测使得应用吸入性麻醉药很难在 ICU 应用。

氯胺酮是非竞争性 N-甲基-D-天门冬氨酸（N-methyl-D-aspartate，NMDA）受体拮抗剂，通过阻滞这些受体达到阻滞兴奋性神经递质活性的效果。最近的系统性回顾分析结果和该药物不影响血流动力学的特性，使得它成为静脉麻醉药物的辅助用药。然而，氯胺酮长期应用会产生神经毒性并造成颅内压升高增加脑代谢，这些限制了该药的广泛应用。

维拉帕米是钙通道阻滞剂并不具备抗癫痫作用，但是可能调节其他抗癫痫药物的活性。利多卡因，选择性钠通道阻滞剂，亦有儿科患者 RSE 的治疗成功的报道。具有争议的是神经肌肉阻滞剂的应用，这类药物有助于通气和氧合而且具有潜在的降低颅内压的作用。

　　非药物性治疗也应用于个别病例。这些治疗包括目标性生酮饮食、电休克疗法、迷走神经刺激术、手术切除癫痫病灶、中度低温治疗和经颅磁刺激。目前将 SE 的非药物治疗手段推向临床治疗常规仍需进一步的研究。

（史中华　译，徐明　校）

推荐阅读

Al-Mufti, F., Claassen, J.: Neurocritical care: Status epilepticus review. *Crit Care Clin* 2014; **30**:751–764.

Betjemann, J.P., Lowenstein, D.H.: Status epilepticus in adults. *Lancet Neurol* 2015; **14**:615–624.

Brophy, G.M1., Bell, R., Claassen, J., et al: Guidelines for the evaluation and management of status epilepticus. *Neurocrit Care* 2012; **17**:3–23.

Rossetti, A.O., Lowenstein, D.H.: Management of refractory status epilepticus in adults: Still more questions than answers. *Lancet Neurol* 2011; **10**:922–930.

Silbergleit, R., Durkalski, V., Lowenstein, D., et al: Intramuscular versus intravenous therapy for prehospital status epilepticus. *N Engl J Med* 2012; **366**:591–600.

Zeiler, F., Teitelbaum, J., Gillman, L.M.: NMDA antagonists for refractory seizures. *Neurocrit Care* 2014; **20**:502–513.

第43章
格林巴利综合征和重症肌无力

AshishAgrawal，Kristine E.W.Breyer

要点

- 格林巴利综合征（Guillain–Barré Syndrome，GBS）为急性进展性多神经根病变，导致全身肌无力，症状可持续数月甚至数年。
- 重症肌无力（myasthenia gravis，MG）是一种慢性自身免疫性神经系统疾病，其特点是肌肉反复收缩后出现肌无力加重。
- GBS 和 MG 患者均可因呼吸衰竭而在重症监护室接受治疗，患者的危重症状均可通过血浆置换和静脉注射免疫球蛋白治疗缓解。

学习目标

1. 熟悉 GBS 和 MG 的常见病因或诱因。
2. 理解 GBS 和 MG 的病理生理学改变。
3. 学习对 GBS 和 MG 的最常见的治疗方法，以及这些治疗的作用机制。
4. 理解 GBS 及 MG 患者需要入住 ICU 病房的症状特征。

缩略词

AChR	Acetylcholine Nicotinic Receptor	乙酰胆碱烟碱受体
AIDP	Acute inflammatory demyelinating polyneuropathy	急性炎性脱髓鞘性多神经根病变
AMAN	Acute motor axonal neuropathy	急性运动轴突神经病变
AMSAN	Acute motor and sensory axonal neuropathy	急性运动感觉轴索型神经病变
DTRs	Deep tendon reflexes	深部腱反射
GBS	Guillain–Barré Syndrome	格林巴利综合征
IVIG	Intravenous Immunoglobulin	静脉免疫球蛋白
LRP4	Lipoprotein–related Protein 4	脂蛋白相关蛋白 4

MC	Myasthenic Crisis	肌无力危象
MFS	Miller Fisher Syndrome	米勒–费希尔综合征
MG	Myasthenia Gravis	重症肌无力
MUSK	Muscle-specific Tyrosine Kinase	肌肉特异性酪氨酸激酶
NIPPV	Non-invasive Positive Pressure Ventilation	无创正压通气
NMBDs	Neuromuscular Blocking Drugs	神经肌肉阻滞剂
NMJ	Neuromuscular Junction	神经肌肉接头
NSAIDs	Non-steroidal Anti-inflammatory Drugs	非甾体抗炎药
PLEX	Plasma exchange	血浆置换

目录

– 预后
• 推荐阅读

格林巴利综合征

GBS 是一个概括性术语，用以描述一组由急性免疫介导的、以多根神经病变为特征、表现异质的综合征。成人总发病率为 1~2 人 /10 万成年人，发病率随年龄增长而增加。男性发病率略高于女性，男性受影响的频率比女性略高，各亚型的发病率因地理位置而异。

临床亚型

根据病理生理学改变和临床症状，GBS 可分为脱髓鞘 GBS、轴索变性 GBS 和米勒-费希尔综合征（Miller Fisher Syndrome，MFS）。美国和欧洲以急性炎性脱髓鞘性多神经根病变（acute inflammatory demyelinating polyneuropathy，AIDP）亚型最常见。AIDP 的特征是，脱髓鞘病变从神经根开始，导致对称性肌无力，且累及平面逐渐增高，伴深部腱反射减弱或消失。AIDP 可累及运动和感觉神经，但对运动神经影响更大。轴索病变亚型的特征是脱髓鞘病变发生在轴索部位，周围神经髓鞘正常。急性运动轴突神经病变（acute motor axonal neuropathy，AMAN）只累及腹侧运动轴索，急性运动感觉轴索型神经病（acute motor and sensory axonal neuropathy，AMSAN）症状更严重，可同时累及背侧感觉轴索和腹侧运动轴索。AIDP、AMAN 和 AMSAN 只能依靠神经传导检查进行鉴别诊断。

MFS 是 GBS 一个独立的亚型，以急性发作性共济失调、腱反射消失和眼肌麻痹三联症为特征，其脱髓鞘病变发生在周围神经水平。MFS 有一种特殊类型称为 Bickerstaff 脑干脑炎，还包括嗜睡症。不同亚型 GBS 治疗无差别，但疾病进展和预后不同。

病因

所有类型 GBS 均为免疫介导，一半以上患者存在前驱感染，由此导致的免疫反应通过交叉反应表位（分子拟态）与周围神经组分产生交叉反应。空肠弯曲菌是最常见的导致 GBS 的微生物，但巨细胞病毒、EB 病毒、肺炎支原体、流感嗜血杆菌、人类免疫缺陷病毒和流感 A 病毒也可引起 GBS。新数据还显示 GBS 和寨卡病毒相关。

临床特征

GBS 起病及进展迅速。70% 以上的患者 2 周内症状将达到最重，4 周内所有患者症状达到最重并进入平台期。平台期可持续数周至数月，然后临床症状开始缓慢恢复。

神经系统

不同亚型肌无力表现不同，然而，最常见的神经系统症状为对称性、平面逐渐上升的肌无力和腱反射消失，2/3 以上的患者无法独立行走。许多患者可感觉远端麻木、疼痛，尤其是严重神经根性背部疼痛或神经性病理性疼痛也很常见。

呼吸系统

10%~30% 的患者需要机械通气。呼吸衰竭的预测因素包括肌力迅速下降、四肢瘫痪、颈肌无力、球麻痹、潮气量 <20ml/kg 或下降超过 30% 以及最大吸气压力大于 −30cmH$_2$O。

自主神经功能

自主神经功能障碍很常见（70%），是因外周自主神经脱髓鞘引起。心动过速、直立性低血压、高血压、尿潴留、肠梗阻、严重的心动过缓、传导阻滞以及其他心律失常均已有文献报道。心律失常是导致这类患者猝死的原因之一。

诊断

GBS 为临床诊断，起病 4 周内疾病可出现病情进展。其他主要特征包括对称性肌无力，反射消失或减弱。CSF 化验的典型表现为 CSF 中蛋白水平增加（>400mg/L），而 CSF 细胞计数正常（细胞蛋白分离），然而并不是所有患者均会出现。其他支持 GBS 诊断的特征包括自主神经异常、疼痛和感觉异常（表 43.1）。神经传导检查（传导速度下降和脱髓鞘表现）可辅助 GBS 诊断，但必须排除其他诊断（表 43.2）。

表 43.1 GBS 诊断标准

核心特征	支持 GBS 特征	不符合 GBS 的特征
腿和（或）上肢对称性、渐进性肌无力	轻度感觉症状	显著不对称
反射消失或减弱	自主神经功能受累	以膀胱或肠道功能紊乱起病
	脑神经受累	明显的脊髓平面
	疼痛	感觉症状严重，肌无力症状较轻
	神经传导检查符合脱髓鞘或轴索退变表现	呼吸症状严重，而肢体未受累
	CSF 蛋白增高，白细胞计数正常（蛋白细胞分离）	
病情进展 <4 周		病情进展超过 4 周（考虑亚急性或慢性炎症性脱髓鞘多神经病变）

表 43.2　GBS 鉴别诊断

GBS 类似疾病	例子
弛缓性麻痹	脊髓灰质炎，西尼罗河病毒，疱疹病毒，巨细胞病毒，EB 病毒，狂犬病毒，人免疫缺陷病毒
横贯性脊髓炎	肺炎支原体，EB 病毒，巨细胞病毒
脊髓损伤	创伤，椎管狭窄，脊髓前动脉阻塞，硬膜外脓肿
中枢神经系统损伤	卒中（基底节区）
急性周围神经病变	感染，中毒（重金属中毒），贝类中毒，莱姆病，卟啉病
神经肌肉接头疾病	重症肌无力，Lambert-Eaton 综合征，肉毒中毒
危重病性肌病	
肌肉病变	肌炎，周期性麻痹，电解质紊乱

治疗

支持治疗

大约 1/3GBS 患者需要重症监护。对于需要机械通气的患者可早期行气管造口术。琥珀酰胆碱有导致高钾血症的风险，应避免使用。自主神经功能障碍的治疗包括避免诱发因素（譬如吸引治疗和体位改变），应用短效药物（如拉贝洛尔、艾司洛尔或硝普钠）控制高血压发作。预防血栓、营养支持以及物理治疗对该类患者同意至关重要。加巴喷丁或卡马西平可用于治疗疼痛。

免疫治疗

高剂量静脉免疫球蛋白（intravenous Immunoglobulin，IVIG，400mg/kg × 5 天）和血浆置换（置换 1.5 倍血浆量，行 4~5 次）均可促进 GBS 病情恢复、减少残疾发生。与静脉免疫球蛋白相比，血浆置换并不能使患者获益更多，IVIG 治疗在小医院更可行。IgA 缺乏患者可能会对血浆置换和 IVIG 过敏。糖皮质激素对 GBS 无效。

预后

GBS 病死率为 4%~20%，老年、疾病严重程度、机械通气以及快速起病均为死亡的危险因素。症状恢复需要数月时间，6 个月时仅 80% 患者可独立行走，部分患者肌力永远无法恢复。

重症肌无力

MG 为慢性自身免疫性神经系统疾病，累及突出后神经肌肉终板，临床病情常反复。MG 是最常见的神经肌肉传导疾病，发病率为 70~165 人/百万人。发病率呈双峰分布，以 20~30 岁女性和 50 岁男性最常受累。

病理生理学

MG 可以分为血清阳性和血清阴性两型。80% 以上为血清阳性，即体内存在乙酰胆碱受体（AChR）IgG 抗体。目前认为 IgG 抗体可加速与 AChR 的交叉偶联，加速乙酰胆碱（Ach）的退化或阻止 AChR 与 Ach 的结合。血清阴性 MG 患者体内无 IgG AchR 抗体；但是，许多患者存在神经肌肉终板其他自身抗体 [肌肉特异性酪氨酸激酶（MUSK）、脂蛋白相关蛋白 4（LRP4）]。病理生理学的差异可以解释不同亚型患者的症状差别；譬如，MUSK MG 患者眼部症状较少，合并胸腺瘤比例少，对抗胆碱酯酶及免疫抑制剂治疗效果较差。药物诱导型 MG 最常见的诱发药物为青霉素，停药后症状可缓解。

临床特征

MG 可分为眼肌型（15%）和全身型（85%）。眼肌型 MG 可出现动眼神经麻痹，上睑下垂以及复视，无全身肌无力。全身型 MG 也可出现眼肌型症状，然而，可进展出现机体其他部位波动性骨骼肌无力，包括：颈部、头部及面部肌肉，肋间肌，膈肌，以及延髓功能相关肌肉。眼肌型及全身型 MG 均以肌肉反复使用后疲劳加重或易疲劳为特征。MG 为慢性疾病，症状反复，发作期间肌力可正常。

诊断

MG 诊断依据临床病史以及体格检查。尽管 10% 的患者血清学检测阴性，但血清检测出 AchR、MUSK 及 LRP4 对 MG 诊断的确立仍很重要。对于血清学阴性 MG 患者，肌电图检查尤其重要。重复刺激运动神经后混合肌肉动作电位逐渐消失，提示肌肉易疲劳性。影像学检查，包括胸部 CT 扫描可发现可能与 MG 相关的胸腺增生（60%）或胸腺瘤（15%）。

腾喜龙（tensilon）为短效乙酰胆碱酯酶抑制剂，怀疑 MG 的患者，应用后临床症状可改善。腾喜龙还可用于鉴别肌无力危象（myasthenic crisis，MC）和胆碱能危象。MC 患者，使用腾喜龙可使 Ach 效能增加，症状改善；但胆碱能危象患者应用腾喜龙，症状可加重或无改变。应用腾喜龙可导致危及生命的副作用，如心动过缓，因此应备有阿托品。

治疗

乙酰胆碱酯酶抑制剂

乙酰胆碱酯酶抑制剂，如吡斯的明或新斯的明，可抑制神经肌肉接头处乙酰胆碱的分解。

免疫抑制治疗

MG 患者，若应用乙酰胆碱酯酶抑制剂后症状仍持续存在，免疫抑制治疗可能有效。初始治疗可选择泼尼松［0.75~1mg/（kg·d）］、泼尼松龙以及硫唑嘌呤［2~3mg/（kg·d）］。二线免疫抑制药物包括霉酚酸酯、利妥昔单抗、环孢素、甲氨蝶呤以及他克莫司。有报道提示泼尼松可使某些患者出现肌无力危象，治疗之初应注意。

胸腺切除术

对于早发型 MG 或影像学发现胸腺瘤患者，推荐行胸腺切除术。存在 MUSK 或 LRP4 抗体或仅眼肌受累患者，行胸腺切除术获益的可能性较小。

血浆置换和高剂量免疫球蛋白治疗

IVIG（400mg/kg，3~5 天）和血浆置换（10 天以上行 4~5 次，每次置换 1.5 倍血浆量）疗效相当。2~5 天可见疗效，持续 2~3 个月。

诱发药物

某些药物可诱发 MG 或使 MG 症状反复，应避免使用（框 43.1）。

框 43.1　重症肌无力患者谨慎应用药物

抗生素：氨基糖苷类，克林霉素，氟喹诺酮类，酮内酯类抗生素，万古霉素

心血管药物：β 受体阻滞剂，普鲁卡因胺，奎尼丁

肉毒杆菌毒素

氯喹 / 羟氯喹

镁

青霉胺

奎宁

肌无力危象

约 10%~20% 的 MG 患者可出现 MC。MC 为临床诊断，是指患者因呼吸肌或延髓肌无力而需要机械通气。MC 可因感染、精神紧张以及外科手术诱发。梗阻或呼吸机疲劳均可导致呼吸衰竭。延髓肌无力的征象包括分泌物排出困难、咳嗽减弱、吞咽困难、面瘫、言语欠流利。高碳酸血症提示预后不良，低氧血症可很晚才出现。用力肺活量小于 20ml/kg 或最大吸气负压大于 –30cmH_2O 时，气管插管可能使患者受益。

MC 呼吸衰竭早期，可采用无创正压通气（NIPPV）辅助呼吸，从而避免

气管插管。NIPPV 可使疲劳肌肉得到休息，并重新恢复肌力。双水平 NIPPV 为首选呼吸机模式，且需在呼吸衰竭早期使用。高碳酸血症高度提示 NIPPV 治疗失败。MC 恢复期拔管患者，也可采用双水平 NIPPV 辅助治疗。

表 43.3　神经性无力病因

	格林巴利综合征（GBS）	重症肌无力（MG）	兰伯特 – 伊顿综合征（LES）	危重病性肌无力（CIM）
初始症状	对称性无力（不同亚型症状可不同）	眼肌 – 延髓无力	近端肌无力，下肢	对称性肢体无力，可累及膈神经（不累及脑神经）
进展期症状	常累及呼吸肌；腱反射消失，感觉缺失，自主神经功能障碍	近端至远端肌肉；脑神经至尾部神经；（自主神经功能障碍少见）；15%~20% 可出现危象（呼吸衰竭）	从近端肌肉播散至远端肌肉；自尾部神经至脑神经；自主神经功能障碍；腱反射消失	腱反射减弱 / 消失，感觉缺失
病因	急性炎症反应性多神经病变	自身免疫：AChR 抗体，（NMJ 突触后）	自身免疫：电压门控钙通道（NMJ 突触前）	（发病机制不明）危重病期间出现，高血糖症，NMB，糖皮质激素，氨基糖苷类抗生素
诊断试验	CSF 化验，肌电图	血清抗体检测	肌电图：重复神经刺激（RNS）；85%~90% 病例 Ab+	肌电图
组织学检查	最常见：周围神经脱髓鞘，束周淋巴细胞聚集呈小套状（存在变异性）	（非诊断性，抗体亚型不同，表现不同）Ⅰ型及Ⅱ型肌纤维片状萎缩	Ⅱ型纤维萎缩	坏死 / 粗肌丝消失，细肌丝、Z 盘和神经保留
特征	CSF：细胞蛋白分离	运动后易疲劳性	腱反射消失，运动后肌肉易化，强直收缩后肌力增强	肌酸激酶（phosphate kinase, CPK）增高

续表

	格林巴利综合征（GBS）	重症肌无力（MG）	兰伯特－伊顿综合征（LES）	危重病性肌无力（CIM）
其他检查	心律失常监测	胸部 CT 检查明确有无胸腺瘤，心律失常监测	50% 患者为癌旁综合征，行胸部 CT 检查检测小细胞肺癌	
治疗	IVIG，PLEX	药物：乙酰胆碱酯酶抑制剂，免疫抑制剂，IVIG，PLEX；胸腺切除术	肿瘤治疗；药物：3，4-DAP，乙酰胆碱酯酶抑制剂，免疫抑制剂，IVIG，PLEX	治疗基础病，物理治疗及职业治疗

NMJ，神经肌肉接头；Ab+/−：抗体阳性 / 阴性；3，4-DAP，3，4-二氨基吡啶；IVIG，静脉免疫球蛋白；PLEX，血浆置换；NMB，神经肌肉阻滞剂

麻醉注意事项

MG 患者行择期手术时应优化所使用药物。手术当天早晨延续使用吡斯的明尚存在争议；停药可使应用麻痹药物后长时间神经肌肉阻滞风险降低，但患者出现术前肌无力风险增加。用力肺活量小于 2.9L、慢性肺疾病、MG 病史超过 6 年或每日吡斯的明剂量超过 750mg，均是术后需要机械通气的危险因素。如果可行，MG 患者需行其他自身免疫疾病检测，包括甲状腺疾病，约 15%MG 患者可合并甲状腺疾病。

应避免常规应用神经肌肉阻滞药物（neuromuscular blocking drugs，NMBDs）。胸部或腹部手术患者，采用胸段硬膜外麻醉有助于肌肉松弛。持续输注瑞芬太尼可用于控制术中吸气努力。短效非去极化 NMBDs 对 MG 患者效果好，若术中需要，可优先选择该类药物。非去极化 NMBDs 的剂量至少减少一半。应用琥珀酰胆碱需谨慎，MG 患者对该药存在抗药性，报道显示，应用大剂量琥珀酰胆碱可导致 II 相阻滞。

文献中数个病例报告显示，MG 患者，应用舒更葡糖拮抗罗库溴铵或维库溴铵的神经肌肉阻滞作用，未见明显并发症。若术前患者应用乙酰胆碱酯酶抑制剂，因胆碱酯酶活性被最大程度抑制，应避免应用标准化拮抗剂新斯的明，否则大剂量新斯的明可能会导致胆碱能危险，引起肌无力表现。

术后应常规对患者进行评估，是否可以拔除气管插管，但应重点注意避免神经肌肉阻滞剂残留。最大吸气压力大于 −30cmH$_2$O，常预示拔管失败。疼痛可诱发 MC，应有效控制。可应用局部止痛方法，如硬膜外镇痛或神经阻滞镇痛，以及多模式镇痛治疗，包括对乙酰氨基酚（扑热息痛）和非甾体

抗炎药物用于控制疼痛，以减少阿片类镇痛药用量。

预后

经恰当的外科及药物治疗，重症肌无力患者预后良好。

（周建芳 译，徐明 校）

推荐阅读

Blichfeldt-Lauridsen, L., Hansen, B.D.: Anesthesia and myasthenia gravis. *Acta Anaesthesiol Scand* 2012; **56**(1):17–22.

Gilhus, N.E., Verschuuren, J.J.: Myasthenia gravis: Subgroup classification and therapeutic strategies. *Lancet Neurol* 2015; **14**(10):1023–1036.

Godoy, D.A., Mello, L.J., Masotti, L., Di Napoli, M.: The myasthenic patient in crisis: An update of the management in neurointensive care unit. *Arq Neuropsiquiatr* 2013; **71**(9A):627–639.

Hoffmann, S., Kohler, S., Ziegler, A., Meisel, A.: Glucocorticoids in myasthenia gravis – if, when, how, and how much?. *Acta Neurol Scand* 2014; **130**(4):211–221.

Rabinstein, A.A.: Acute neuromuscular respiratory Failure. *Continuum (Minneap Minn)* 2015; **21**(5 Neurocritical Care):1324–1345.

Rabinstein, A.A.: Noninvasive ventilation for neuromuscular respiratory failure: When to use and when to avoid. *Curr Opin Crit Care* 2016; **22**(2):94–99.

Wakerley, B.R., Yuki, N.: Mimics and chameleons in Guillain-Barré and Miller Fisher syndromes. *Pract Neurol* 2015; **15**(2):90–99.

Willison, H.J., Jacobs, B.C., van Doorn, P. A.: "Guillain-Barré syndrome." *Lancet* 2016.

Yuki, N., Hartung, H.P.: "Guillain-Barré syndrome." *N Engl J Med* 2012; **366**(24):2294–2304.

第44章
脑 死 亡

Joyce Chang，David Shimabukuro

要点

- 虽然已有脑死亡诊断的美国联邦以欧洲法定标准，但仍然需要考虑国际、地区、体制、文化以及宗教的标准。
- 通过临床标准确定脑死亡已是被广泛接受的标准，但对脑死亡辅助检查的需要在国家之间皆存在差异。
- 在辅助检查中，双侧椎动脉及颈内动脉造影是脑血流评价中的金标准。

缩略词

| AAN | American Academy of Neurology | 美国神经病学学会 |
| CNS | Central nervous system | 中枢神经系统 |

目录

历史以及法律方面的考虑

在很长的一段时间里，死亡仅仅被定义为循环和呼吸功能永久的停止。然而，随着心肺复苏技术的进展以及器官移植技术的引入，死亡的概念开始将脑功能不可逆、完全的丧失作为重要的考量。脑死亡概念的变更源自于1968 年，哈佛医学院委员会试图将死亡定义为不可逆昏迷。1981 年，美国医学、生物医学和行为学科伦理问题研究委员会发布了《统一死亡判定法案》，该法案进一步从法律层面确定了脑死亡是死亡的一种形式。从此往后，由于脑死亡判定存在争议，AAN 基于最新的循证依据再次修订了成人脑死亡判定指南并发表于著名的《神经病学》杂志。

《统一死亡判定法案》（the Uniform Determination of Death Act）定义的死亡内容如下："符合以下任何一项的患者即为死亡：①循环和呼吸功能不可逆性终止；②全脑功能，包括脑干功能不可逆终止。"脑死亡的判断必须依据公认的临床标准进行。但在全球范围内，甚至在美国各州之间，脑死亡的临床诊断标准的内容皆存在差异。因此，确定适用于特定区域或机构的指南是一明智之举。

诊断

前提条件

在确认脑死亡的临床评估前，应满足以下前提条件：

（1）不可逆的原因造成的昏迷

（2）无 CNS 抑制剂和（或）神经肌肉阻滞剂的使用

（3）排除其他可以导致昏迷的疾病

（4）无电解质、酸碱平衡紊乱或内分泌异常

（5）核心体温 >36℃

（6）血流动力学稳定，收缩压 >100mmHg

患者处于昏迷的定义为患者无反应，无癫痫发作的证据，无肢体活动（除了脊髓反射）以及呼吸机依赖。昏迷最常见的原因包括：重型颅脑创伤，蛛网膜下腔出血或颅内出血，大面积脑梗死，继发于爆发性肝衰竭的脑水肿，以及缺血缺氧性脑损伤。昏迷的病因通常可以从病史、查体、实验室检查及神经影像学检查明确。

可导致 CNS 抑制的常见药物包括麻醉药、苯二氮䓬类药物、巴比妥类药物、阿片类药物及三环类抗抑郁药。总体来说，药物清除的时间是药物半衰期的 4~7 倍，若患者肝肾功能不全，清除时间需要更长。

可产生类似昏迷状态的疾病包括格林-巴利综合征、闭锁综合征和严重的甲状腺功能减退。另外，电解质、酸碱和内分泌异常及低氧血症也可以导致 CNS 抑制。

临床检查

在上述的临床前提条件满足之后，应当进行临床查体以确认脑死亡，在一些国家，脑死亡的确认尚应行辅助检查进一步明确。临床查体的主要内容见表 44.1。患者无运动反应，存在屈肌姿态或伸肌姿态都是符合脑干死亡的，但是脊髓反射相关的运动是允许存在的。

表 44.1 脑干反射检查

脑神经	检查	技术	脑死亡结果
1）脑神经 Ⅱ	2）瞳孔对光反射	持续光照分别照射两侧瞳孔	3）瞳孔固定，散大，对光反应消失
4）脑神经 Ⅲ、Ⅳ、Ⅵ、Ⅷ	5）头眼反射 6）眼前庭反射	7）快速急剧地将头从中线转向一侧，然后再转向另一侧。观察将头转向对侧时眼球的横向运动 8）床头抬高 30°。用 50ml 冰盐水分别灌入两侧外耳道。观察眼球向冰水灌入侧的震颤反应。两侧鼓膜侧的评估间隔 5~10 分钟	9）转头时眼球活动消失 10）灌水时眼球活动消失
11）脑神经 Ⅴ，Ⅶ	12）角膜反射	13）用拭子刺激角膜，查看眨眼反射	14）角膜反射消失
15）脑神经 Ⅴ，Ⅶ	16）咳嗽反射 17）咽反射	18）用吸痰装置刺激咽部，或用吸痰管进行气管插管内吸引 19）同吸痰装置刺激咽后壁	20）对咽刺激或气管刺激没有咳嗽反射 21）对双侧咽后壁刺激均无反应

窒息试验是用以确认自主呼吸消失。脑干呼吸控制取决于中枢化学感受器对脑脊液 $PaCO_2$ 和 pH 变化的感知。目前的研究表明，对脑干呼吸中枢最大刺激的 $PaCO_2$ 水平应大于 60mmHg（6.5kPa），因此，最新 AAN 指南也指出将 $PaCO_2>60mmHg$ 作为窒息试验的阈值。但是，没有指南对慢性高碳酸血症的患者的 $PaCO_2$ 阈值做出规定。

开始窒息试验之前，患者先以吸入氧浓度为 100% 的氧预氧合至少 10 分钟，直至 $PaO_2>200mmHg$。这可在试验过程中，将低氧造成的潜在并发症最小化。患者应保持体温正常（核心体温 >36.5℃），足够的脑灌注压，以及正常范围的 $PaCO_2$（$PaCO_2>60mmHg/5~5.5kPa$）。患者应撤去呼吸机以避免检测到错误的呼吸努力。氧气的输送可以用 T 管或吸痰管插入气管套管内。升压药用以维持足够的灌注压（平均动脉压 60~80mmHg）。尚应观察患者的呼吸运动，包括腹式呼吸或胸式呼吸情况。若观察到呼吸运动，窒息试验应终止。如果没有观察得到自主呼吸努力，窒息试验应继续进行 5~10 分钟，并在试验结束时采集动脉血气。$PaCO_2>60mmHg$（8kPa）或 $PaCO_2$ 升高 >20mmHg（约 3kPa）且没有呼吸努力，则证实为脑死亡。如果，在窒息试验中，出现明显的心律失常、缺氧或难治性低血压，试验应当终止。

辅助检查

脑死亡是一个临床诊断。但有些时候由于临床诊断难以确定脑死亡或在某些地区或机构脑死亡需要辅助检查的确认，尚需要进一步行辅助检查。辅助检查主要用于评估脑血流。若脑血流不存在则意味着脑已死亡。目前的辅助检查分为脑血流评估以及脑功能评估。检查包括脑血管造影术、经颅多普勒超声（transcranial doppler ultrasonography，TCD）、核医学显像、单光子计算机断层扫描（single-photon computed tomography，SPECT）、脑磁共振血管造影术、脑计算机断层血管造影、脑电描计法，以及躯体感觉诱发电位。

脑血管造影术被认为是金标准，但是其亦为一种通过注入造影剂入主动脉弓的侵入性操作。若造影剂到达前、后循环，在颈动脉和椎动脉（4 条血管）入颅水平没有造影剂充盈，则符合脑死亡。

经颅多普勒检查是一种快速和无创的检查，但是受操作者水平影响较大。脑死亡的信号包括反流，单纯收缩峰，没有舒张期血流或只有舒张期的逆行血流，或在收缩早期有小的收缩峰。一些患者可能没有颞骨窗，故若不见TCD 信号并不能视为脑死亡。

目前，缺乏足够的数据表明一系列神经检查的观察等待时间。虽然实际情况存在较大的差异，但是大多数中心要求符合脑死亡的两项检查至少相隔一定的时间间隔。AAN 的脑死亡指南的判定参数于 1995 年初次发布，并于2010 年更新。目前，学术文献中没有发表过符合 AAN 指南中脑死亡临床标准的患者脑功能有所恢复的案例报道。

（黄华玮　译，徐明　校）

推荐阅读

Kramer, A.H.: Ancillary testing in brain death. *Semin Neurol* 2015; **35**:125–138.

Rincon, F.: Neurologic criteria for death in adults. In Parrillo, J., Dellinger, R. (Eds.). *Critical Care Medicine: Principles of Diagnosis and Management in the Adult*. Philadelphia, PA, USA: Elsevier-Saunders; 2014: 1098–1105.

Roberts, P., Todd, S. *Comprehensive Critical Care: Adult*. Mount Prospect, IL: Society of Critical Care Medicine; 2012.

Smith, M.: Brain death: The United Kingdom perspective. *Semin Neurol* 2015; **35**(2):145–151.

Spinello, I.M.: Brain death determination. *J Intensive Care Med* 2015; **30**(6):326–337.

Uniform Determination of Death Act, 12 uniform laws annotated 489 (West 1993 and West suppl 1997).

Wijdicks, E.F.: Brain death guidelines explained. *Semin Neurol* 2015; **35**:105–115.

Wijdicks, E.F., Varelas, P.N., Gronseth, G.S., et al: Evidence based guideline update: determining brain death in adults: Report of the Quality Standards Subcommittee of the American Academy of Neurology. *Neurology* 2010; **74**:1911–1918.

第45章

颅内压监测

Marek Czosnyka，Karol Budohoski

要点

- ICP 取决于以下四个部分：动脉血流入；静脉血流出；脑脊液循环；脑组织或病灶体积变化。
- 连续监测 ICP 是创伤性脑损伤管理的重点。
- 监测 ICP 的常用方法是通过脑实质内微传感器或脑室内导管。
- 压力 – 反应性指数反映了大脑血管的自我调节储备，并提供了有关最低和最佳脑灌注压的信息。
- ICP 脉冲波形提供脑脊液代偿储备的动态信息。
- ICP 和脑灌注压的无创测量不够精确但安全可行。

缩略词

ABP	Arterial blood pressure	动脉血压
CBF	Cerebral blood flow	脑血流
CPP	Cerebral perfusion pressure	脑灌注压
CSF	Cerebrospinal fluid	脑脊液
EVD	External ventricular drain	脑室外引流
ICP	Intracranial pressure	颅内压
MAP	Mean arterial pressure	平均动脉压
MCA	Middle cerebral artery	大脑中动脉
PRx	Pressure reactivity index	压力反应指数
SAH	Subarachnoid hemorrhage	蛛网膜下腔出血
TCD	Transcranial doppler	经颅多普勒超声

目录

引言

ICP 是多数脑监测系统的重要参数，其测量需使用有创传感器。ICP 也可以通过 CPP 估算：

$$平均 CPP = MAP - 平均 ICP$$

ICP 是一种由脑血流、脑脊液、脑实质体积变化以及病理状态下占位性病变体积共同决定的复杂信号。ICP 的值可分为动态（随时间变化）和静态（仍然可能随时间变化，但速度要慢得多）两部分。ICP 的快速和缓慢变化都可能与动、静脉血流、脑脊液循环体积以及脑组织（如水肿形成）或其他占位病变（如血肿、肿瘤和脓肿）的体积变化有关。ICP 还提供有关 CBF 的自动调节、脑血管压力反应性和脑脊液系统顺应性的信息。

区分不同的 ICP 成分非常重要，临床上制定颅内高压的治疗策略前必须先判断是哪个成分升高。例如，动脉血容量可能会在几秒钟内将 ICP 提升到非常高的水平，这些升高被称为高原波，仅次于固有动脉扩张。在这种情况下，通过迅速、短期的过度通气可使脑血管收缩，从而减少 ICP。急性脑积水中 CSF 循环容量剧增，也会导致 ICP 升高。这时就应使用 EVD 降低 ICP。静脉流出道梗阻也可能导致 ICP 升高，中立头位或排除静脉血栓形成非常必要。最后，如果 ICP 由于脑水肿或占位性病变而升高，那么渗透疗法或手术干预（包括去骨瓣减压术）应是治疗的首选方法。

测量方法

脑实质内微传感器

脑室、硬膜下或脑实质内的微传感器具有较低的感染风险，并在小型试验中表现出良好的测量准度。脑实质内测量系统通过颅骨钻孔进入颅内后放置微传感器，测量到的压力不一定代表脑室内的脑脊液压力，而是放置点局部的压力。微传感器在插入体内后不能进行校准，长期监测可能发生零点漂移导致测量结果偏差。

脑室内导管

外部压力传感器与脑室内导管相连的直接测量方法，现在仍是 ICP 测量的"金标准"。其优点包括可以通过导管进行定期的校准和脑脊液引流。然而，对于严重脑水肿患者，脑室内导管的置入非常困难甚至不可能，并且在监测 3 天后感染的风险会显著增加。在测量时，应注意不要开放引流，测量前应将 EVD 关闭至少 15 分钟。

其他方法

硬膜外传感器的探针创伤很小，但其准确性还存在争议。腰脑脊液压力测量在神经重症监护中不是一种可靠的方法。

无创 ICP 监测

如果能使用无创的传感器测量 ICP 或 CPP，将会对临床大有助益。曾有人尝试使用 TCD 检查眼动脉、鼓膜移位以及超声"飞行时间"技术等方法进行无创 ICP 测量。颅脑损伤后 MCA 速度脉动指数与 CPP 有合理的相关性，但 CPP 的绝对测量值不能准确外推。然而，最近报道了一种无创评估 CPP 的方法：平均 ABP 乘以舒张压与平均流速的比值。这个估计器可以预测实际的 CPP——在成人范围内（60~100mmHg）——80% 以上的测量误差小于10mmHg。但以上方法均未产生准确可用的 ICP 数据。

监测事件与趋势

连续监测 ICP 时，可以识别出 ICP 波形的特定模式。低而稳定的 ICP（<20mmHg）患者除了 ICP 对 ABP 变化的阶段性反应外，并无特征性的 ICP 血管生成波。颅脑损伤后最常见的图像为 ICP 高而稳定（>20mmHg）时振幅有限的血管生成波。血管生成波、高原波或与动脉压和充血事件相关的波在损伤后的 ICP 记录图中很常见（图 45.1）。

脑血管压力反应性

ABP 中自发波与 ICP 的相关性取决于脑血管自我调节的能力。当自动调节正常时，ABP 的升高会导致血管收缩，脑血容量减少，ICP 下降。当自动调节出现干扰，ABP 的变化被传递到颅内，产生被动的压力效应。当脑血管处于压力反应状态并保持自我调节能力时，平均 ABP 和 ICP 变化之间的相关

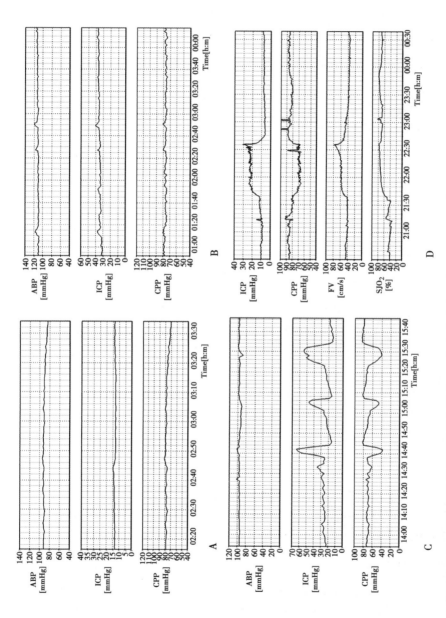

图 45.1 ICP 监测的示例，创伤性脑损伤后动脉血压（ABP）和脑灌注压（CPP）：A. 低和稳定的 ICP；B. 相对稳定的 ICP 升高；C. ICP 与高原波；D. 脑血流量增加后继发 ICP "充血波"，这里表现为多普勒血流速度（FV）的增加和颈静脉球静脉血氧定量（SJO$_2$）的上升

系数［称为"压力反应指数"（PRx）］为负值（图 45.2b）。若相关系数为正
（+PRx），表示脑血管压力反应性紊乱和被动系统（图 45.2a）。

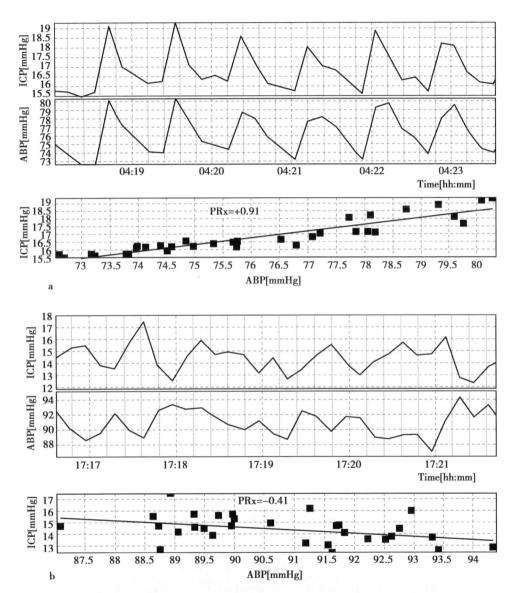

图 45.2　压力反应性指数（PRx）的计算原理。（a）+ PRx（+0.91），提示压力反应性
紊乱，自动调节能力差。（b）–PRx（–0.41），表示极好的反应性和自动调节能力

最佳脑灌注压

在头部外伤的成年人中，PRx 与 CPP 的关系呈现出"U"型曲线，这表明对于大多数患者来说，此时 CPP 正是压力反应性曲线中最佳的值（图 45.3）。通过绘制和分析连续 4 小时的 PRx–CPP 曲线，可以估算出最佳压力和最优 CPP 之间的距离越大，结果就越差（图 45.4）。这个方法可以避免 CPP 过低（即缺血）或过高（充血和 ICP 继发性增加）的时期，从而完善我们目前针对 CPP 导向治疗的方法。

颅内压脉冲波形分析

可以通过分析 ICP 波形的振幅充分认识颅内高压的潜在危害。ICP 的脉冲波形提供了动脉搏动压力通过动脉壁传递到脑脊液空间的信息。随着 CPP 的减少，反应性脑血管壁张力降低。这又增加了动脉脉搏向 ICP 的传导。因此，当脑血管处于正常反应性时，CPP 的减少会导致 ABP–ICP 脉冲传输的增加。如果这种平衡性受到干扰，脑血管的压力反应性就不复存在。

平均 ICP 与 ICP 脉冲幅度值之间的移动线性相关系数（也称 RAP 指数，R 指相关系数，A 指波幅，P 指压力）可在 3~5 分钟的时间窗口内计算，用

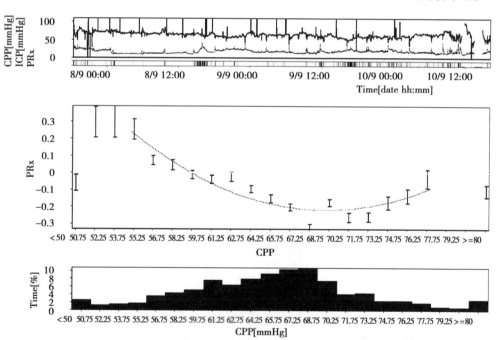

图 45.3 PRx 与 CPP 在较长一段时间内（此处为 2.5 天）的关系通常表现为 U 形曲线。这条曲线的最低处表示这段时间的"最优 CPP"。如果此时对应下方 CPP 直方图时间百分比的最大值，则说明在给定时期 CPP 的平均管理是合适的

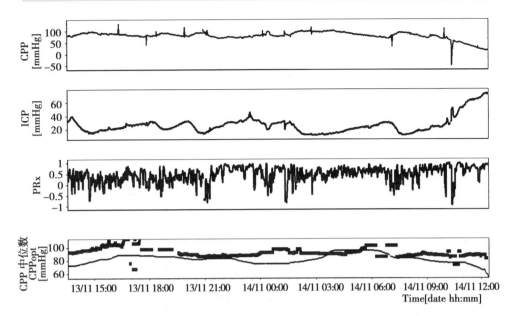

图 45.4 可通过 4 小时的观察窗计算最优 CPP。实时的数值可以显示在床头电脑屏幕上，并与当前（中位）CPP 值进行比较。第二张图中显示的是患者突发 ICP 增高最后死亡的案例。可以观察到 CPP 中值远低于最优 CPP 的时期，特别是在监测的最后阶段

于连续检测波幅和平均压力的关系。其优势是系数的归一化值从 –1 到 +1，从而允许患者之间的比较。在对头部损伤患者的汇总分析中，RAP 的值接近 +1。在头部受伤的患者中，ICP（>15mmhg）和 CPP（>50mmhg）中度升高，这预示着保留脑血管反应性的代偿储备减少。在 ICP 非常高和 CPP 非常低的情况下，RAP 降低到 0 或负值，表明脑血管反应性丧失，存在脑缺血风险，也预示着预后不良（图 45.5）。

颅内压监测的作用

ICP 监测的意义远大于一个数值。床边监护仪显示的 ICP 终末瞬时值并不能有效反映颅内高压。尚无确切的证据表明监测 ICP 和使用基于这些监测值的治疗方案可以改善预后。由于 ICP 监测在大多数急性脑损伤患者的护理中被视为"标准监测"，因此对患者进行前瞻性随机对照试验是不道德的。然而，有证据表明，在通常监测 ICP 的神经外科中心，与不监测 ICP 的一般重症监护病房相比，患者死亡率几乎低了两倍。

ICP 波形包含有关脑脊液病理生理学性质的有价值的信息。例如脑脊液的自动调节和脑脊液系统的顺应性等等。分析 ICP 波形对获取临床信息和指导患者诊治都有很大帮助。

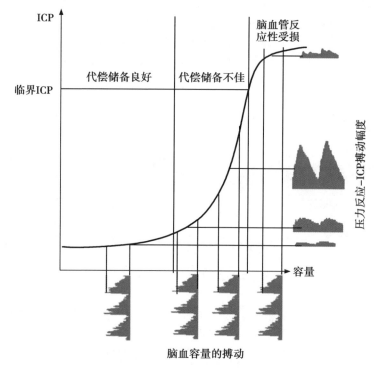

图 45.5　颅内压（ICP）脉冲波形分析

　　ICP 在颅脑损伤、低等级 SAH 和颅内血肿等急性状态下的价值取决于监测和治疗之间的密切联系。分析 ICP 的趋势和波形信息，往往能正确地对急性脑损伤患者进行临床的干预。

（方婧涵　译，金旭　校）

推荐阅读

Aries, M.J., Czosnyka, M., Budohoski, K.P., et al: Continuous determination of optimal cerebral perfusion pressure in traumatic brain injury. *Crit Care Med* 2012 August; **40**(8):2456–2463.

Castellani, G., Zweifel, C., Kim, D.J., et al: Plateau waves in head injured patients requiring neurocritical care. *Neurocrit Care* 2009; **11**:143–150.

Czosnyka, M., Guazzo, E., Whitehouse, M., et al: Significance of intracranial pressure waveform analysis after head injury. *Acta Neurochir (Wien)* 1996; **138**(5):531–541.

Czosnyka, M., Smielewski, P., Kirkpatrick, P., et al: Continuous assessment of the cerebral vasomotor reactivity in head injury. *Neurosurgery* 1997 July; **41**(1):11–17.

Dias, C., Maia, I., Cerejo, A., et al: Pressures, flow, and brain oxygenation during plateau waves of intracranial pressure. *Neurocrit Care* 2014 August; **21**(1):124–132.

Donnelly, J., Czosnyka, M., Harland, S., et al: Cerebral haemodynamics during experimental intracranial hypertension. *J Cereb Blood Flow Metab* 2016 March 18.

Koskinen, L.O., Grayson, D., Olivecrona, M.: The complications and the position of the Codman MicroSensor™ ICP device: An analysis of 549 patients and 650 sensors. *Acta Neurochir (Wien)* 2013 November; **155**(11):2141–2148.

Lazaridis, C., DeSantis, S.M., Smielewski, P., et al: Patient-specific thresholds of intracranial pressure in severe traumatic brain injury. *J Neurosurg* 2014 April; **120**(4):893–900.

Lu, C.W., Czosnyka, M., Shieh, J.S., Smielewska, A., Pickard, J.D., Smielewski, P.: Complexity of intracranial pressure correlates with outcome after traumatic brain injury. *Brain* 2012 August; **135**(Pt 8):2399–2408.

Robba, C., Bacigaluppi, S., Cardim, D., et al: Non-invasive assessment of intracranial pressure. *Acta* 2015 October 30. Review.

Vik, A., Nag, T., Fredriksli, O.A., et al: Relationship of "dose" of intracranial hypertension to outcome in severe traumatic brain injury. *J Neurosurg* 2008 October; **109** (4):678–684.

Zweifel, C., Castellani, G., Czosnyka, M., et al: Noninvasive monitoring of cerebrovascular reactivity with near infrared spectroscopy in head-injured patients. *J Neurotrauma* 2010 November; **27**(11):1951–1958.

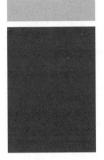

第46章
颈静脉球部血氧饱和度

Arun Gupta

要点

- 颈静脉球部血氧饱和度是一项用以衡量脑血流量和代谢平衡的全球性指标。
- 颈静脉球部血氧饱和度监测器的放置方法及其并发症都与颈内静脉中心导管相似。
- 可以进行间断性或者连续性的测量。
- 颈静脉球部血氧饱和度尤其适用于过度通气治疗等干预措施的监测。
- 主要的局限性在于缺乏对脑局部代谢变化的敏感性。

缩略词

AVDO$_2$	Arterio–jugular venous difference of the oxygen content	动脉–颈静脉氧含量差
CMRO$_2$	Cerebral metabolic requirement for oxygen	脑氧代谢率
CBF	Cerebral blood flow	脑血流
ICP	Intracranial pressure	颅内压
IJV	Internal jugular vein	颈内静脉
SjvO$_2$	Jugular venous oxygen saturation	颈静脉球部血氧饱和度

目录

- 测量的基本原理
  - 神经危重症患者的管理
  - 监测脑血流
  - 指导治疗
  - 术中监测
- 并发症和局限性
- 推荐阅读

引言

颈静脉血氧测量可用于床旁监测脑静脉血氧饱和度。其过程包括颈静脉球置管、经皮取样分析脑静脉血及纤维导管下脑静脉氧饱和度连续测量。这项技术是神经重症领域常规的多模式监测手段之一，用以评估全脑的氧合和代谢。

解剖学

脑部静脉血主要汇入颅内静脉窦，随之大部分引流至左侧或右侧乙状窦。其走行弯曲，在后颅窝内先向尾端、再向前到达颈静脉孔后方，形成颈内静脉。

从左 / 右侧半球流出的静脉血中，大约有 30% 的来自对侧。尽管皮质下区血液优先向左汇入，但多数情况下，右侧通常占主导地位。部分血液来自于颅外变异的导静脉和海绵窦。

颈内静脉起始于颈静脉孔后侧，扩张形成颈静脉球（上部）。脑外血液由数条静脉输送，其中最重要的一条是面静脉，向下走行数厘米注入颈内静脉。颈内静脉处于颈动脉鞘内并沿颈部向下走行，侧面为迷走神经和颈动脉，其起始部利于进行导管置入。颈内静脉末端再次扩张形成下端的颈静脉球，然后汇入锁骨下静脉，并在胸廓入口的锁骨内侧后方形成头臂静脉。

颈内静脉的前外侧面与颈浅筋膜、颈阔肌、颈深筋膜和胸锁乳突肌相邻，后侧面分别有颈椎横突、颈神经丛、膈神经和胸导管（左侧）。下端颈静脉球上方位置有二尖瓣，由此向头端方向的颈内静脉系统无瓣膜。

置管技术

使用塞尔丁格（Seldinger）技术，将导管置入颈内静脉，并向头侧推进，越过面总静脉开口处，置于位于颅底部的颈静脉球内（图 46.1）。与传统中心静脉置管一样，要预先选好穿刺部位，做好准备工作，严格按照无菌要求进行穿刺部位的局部浸润麻醉。可视化超声技术能够降低中心静脉穿刺所带来的并发症，特别是可避免头低位对颅内压产生不利影响。位置放置正确后，颈部侧位 X 线平片显示导管尖端与乳突气房齐平（平颈 1/ 颈 2 椎体）。

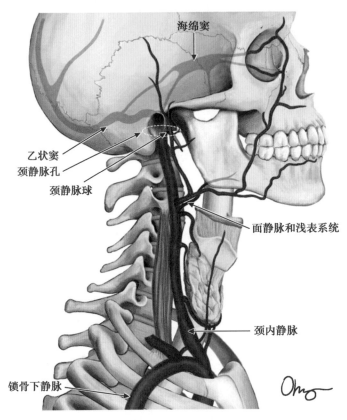

图 46.1　颈静脉球导管在颈内静脉的放置。注意传感器的尖端要高于面静脉

颈内静脉的选择

如上文所述，静脉系统引流常为单侧优势，可通过对每侧颈内静脉分别连续加压来进行判定，加压时 ICP 升高更明显的一侧为优势侧，一般选用此侧进行置管。若优势侧不易判断，则选择颅内病变较严重的一侧。由于多数情况下右侧颈内静脉为优势侧，许多医疗中心仍常规使用右侧进行置管。

间断监测

颈静脉球部血氧饱和度可通过抽取血氧间断测量，也可通过使用光纤维导管连续监测。间断抽样测量的优势在于花费较低，除此之外，还能检测动脉–颈静脉氧含量差（arterio–jugular venous difference of the oxygen content，$AVDO_2$）、动静脉血糖，通过血氧定量法、联合血氧定量法检测乳酸差异，以及进行血液生化分析。由于静脉血液流速低，取样速度要慢（小于 $2ml/min$），以避免颅外血样污染。

连续监测

颈静脉球部血氧饱和度（jugular venous oxygen saturation，$SjvO_2$）的连续性监测，可通过使用含两至三种波长的光谱测量导管进行。进行连续性监测前需要校准，三种波长的光谱导管含内置校准，而两种波长的导管则需手动与患者自体血液进行校准。两种类型的导管均含有两个管腔，一个管腔通过传导和接收光信号来测量 $SjvO_2$，另一个管腔可用于采集血样，需要使用生理盐水以 2~4ml/h 的速度持续冲洗管腔以保持管腔通畅。颈静脉球部血氧饱和度的光谱测量法是基于氧合血红蛋白和去氧血红蛋白在红外及近红外光波段不同的吸收特性进行检测和计算的。

测量的基本原理

颈静脉球部血氧饱和度的测量能够用于判断脑血流和脑代谢的供需平衡。生理条件下，脑氧代谢率与脑血流偶联，比值恒定。大脑动脉及混合静脉（如颈内静脉）血氧含量之差（动脉血氧含量 – 静脉血氧含量）即为摄氧量。脑氧代谢率用下列公式计算：

脑氧代谢率 = 脑血流 ×（动脉血氧含量 – 静脉血氧含量）

假设动脉血和静脉血内的血红蛋白浓度相等，且血中溶解的氧气最少，那么动脉和静脉血氧含量之差就可以用动静脉氧饱和度之差来代替。即：

脑氧代谢率 = 脑血流 ×（动脉血氧饱和度 – 颈静脉球部血氧饱和度）

因为 $SjvO_2$ 与脑血流和脑氧代谢率的比值成比例，因此，颈静脉球部血氧饱和度降低（如摄氧量高）可提示脑血流及脑氧代谢率低。已知 $SjvO_2$ 的正常值为 60% ~70%，通过测量 $SjvO_2$ 的趋势变化，能判断脑血流量是否充足。当 $AVDO_2$ 增加超过 9 ml/dl 时，则说明脑血流量不足或者脑氧摄取量增加。许多病理及生理条件可以改变脑氧供（如脑血流量）和脑氧需（如脑氧代谢率）之间的关系，从而影响 $SjvO_2$（框 46.1）。

置入颈静脉球导管除了可监测静脉血氧饱和度，还能评估乳酸和葡萄糖水平，从而提供更多的关于大脑代谢状况的信息。

框 46.1　影响颈静脉球部血氧饱和度的因素

颈静脉球部血氧饱和度降低

氧输送减少　　　　　　　　　　　　　**氧消耗增加**

颅内压升高，脑灌注压降低　　　　　　　代谢增加

严重的低碳酸血症　　　　　　　　　　　高热

血管痉挛　　　　　　　　　　　　　　　疼痛

低血压　　　　　　　　　　　　　　　　麻醉过浅

缺氧　　　　　　　　　　　　　　　　　癫痫

心肺功能不全

贫血

出血

血红蛋白异常

败血症

颈静脉球部血氧饱和度增加

氧输送增加　　　　　　　　　　　　　**氧消耗降低**

颅内压降低，脑灌注压升高　　　　　　　昏迷

高碳酸血症　　　　　　　　　　　　　　低体温

药物引起的血管舒张　　　　　　　　　　镇静药物

动脉高压　　　　　　　　　　　　　　　脑梗死

动静脉畸形　　　　　　　　　　　　　　脑死亡

动脉氧分压增高

神经危重症患者的管理

对于神经危重症患者的管理，颈静脉球部血氧饱和度监测还有许多潜在益处。

监测脑血流

颈静脉球部血氧饱和度监测可发现与颅内压升高及过度通气治疗有关的氧饱和度下降。曾有报道发现，重型颅脑创伤的患者由于颅内压增高、缺氧、

低血压和发热等，其颈静脉球部血氧饱和度下降（SjvO$_2$<50%），提示颅内低灌注。相反，当颈静脉球部血氧饱和度高于 85% 时，则提示充血状态（如继发于高碳酸血症），或提示由细胞缺氧或动脉血分流导致的氧利用率降低。无论是低灌注还是高灌注，都会导致不良结局。

使用过度通气降低急性颅内压升高时，由于 PaCO$_2$ 急剧下降，导致血管收缩，进而使脑血流量显著降低；如果脑代谢不变，脑血流降低会导致全脑氧合降低。因此，SjvO$_2$ 监测有益于优化过度通气治疗。使用过度通气时，应维持 SjvO$_2$ 在 55% 以上。SjvO$_2$ 监测还可用于围术期指导和评估蛛网膜下腔出血患者的大脑低灌注。

指导治疗

颈静脉球部血氧饱和度监测常用于指导过度通气的治疗。在重型颅脑损伤患者中，可使用 SjvO$_2$ 监测是否出现巴比妥类药物诱导的脑代谢抑制。对于外伤性急性脑肿胀的昏迷患者，静脉注射戊巴比妥类药物治疗难治性颅内高压前后，可通过 SjvO$_2$ 评估全脑氧合状态；若 SjvO$_2$ 能维持在 45% 以，其预后明显好于数值下降到该水平以下者。

术中监测

动脉瘤夹闭术中使用颈静脉球置管监测脑氧饱和度的研究发现，许多患者的平均动脉压下降到某一阈值以下时，SjvO$_2$ 开始下降。突发动脉瘤破裂的患者中，这种情况更多见，可能是由于此类患者自动调节机制改变。

并发症和局限性

置入颈静脉球部血氧饱和度监测导管虽然会带来一些潜在并发症（穿破颈动脉、血栓、颅内压升高），但都很少见。有些因素会影响颈静脉球部血氧饱和度结果的准确性。例如，由于脑梗死的区域无血液流出，使得颈静脉球部血氧饱和度的值显示为正常。连续取样只能记录取样瞬间的脑氧合和代谢状态。血样采集可能会受到一些因素的干扰，比如混有颅外的静脉血，导管放置位置过高、过低或抵住静脉壁，或取样速度过快等。避免这些干扰因素影响的措施包括取样位置距颈静脉球小于 2cm 或取样速度小于 2ml/min。持续监测 SjvO$_2$ 也有其局限性。导管抵住血管壁，或导管尖端有血栓形成，亦或传感器在血管内弯曲时，光纤维导管连续监测的结果可能不准确。约半数以上的 SjvO$_2$ 低于 50% 的情况是假阳性。

该监测手段最大的局限性在于其结果代表的是整个大脑的氧合作用，而非脑局部的变化，除非这种局部变化大到影响整个大脑。正电子发射断层扫描研究发现，即使 SjvO$_2$ 高于 55%，也有相当一部分患者的脑血流到达了缺血性阈值以下。总之，在使用颈静脉球部血氧饱和度监测全脑氧合同时，可能还需要使用其他手段监测局部的脑氧合，以帮助处理临床情况。

（乔岚歆 译，林楠 校）

推荐阅读

Coles, J.P., Minhas, P.S., Fryer, T.D., et al: Effect of hyperventilation on cerebral blood flow in traumatic head injury: Clinical relevance and monitoring correlates. *Crit Care Med* 2002;**30**:1950–1959.

Croughwell, N.D., White, W.D., Smith, L.R., et al: Jugular bulb saturation and mixed venous saturation during cardiopulmonary bypass. *J Card Surg* 1995;**10**:503–508.

Dearden, N.M., Midgley, S.: Technical considerations in continuous jugular venous oxygen saturation measurement. *Acta Neurochir* 1993; **59**(Suppl):91–97.

Feldman, Z., Robertson, C.S.: Monitoring of cerebral hemodynamics with jugular bulb catheters. *Crit Care Clin* 1997; **13**:51–77.

Gupta, A.K., Bullock, M.R.: Monitoring the injured brain in the intensive care unit: Present and future. *Hosp Med* 1998; **59**:704–713.

Obrist, W.D., Langfitt, T.W., Jaggi, J.L., Cruz, J., Gennarelli, T.A.: Cerebral blood flow and metabolism in comatose patients with acute head injury: Relationship to intracranial hypertension. *J Neurosurg* 1984;**61**:245–253.

Robertson, C.S., Narayan, R.K., Gokaslan, Z., et al: Cerebral arteriovenous oxygen difference as an estimate of cerebral blood flow in comatose patients. *J Neurosurg* 1989;**70**:222–230.

Robertson, C.S., Gopinath, S.P., Goodman, J.C., et al: $SjvO_2$ monitoring in head injured patients. *J Neurotrauma* 1995;**1**:891–896.

Sheinberg, M., Kanter, M.J., Robertson, C.S, et al: Continuous monitoring of jugular venous oxygen saturation in head injured patients. *J Neurosurg* 1992; **76**(2):212–217.

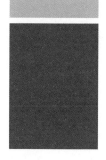

第47章
脑组织氧合

Lingzhong Meng，Shaun E.Gruenbaum

要点

- 脑组织氧饱和度（SctO₂）和脑组织氧张力（PbtO₂）都是用于监测脑组织氧合状态，即脑组织氧供需平衡的指标。但是用于监测该两项指标的技术是不同的。SctO₂监测是无创的，而PbtO₂的监测是有创的，深入脑实质的。
- 脑组织氧合状态是一个具有以下特征的生理参数，包括活跃性（随机体功能活动的变化而变化）；脆弱性（容易失代偿）和易损性（脑氧供需平衡受损后导致不良后果）。
- PbtO₂和SctO₂指导治疗脑缺氧是可行且有效的，但应在进行完善的鉴别诊断的基础上实施。
- 脑氧监测技术对于改善神经外科麻醉和重症监护病房患者预后的作用仍需要大量前瞻性研究来确认。

缩略词

CBF	Cerebral blood flow	脑血流
CPP	Cerebral perfusion pressure	脑灌注压
CMRO₂	Cerebral metabolic rate of oxygen	脑氧代谢率
FiO₂	Inspired oxygen fraction	吸入氧浓度
NIRS	Near-infrared spectroscopy	近红外光谱
PbtO₂	Brain tissue oxygen tension	脑组织氧张力
SctO₂	Cerebral tissue oxygen saturation	脑组织氧饱和度

学习目标

1. 脑氧定义及常用脑氧监测技术。
2. 脑氧监测指标的生理学意义。
3. 讨论基于脑氧监测指导的临床治疗。
4. 讨论脑氧监测指导的治疗对于患者预后的影响。

目录

引言

脑组织氧合状态是反映脑组织氧供需之间的平衡。脑缺血导致的脑氧供不足与脑氧代谢率相关。$SctO_2$ 和 $PbtO_2$ 是目前临床上常用的监测脑组织氧合状态的指标。

脑氧监测

脑组织氧饱和度

$SctO_2$ 可以使用基于近红外光谱技术的脑氧仪进行测量。$SctO_2$ 监测仪使用两个分别放置在左右前额的粘贴式电极进行无创、连续且便携的监测。

脑氧仪和脉氧仪的工作原理相似。波长在 700~1000nm 之间的近红外光可以穿透组织数厘米。典型的脑氧仪由一个向组织发射光的光源和一个接收通过组织衰减后返回的光的探测器组成（图 47.1a）。绝大部分的光因被组织

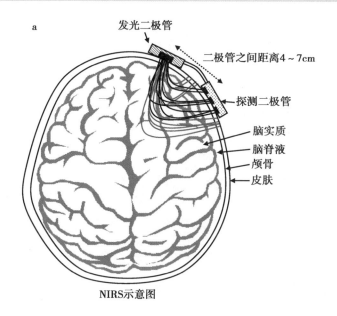

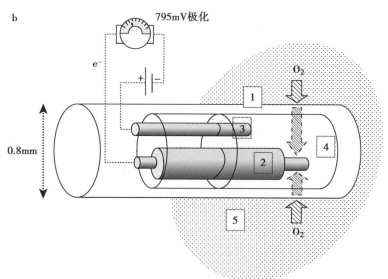

图 47.1　SctO$_2$ 监测（a）和 PbtO$_2$ 监测（b）的作用机制。（a）在 SctO$_2$ 监测中，进入组织中的光子由于组织对光的散射作用（反射但是不吸收）使其以锯齿形的路径穿过。如果光子被组织中的氧合血红蛋白、去氧血红蛋白或其他吸收体吸收，光子就消失了。一部分没有被吸收的光子会逃逸出大脑，消失在环境中。有一部光子消失在颅外组织中。仅仅只有一小部分发射的光子被脑氧探头的探测器接收到。（b）在 PbtO$_2$ 监测中，溶解的氧分子通过包绕在 Clark 单元外的半渗透膜扩散。在金的极谱阴极表面的氧下降产生了一个电流，该电流根据氧分压或氧浓度为指标放大增益

吸收或向不同方向散射而衰减。光从光源到探测器的整个光路构成一个类似香蕉的形状。那么给予一定光强的入射光，由探测器检测出射光的变化就可以计算出光在脑组织中的衰减。

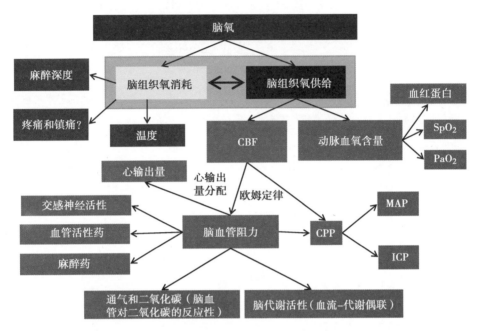

图 47.2　脑氧的决定因素。脑氧消耗率很容易受很多因素的影响，例如麻醉、低体温和某些病理过程，如脑创伤（TBI）。脑氧供由 CBF 和动脉血氧容量共同决定。CBF 被多种且相互联系的因素所调节，举几个例子来说，包括脑代谢、脑灌注压、心输出量和二氧化碳。动脉氧含量主要和血红蛋白浓度和脑氧饱和度有关，因此很容易被贫血和低氧血症所影响。最后，众所周知，大脑需要持续的氧供，脑缺氧常常和不良预后相关。这也取决于低氧发生的严重程度和持续时间。CBF，脑血流；CPP，脑灌注压；MAP，平均动脉压；ICP，颅内压；SpO_2，脉氧饱和度；PaO_2，动脉血氧分压

连续波技术不能够很好地区别光的吸收和散射，而基于频域或时域调制的近红外光技术可以做到。基于不同的吸收体，所有的技术都至少使用两种不同波长的光源去分别计算组织中氧合血红蛋白和去氧血红蛋白的浓度。$SctO_2$ 通过计算氧合血红蛋白占总血红蛋白或氧合血红蛋白和去氧血红蛋白两者之和的百分比得到。

脑氧和脉氧最主要的不同是脑氧测量的是光照局部脑组织中混合动脉、毛细血管和静脉血血液中血红蛋白氧饱和度，而脉氧的监测目标仅仅是动脉血。相比较动脉血氧饱和度，$SctO_2$ 的数值更接近于静脉血的血红蛋白氧饱和

度，因为脑血流的主要组成部分为毛细血管和静脉中的血液。

　　基于近红外光谱的脑氧仪具有自身的局限性，其一是来自于颅外组织的干扰，尤其是在光路中不可避免的头皮的血运。为了使颅外组织的干扰降到最低，现代技术在除了距光源较远处的探测器之外又加了一个距光源很近的探测器。离光源较近的检测器主要接收来自表面组织（如头皮）的光而离光源较远的检测器主要接收穿过深部组织（如脑）的光。基于一个减法的运算去最小化由于颅外组织引起的测量的不准确性。另外一个局限性是脑氧仪的空间区分能力不强，尽管它已经有了很高的时间分辨率。当脑氧探头粘贴在前额时，它监测前额叶的脑氧状态，该区域是大脑前动脉和大脑前中动脉联合供血（即分水岭地带）。因此，它很难分辨出与脑血流相关的 $SctO_2$ 下降是源于哪一动脉的缺血。

脑组织氧张力

　　对比于测量脑血管中血红蛋白氧饱和度的 $SctO_2$ 监测，$PbtO_2$ 监测是测量局部脑组织中的氧压力。细胞间氧的不稳定状态的出现源于被毛细血管的氧供给和细胞内的氧消耗之间的平衡维持的氧浓度梯度的存在。氧传感器通常通过钻孔或在手术中直视下插入前额白质。该监测使用了一个闭合的极谱单元（Clark-type），其中包括一个金的极谱阴极和一个银的极谱阳极，其外层被一个半渗透膜包裹（图 47.1b）。通过半渗透膜进入 Clark 单元的溶解氧的扩散导致了在金箔表面的氧的降低和与溶解氧张力成正比的氧的流动。在最新一代的设备中，温度补偿通过一个能够实时显示大脑温度的传感器得以实现。该设备不需要校准，但是在与传感器表面直接相邻的区域以微创手段插入后的最初两小时，其结果可能不可靠。$PbtO_2$ 监测是有创的，而且存在颅内出血和感染的风险。

用于监测的脑氧参数

　　大脑的良好状态依赖于足够的脑组织氧合，即脑氧的供需平衡。在围术期和重症监护病房中，一个有价值的监测应该将一个具有活跃性（随机体功能活动的变化而变化）；脆弱性（容易失代偿）和易损性（失代偿后导致不良后果），即所谓的 "VVV" 特性的生理变量作为监测的目标。脑氧就是一个包含了这三种特性的变量，并且在大脑的特定区域可以使用 $SctO_2$ 和 $PbtO_2$ 进行监测。

脑氧监测指导的临床干预

　　一项监测，仅仅当由它指导的干预措施能够有效逆转失代偿的生理状态时才是对患者有益的。目前，$SctO_2$ 监测通常用于高风险的患者或行心脏以及其他大手术的患者，而 $PbtO_2$ 监测通常用于脑外伤的患者。在健康志愿者和中枢神经系统未受损的人群中，$SctO_2$ 的正常值范围为 60%~80%。然而，在个体间甚至是个体内以及在不同的监测部位的 $SctO_2$ 读数都存在很大的变异率。因此，基于同一部位 $SctO_2$ 监测的变化趋势所做的临床决策需要慎之又慎。目前针对一个需要进行干预的危险脑氧的阈值并没有一致的意见。一些医师使用低于基础值 20% 作为低脑氧的阈值，而其他更多数值以及类型的阈值也在被使用。尽管有关阈值界定的前瞻性数据非常有限，但是 15~20mmHg 的 $PbtO_2$ 已经被大部分的医师接受作为干预的阈值来用于临床实践。

降低脑氧代谢率

通过低温或增加麻醉深度来降低 $CMRO_2$ 的方法是符合逻辑的。然而，它的有效性依赖于大脑代谢 – 血流偶联机制功能的完整性。如果该机制是完整的，那么脑血流需求的下降将导致一个相应地脑血流供给的减少。脑氧供需之间的比率保持不变，这将对于脑缺氧的治疗是无效的。在异丙酚麻醉，吸入麻醉和低体温体外循环时，这一偶联机制的功能都是完整的。因此，如果脑氧代谢受损的患者，通过监测发现 $SctO_2$ 下降而决定采取抑制 $CMRO_2$ 的治疗措施通常是无效的。因为 $SctO_2$ 多是用于监测行大手术的神经系统功能完整的患者。相对而言，在严重脑损伤的患者中，基于抑制 $CMRO_2$ 的干预措施来治疗使用 $PbtO_2$ 监测发现的脑缺氧更为有效。这可能归因于一个事实，即在脑创伤的患者中，脑代谢 – 血流偶联机制通常是受损的。

脑血流的改变
脑灌注压增加

当大脑的自主调节功能完整时，在正常的 CPP 范围内（通常是 50~150mmHg）CBF 保持不变。在大脑自主调节机制受损的患者中，即使 CPP 在大脑的自主调节范围之内，CPP 的升高也将导致 CBF 的增加和相应的脑氧合的增加。如果 $PbtO_2$ 低于 20mmHg 或 $SctO_2$ 有下降的趋势，可以通过液体复苏或使用血管活性药物的干预治疗措施去增加 CPP，继而维持 $SctO_2$ 和 $PbtO_2$ 在正常范围。

动脉二氧化碳分压的调节

二氧化碳是一个强大的脑血管张力的调节因子。受损的脑组织氧合或许可以通过增加动脉 CO_2 从而增加 CBF 来改善。然而，值得注意的是，肿胀脑组织顺应性差，若动脉 CO_2 增高导致脑血容量的增加，可能会引起 ICP 增加，导致严重后果。采用过度通气治疗颅高压的患者中，脑氧监测能够识别脑组织氧的下降，从而用于优化通气模式。

增加动脉血氧含量

增加 FiO_2 和输注红细胞都能够改善脑组织氧合，因为血红蛋白和血氧饱和度是动脉血氧含量的两个主要的决定因素。在动脉血氧饱和度正常（$SpO_2 \approx 100\%$）的患者中，通过增加 FiO_2 可以改善大脑的氧合。因此，潜在的机制可能不是简单的由于额外氧（溶解在血里但是并不和血红蛋白结合的氧）的增加，相反的是因为局部氧分压的升高使扩散进入脑组织的氧增加的缘故。

临床考虑

需要强调的是，对于脑缺氧实施有效的治疗前应对患者进行恰当的鉴别诊断。在 $PbtO_2$ 和 $SctO_2$ 指导的干预措施中，相同的治疗可能产生不同的治疗效果，因为使用这两种监测的人群不同。每个干预措施都是柄双刃剑。最终的决定应基于风险／收益比和以预后为导向的事实证据。监测指导治疗的目标是去维持患者生理的动态平衡和改善预后，并不是去追求一个监测仪上看到的"更理想"的数字。

患者预后和脑氧监测

目前，$SctO_2$ 监测主要用于具有脑缺血／缺氧高风险的手术患者的术中监测，如心脏手术、颈动脉内膜剥脱术、大血管手术和坐位手术。然而，该监测已经被扩展到其他临床领域，如肝移植、胸科手术、神经外科手术及心肺复苏。相比而言，$PbtO_2$ 监测主要用于重症监护病房而不是围术期，因为它是有创监测。$PbtO_2$ 通常被用于有严重颅内病理状况的患者，如 TBI、缺血性脑卒中和颅内出血。

关于临床监测应该探讨的基本问题是监测指导的干预治疗能否改善和绝大部分患者相关的临床预后。关于 $PbtO_2$ 指导的治疗对于预后的影响，现有的证据主要是基于针对 TBI 的患者进行的回顾性研究。这些研究存在很多方法上的局限性，并且得出了并不一致的结论。因此，目前并不能得出基于 $PbtO_2$ 指导的治疗是否可以改善预后的确切结论。相比而言，绝大多数的 $SctO_2$ 指导的治疗对于预后影响的研究都是随机对照研究，且主要是在行心脏手术的患者中实施的。然而这些研究也有很多方法的局限性。而 NIRS 的使用在神经外科麻醉中可能是有益的，在神经重症监护病房中使用的研究仍很少。

（张园　译，金旭　校）

推荐阅读

Meng, L., Gelb, A.W.: Regulation of cerebral autoregulation by carbon dioxide. *Anesthesiology* 2015; **122**(1):196–205.

Meng, L., Hou, W., Chui, J., Han, R., Gelb, A.W.: Cardiac output and cerebral blood flow: The integrated regulation of brain perfusion in adult humans. *Anesthesiology* 2015; **123**(5):1198–1208.

第48章
微透析技术

Mathew Guilfoyle，Ivan Timofeev，Peter Hutchinson

要点

- 微透析技术可以检测活体细胞外液的生化物质。
- 本系统包括灌注泵、置入组织的导管、收集透析液的微量管及分析器。
- 回收到的物质浓度与细胞外基质的浓度成比例，并取决于灌流速度和导管长度。
- 葡萄糖、乳酸和丙酮酸是能量代谢的床旁标记物。
- 乳酸／丙酮酸比值是氧代谢受损时的敏感指标。
- 谷氨酸和丙三醇是组织受损时的附加指标。
- 趋势比独立的指标更能提供有效的临床信息。
- 当分析结果时，需要考虑到导管位置与受损组织区域的关联。
- 微透析技术可以用于生物体内继发性脑损伤介质的研究，如炎性细胞因子。

缩略词

aSAH	Aneurysmal subarachnoid hemorrhage	动脉瘤性蛛网膜下腔出血
ATP	Adenosine triphosphate	三磷酸腺苷
ECF	Extracellular fluid	细胞外液
LP	Lactate/Pyruvate	乳酸／丙酮酸
RR	Relative recovery	相对回收率
TBI	Traumatic brain injury	创伤性脑损伤

目录

- 微透析技术常用指标
  - 葡萄糖、乳酸和丙酮酸
  - 谷氨酸
  - 丙三醇
- 置管位置
- 临床应用
- 研究应用
- 局限性
- 推荐阅读

引言

微透析技术是一项能够应用于活体组织胞外化学成分监测的方法。自 20 世纪 70 年代发明之后，几十年来该技术主要应用于实验室研究。直到 20 世纪 90 年代，微透析技术才被引进到临床实践中，到目前为止已应用于许多专业。监测脑组织的化学成分仍是其主要应用领域。

原理

微透析导管由同轴的聚氨酯外管和内管组成，内管末端为半透膜（图 48.1）。微量泵以特定流速 0.3μl/min 向导管内灌注正常细胞外液的等张液体。当灌流液经过半透膜时，细胞外液中的分子则顺着浓度梯度进行扩散。膜孔径以最大分子质量的分子能透过为准。在临床应用中，膜渗透性通常在（20~100）× 10³kDa，并且对于小分子及诸如蛋白质等的较大分子的测量效果相同。导管中的灌流液（微透析液）由微量管收集并定期间断进行测量。

主要生化指标包括葡萄糖、乳酸、丙酮酸、谷氨酸、丙三醇及尿素，这些指标可以即时进行床旁分析，也可以将透析液储存下来，用于日后分析其他感兴趣的分子指标。反向透析法，则是将药物或者其他物质加入到灌流液中，随即能够扩散至细胞外隙从而直接传递至脑内。

回收

膜周围灌流液的不断更新有助于保持浓度梯度，但同样也阻止了细胞外液与灌流液的完全平衡。相对回收率定义为物质在离开膜部的灌流液中的浓度占其在细胞外液中浓度的百分比。灌流液流速越低，物质扩散的时间越长，相对回收率就越高，当流速趋近于零时，相对回收率接近 100%。导管的膜部面积越大，扩散的面积就越大，在相同流速的条件下回收率就越高。不幸的是，降低流速会限制进行检验的渗透液体积，而增加膜部的长度则会增加

导管置入的难度。据估计，膜部长度 10mm 的标准导管，在 $0.3\mu l/min$ 的流

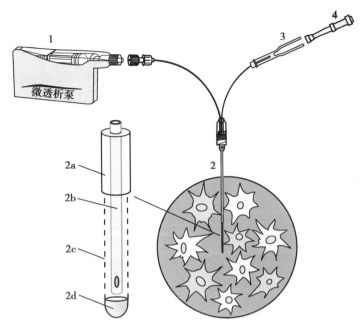

图 48.1　微透析技术原理。（1）精密泵；（2）置入组织内的微透析导管。导管包括外管（2a）、内管（2b）和末端的半透膜（2c）。金色的尖端（2d）有助于 CT 成像。（3）微量管架，内置针用于刺入微量管的盖子；（4）微量管，用于收集透析液

速下物质的相对回收率为 70%。其他可能会影响灌流液回收的因素包括分子或膜的电荷、pH、温度、压力和细胞外液渗透浓度。

微透析技术常用指标

微透析技术作为一种监测手段应用于临床，其基础在于早期检测的多种因素引起的正在发生或者将要发生组织损伤时组织的生物化学变化。在某些情况下，微透析技术只能用于探测受损早期组织的情况。床旁微透析技术最常用的指标有葡萄糖、乳酸、丙酮酸、谷氨酸及丙三醇。因为这些指标能反映大多数细胞损伤的病理生理学情况，所以可以适用于多种器官。对于脑组织，微透析技术主要用于探测缺血、线粒体功能损伤及兴奋毒性与结构损伤。

葡萄糖、乳酸和丙酮酸

大脑中有氧代谢产生的三磷酸腺苷是否充足，有赖于一定的葡萄糖和氧气，以及完好的线粒体功能（图 48.2）。在正常情况下，葡萄糖经过代谢变成丙酮酸和乳酸，之后作为底物进入线粒体内的三羧酸循环。在一定基础情况

下，细胞外液中的葡萄糖、乳酸和丙酮酸浓度保持在一个相对平衡的状态。当由于损伤或毒性作用引起缺血、低氧血症或者线粒体功能受损导致细胞缺氧时，尽管糖酵解过程存在，氧化磷酸化过程却可能进行不下去。在这种情况下，丙酮酸不能按常理进入线粒体，转化而成的乳酸则越来越多，导致乳酸聚积。相对于乳酸和丙酮酸的绝对值，其比值（乳酸／丙酮酸）更能反映细胞外液的平衡变化。已经证实，乳酸与丙酮酸的比值是一项反映能量代谢受损的敏感指标。

脑部细胞外葡萄糖的浓度降低可能是由于消耗增加或者是脑血流灌注减少引起的。细胞外葡萄糖浓度降低的程度与创伤性脑损伤后的愈后不良有关，并且可表明动脉瘤性蛛网膜下腔出血后灌注不足。乳酸与葡萄糖的比值也可以作为缺血或糖酵解增加的标志。

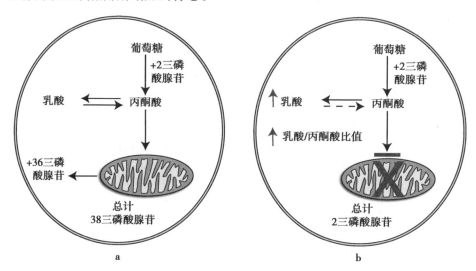

图48.2　简化的细胞内能量代谢过程和微透析技术标志物。a. 充足的氧供和完好的线粒体功能；b. 缺血或缺氧导致组织氧供减少或者线粒体功能受损

谷氨酸

当组织缺血或者缺氧时，脑细胞外的谷氨酸水平会升高，并提供一定预后信息。由于兴奋性毒性现象，谷氨酸被认为在继发性脑损伤中起一定作用。这一过程在非缺血条件下细胞外谷氨酸升高得以证实，尽管细胞外谷氨酸多来自于突触外。

丙三醇

细胞应激和损伤的临床表现之一是细胞膜降解，这可能是细胞坏死和凋亡的早期迹象。膜磷脂代谢增加会导致细胞外液丙三醇浓度升高，这使丙三醇成为一项脑损伤的重要标志。尽管脑部丙三醇的主要来源是细胞膜，但由于周围脂肪分解或者含有丙三醇药物的应用导致的系统丙三醇增多，也同样会影响其水平。

置管位置

一个脑部微透析导管只能监测几个立方厘米的脑组织。知道导管位置与病理区域的关系对分析微透析技术的数据来说很重要。标准的微透析导管尖端包含金属金，可以经过 CT 扫描实现可视化（图 48.3）。广泛脑损伤部位的导管取得的数值与整体脑代谢相关，然而位于挫伤或缺血性半暗带的导管，其主要提供的是这部分脆弱组织状态的信息（表 48.1）。在多数情况下，同时在不同位置使用两根导管监测被推荐为最优化的方案。导管不能置入坏死组织内。

表 48.1　微透析技术指标分别在正常脑组织及创伤性挫伤后不同导管放置位置的值

生化标记物	正常脑组织，清醒病人	微透析导管放置在创伤性脑损伤损害部位对侧损伤最小的位置	微透析导管放置在创伤性脑损伤损害部位的半影位置
葡萄糖（mmol/L）	1.7 ± 0.9	3.1 ± 0.1	1.2 ± 0.1
丙酮酸（mmol/L）	166 ± 47	160 ± 50	170 ± 80
乳酸（μmol/L）	2.9 ± 0.9	2.9 ± 0.1	6.3 ± 0.1
乳酸／丙酮酸比值	23 ± 4	20 ± 0.3	45 ± 1
谷氨酸（μmol/L）	16 ± 16	17 ± 1	63 ± 2
丙三醇（μmol/L）	35 ± 11	38 ± 1	175 ± 6

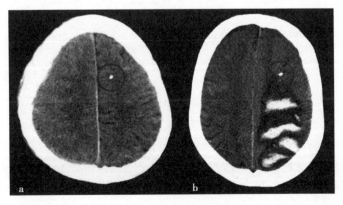

图 48.3　导管在 CT 上的位置。（a）轻微受损的脑组织；（b）创伤周围的组织

临床应用

　　脑部微透析技术主要用于创伤性脑损伤和蛛网膜下腔出血。在创伤性脑损伤情况下，联合应用其他方法进行多元监测，能够早期发现可能会造成二次损伤的缺血、缺氧和癫痫发作（图 48.4）。微透析技术的指标适用于个体化的脑灌注压目标，得以评估组织灌注及氧合作用是否充分，以及评估治疗的生理学反馈（如过度通气、镇静状态、外科干预等）。在大量创伤性脑损伤的患者中，已表明乳酸／丙酮酸比值上升是预测死亡率和神经系统预后的独立指标。对于蛛网膜下腔出血的患者，在由血管收缩导致脑缺血引起临床症状之前，微透析技术可以提前探测到缺血损伤提供了可能性。

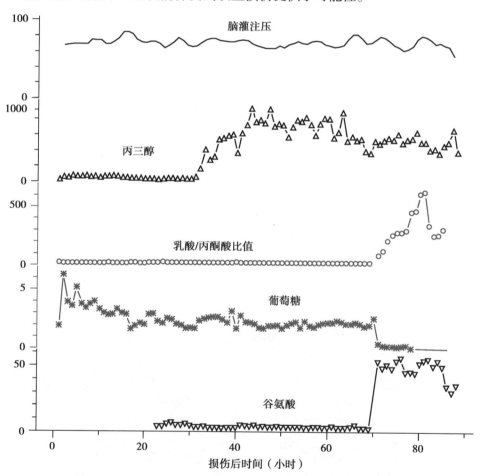

图 48.4 微透析技术在临床示例中的趋势。在创伤性脑损伤次日，尽管脑灌注压没有明显变化，但细胞外丙三醇的浓度却能看出显著上升，随后一些其他的生化指标也有上升

微透析技术也用于监测卒中（区域内主要血管闭塞导致的缺血半暗带或恶性脑水肿）、颅内出血、癫痫、肿瘤、感染及肝性脑病。术中应用微透析技术有助于评估外科操作及脑缺血时长对安全性的影响（如在动脉瘤术中暂时夹闭动脉瘤或脑旁路术中的旁路吻合）。

研究应用

在基础和临床科学领域中，微透析技术都是一项有力工具。其主要研究应用包括药物代谢动力学和组织生物利用度的评估、探索组织损伤的病理生理学及开发并验证新的生化标志。高分子量（~100kDa）截流导管的出现扩展了生物体内蛋白信号通路研究的可能性，特别是细胞因子和趋化因子等炎性介质，这些介质在创伤性颅脑损伤后的二次损伤中作用显著。微透析技术在转化研究中起至关重要的作用，能够在临床应用中检测临床前研究的发现。在床旁调查中，微透析技术的指标可以替代结局指标，用以评估早期研究中治疗性干预的生理学效益。

局限性

微透析技术提供的生化标志物的回顾性测量取决于微量管中物质交换的速度，因此并不能将其视为真正地实时监测。许多因素都会影响回收率以及体内生化物质的浓度，并且需要一定的经验来分析趋势。操作为有创的，需要操作者长期培训，而且存在明确的个体差异，也是其应用受限的原因。尽管如此，微透析技术是唯一一项能监测活体组织生化过程的技术，其保持了多元监测的完整性。

（乔岚歆　译，金旭　校）

推荐阅读

Hutchinson, P.J., O'Connell, M.T., Al-Rawi, P. G., et al: Clinical cerebral microdialysis: A methodological study. *J Neurosurg* 2000; **93**(1):37–43.

Vespa, P., Bergsneider, M., Hattori, N., et al: Metabolic crisis without brain ischemia is common after traumatic brain injury: A combined microdialysis and positron emission tomography study. *J Cereb Blood Flow Metab* 2005; **25**(6):763–774.

Hlatky, R., Valadka, A.B., Goodman, J.C., et al: Patterns of energy substrates during ischemia measured in the brain by microdialysis. *J Neurotrauma* 2004; **21**(7):894–906.

Reinstrup, P., Stahl, N., Mellergard, P., et al: Intracerebral microdialysis in clinical practice: Baseline values for chemical markers during wakefulness, anesthesia, and neurosurgery. *Neurosurgery* 2000; **47**(3):701–709; discussion 709–710.

Engstrom, M., Polito, A., Reinstrup, P., et al: Intracerebral microdialysis in severe brain trauma: The importance of catheter location. *J Neurosurg* 2005; **102**(3):460–469.

Hutchinson, P.J., Jalloh, I., Helmy, A., et al: Consensus statement from the 2014 International Microdialysis Forum. *Intensive Care Med* 2015; **41**(9):1517–1528.

Timofeev, I., Carpenter, K.L., Nortje, J., et al: Cerebral extracellular chemistry and outcome following traumatic brain injury: A microdialysis study of 223 patients. *Brain* 2011;

134:484–494.

Sarrafzadeh, A., Haux, D., Sakowitz, O., et al: Acute focal neurological deficits in aneurysmal subarachnoid hemorrhage: Relation of clinical course, CT findings, and metabolite abnormalities monitored with bedside microdialysis. *Stroke* 2003; **34**(6):1382–1388.

Shannon, R.J., Carpenter, K.L., Guilfoyle, M.R., et al: Cerebral microdialysis in clinical studies of drugs: Pharmacokinetic applications. *J Pharmacokinet Pharmacodyn* 2013; **40**(3):343–358.

Helmy, A., Carpenter, K.L., Menon, D.K., et al: The cytokine response to human traumatic brain injury: Temporal profiles and evidence for cerebral parenchymal production. *J Cereb Blood Flow Metab* 2011; **31**(2):658–670.

第**49**章
肌电图和诱发电位

Jeremy A.Lieberman

要点

- 肌电图监测颅内和外周神经的完整性。
- 肌电图不受麻醉药物的影响，但应避免使用肌肉松弛药物。
- 诱发电位通过刺激引起远隔位置的反应。反应的改变可能提示感觉神经通路的某部分的损伤。
- 麻醉药物对诱发反应的不利影响按以下顺序排列：视觉诱发电位＞躯体感觉／运动诱发电位＞脑干听觉诱发电位。
- 挥发性麻醉药物对诱发电位的抑制作用最强，而丙泊酚的抑制作用较弱；阿片类药物、氯胺酮和依托咪酯的抑制作用最弱或无影响。
- 病理情况，如低血压、贫血、缺氧或低体温可能影响诱发反应并导致不准确的解读。

缩略词

BAEP	Brainstem Auditory Evoked Potentials	脑干听觉诱发电位
EMG	Electromyographic	肌电图
MAC	Minimal Alveolar Concentration	最小肺泡浓度
MEP	Motor Evoked Potentials	运动诱发电位
SSEP	Somatosensory Evoked Potentials	躯体感觉诱发电位
VEP	Visual Evoked Potentials	视觉诱发电位

目录

- 视觉诱发电位
- 脑干听觉诱发电位
  - 解读
  - 典型手术
  - 麻醉药物的影响
- 躯体感觉诱发电位
  - 典型手术
  - 结果解读
  - 麻醉药物的影响
- 运动诱发电位
  - 结果解读
  - 麻醉药物的影响
- 推荐阅读

引言

肌电图和诱发电位是许多神经外科手术中使用的神经功能的监测手段（表 49.1）。这些技术能够识别手术中神经功能的可逆性改变，从而可以进行干预，预防可能发生的损伤。但目前缺乏随机前瞻性试验明确证实这些技术可以改善预后。

表 49.1　可用肌电图或诱发电位监测的损害

感觉诱发电位		
视觉诱发电位	脑干听觉诱发电位	躯体感觉诱发电位
垂体或蝶鞍上损害	听神经瘤	脊柱畸形
眶后损害	第 V 对脑神经受压——三叉神经痛	脊髓肿瘤或血管损害
枕叶皮层附近的损害	第 VII 对脑神经受压——面肌痉挛	后颅窝损害
后循环神经血管损害	后颅窝损害	丘脑附近损害
	颞叶或顶叶皮层损害	顶叶皮层损害
肌电图和运动诱发电位		
肌电图	运动诱发电位	
听神经瘤	脊柱畸形	
后颅窝损害	髓内脊髓肿瘤	
颈椎或腰椎缺陷	脑肿瘤或血管结构位于运动皮层附近	

肌电图

肌电图可以通过将针状电极置于特定肌肉附近，对颅内和外周的运动神经进行连续评估。如果在手术中某一神经被触及或牵拉，它所支配的肌肉将产生肌电活动。轻微神经刺激导致的肌电图放电会很快消失，更强烈的神经刺激可以产生持续的肌电图放电，电刀和盐水冲洗是干扰的主要来源。

肌电图可被用于在颅底手术中保护面神经（第Ⅶ对脑神经），例如听神经瘤切除。肌电活动也可在其他脑神经所支配的肌肉记录到，包括第Ⅲ、Ⅳ、Ⅵ、Ⅸ、Ⅹ、Ⅺ、Ⅻ对脑神经。

肌电活动可以在上肢或下肢的肌肉中记录，用于在脊柱手术中监测脊髓和脊神经根的损伤。电极被放置在手术最易损伤的神经所对应的肌肉处。另外，可以通过电刺激椎弓根螺钉判断它们是否完全在椎弓根和椎体的骨质内。如果有向椎管内的裂口，较低的刺激电流就能记录到肌电活动。

麻醉药物的影响

麻醉药物不会干扰 EMG 反应。肌肉松弛药物会阻断神经肌肉接头，因此在 EMG 记录期间应避免使用。

诱发电位

这类技术使用某种刺激来引发一种反应。在各种类型的感觉信号输入之后，如体感（躯体感觉诱发电位）、视觉（视觉诱发电位）或听觉（脑干听觉诱发电位），可以记录感觉诱发电位。相对于背景脑活动，感觉诱发电位的幅度较小。因此需要多次激发出反应，使用"信号平均"方法过滤掉背景信号，产生更明显的诱发电位波形。运动诱发电位指的是刺激运动皮层引起脊髓、外周神经或肌肉的反应。所有诱发电位反应都是根据潜伏期（从刺激到反应的时间）和幅度（反应的大小）来描述的（图 49.1）。神经损伤可延长潜伏期并降低幅度。

视觉诱发电位

视觉诱发电位监测从眼睛通过视神经到视觉皮层的视觉通路。将眼睛暴露在一系列亮光下，同时使用头皮电极记录视觉诱发电位。视觉诱发电位有助于在视神经和视交叉附近手术时（例如垂体手术）评估视觉通路的完整性。其在切除枕叶皮层肿瘤或涉及后循环的神经血管病变时也有作用。视觉诱发电位在技术上难以获得并且对绝大多数麻醉药物极其敏感，所以在全身麻醉下难以获得一致的反应并解读。因此，它在手术室中并不常用。

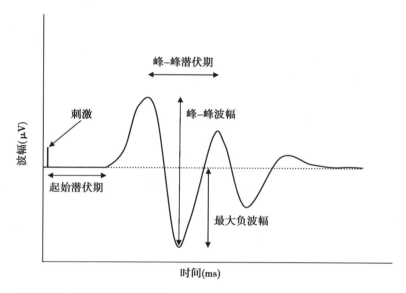

图 49.1 诱发电位反应曲线描绘潜伏期和波幅测量值的示例。注意"起始潜伏期"是从刺激到反应开始的时间。"峰–峰"或"峰间"潜伏期是各个波峰之间的时间。峰波幅可以描述为从基线向一个方向偏离的最大电压或者总电压伸展的最大值（最大正 + 最大负波幅）

脑干听觉诱发电位

脑干听觉诱发电位记录听觉通路的完整性，从耳朵开始，包含神经系统结构，如毛细胞、螺旋（耳蜗）神经节、第Ⅷ对脑神经、耳蜗核、上橄榄复合体、外侧丘系、下丘和丘脑内侧膝状体。

听觉刺激，一系列的咔哒声，产生反应并通过在头皮上放置的电极进行记录。平均多重信号（约 2000 个）产生一串波形，包含六或七个正波，每个波都以一个罗马数字命名（图 49.2）。最初认为每个波都是听觉通路中某一特定结构产生的，但研究表明许多波源自多个结构。因此，病理损害或手术损伤可能影响几个波。

解读

为引出可解读的脑干听觉诱发电位，患者必须具有足够的听力功能。如果中耳或耳蜗受损，则不能产生波形。第Ⅷ对脑神经损伤影响 I 波后的所有波形。小脑萎缩通常导致 I 波和 V 波之间的潜伏期延长。波形瞬时改变不能预测听力损失，但当后面的波形完全消失，则很可能是永久性听觉通路损伤。

典型手术

脑干听觉诱发电位最常应用于第 V 或第Ⅶ对脑神经的微血管减压术。其也有助于在切除听神经瘤时减少听力损失。脑干受压、第Ⅷ对脑神经直接损伤或神经缺血可以引起听觉通路损害。脑干听觉诱发电位对后颅窝肿瘤的作

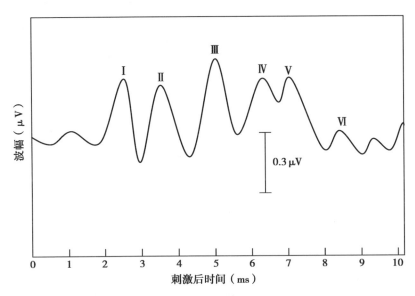

图 49.2　脑干听觉诱发电位描绘展示听觉刺激后的多重波形。波幅降低或峰间潜伏期延长可能提示手术损伤

用较小。它不能发现局灶性脑干损伤，因为异常脑干听觉诱发电位通常发生于全脑干损害。

麻醉药物的影响

脑干听觉诱发电位能抵抗绝大多数麻醉药物。挥发性吸入麻醉药物的抑制性最强，但影响依然很小，可以任何方案都很容易获得信号。肌松剂对脑干听觉诱发电位没有影响。

躯体感觉诱发电位

躯体感觉诱发电位监测整条感觉通路，包括外周神经、脊髓、脑干、皮层下结构和感觉皮层。破坏感觉通路的任何部分都可能阻断正常的躯体感觉诱发电位反应。重复电刺激外周神经，通过头皮电极测量大脑皮层上的反应。皮层下反应可通过放置在上颈椎附近的电极来测量。经皮电刺激施于外周神经，特别是上肢的正中神经和尺神经或下肢的胫后神经。主要的感觉通路上行于脊髓后柱。还有一些来自下肢的感觉束行走于腹侧和侧面的通路。这些纤维在脑干交叉后上行穿过丘脑，到达大脑皮层的中央后回。头皮电极可以记录到诱发电位。躯体感觉诱发电位的波幅很小，需要平均多于 1000 个反应才能产生一个清晰的信号。

典型手术

躯体感觉诱发电位通常用于脊柱手术，术中可因继发于脊柱牵拉和阻断穿过的根血管的缺血而导致脊髓损伤。当放置椎弓根螺钉或其他装置或切除接近感觉传导束的病理损伤时可能发生直接创伤。使用躯体感觉诱发电位可被用于颅内或颅外血管手术时（例如动脉瘤切除，颈动脉内膜剥脱），确保皮层灌注充足。

结果解读

由胫后神经刺激引出的躯体感觉诱发电位反应由大脑前动脉供血的皮层介导。相对的，正中神经刺激引出大脑中动脉供血皮层的反应。躯体感觉诱发电位的变化可能表明血供不足。感觉通路上任何部位的损伤都可引起躯体感觉诱发电位反应缺失或下降。通常有意义的变化是波幅下降 50% 或潜伏期延长 10% 或两者皆有。非对称性的改变也是可疑的。

假阳性变化（变化但没有损伤）的常见原因包括麻醉药物、低体温、$PaCO_2$ 急性改变、低血压、低血容量和贫血。由于躯体感觉诱发电位监测整个感觉传导通路，运动传导通路的孤立损伤有可能被忽视（如假阴性反应）。

麻醉药物的影响

皮层的躯体感觉诱发电位对麻醉药物敏感，需保证避免麻醉深度的快速变化，特别是在手术的关键阶段。挥发性麻醉药物和 N_2O 是抑制性最强的药物（表 49.2）。当这些药物的最小肺泡浓度大于 0.5~1 时，很难获取可靠的躯体感觉诱发电位。静脉麻醉剂，如丙泊酚，抑制性较小。它们通常和阿片类药物一起使用，阿片类药物对躯体感觉诱发电位影响很小。氯胺酮和依托咪酯不会抑制躯体感觉诱发电位反应，肌松剂也不会干扰躯体感觉诱发电位反应。

表 49.2　麻醉药物对躯体感觉和运动诱发电位的影响

| 药物 | 皮层躯体感觉诱发电位 | | 运动诱发电位 |
	潜伏期	波幅	波幅
吸入麻醉药物 *	↑ ↑ ↑	↓ ↓ ↓	↓ ↓ ↓
N_2O	↑	↓ ↓	↓
巴比妥类药物 *	↑ ↑	↓ ↓ ↓	↓ ↓
丙泊酚 *	↑ ↑	↓ ↓	↓ ↓
苯二氮䓬类药物	↑	↓	↓ ↓
麻醉性镇痛药物 / 阿片类药物	+/−	+/−	+/−
氯胺酮	↑	↑	+/−
依托咪酯	↑	↑ ↑	↑
肌肉松弛药物 *	0	0	↓ ↓ ↓

↑ = 轻度升高；↑ ↑ = 中度升高；↑ ↑ ↑ = 显著升高

↓ = 轻度降低；↓ ↓ = 中度降低；↓ ↓ ↓ = 显著降低

+/− = 很小或无影响

* 抑制程度呈高度剂量依赖性

运动诱发电位

运动诱发电位通过刺激运动皮层激活运动传导通路，引出运动反应。在脊椎手术中运动诱发电位、躯体感觉诱发电位和肌电图监测减少了对术中唤醒测试的需要。运动诱发电位也被用于在运动皮层附近的颅内手术中减少运动损害。

磁刺激运动皮层痛苦少，但难以在手术室中使用。使用放置在头皮的电极进行电刺激是优选。一短串脉冲直接使皮层运动神经元去极化。其在脊髓中下行的皮质脊髓束产生活动。这些信号在脊髓前角叠加，兴奋 α 运动神经元的突触，产生复合运动动作电位触发肌肉运动。反应通常记录为肌肉运动（肌源性运动诱发电位）。这些反应很强烈，常导致患者移动。

结果解读

运动诱发电位反应的波幅下降或获得运动诱发电位反应需要的阈值电压的急剧增加都提示神经损伤。急性和非对称的改变更说明了确实存在损伤。肌源性反应的时程或形态的复杂性的改变也可能预示着运动损伤。

一些生理因素抑制运动诱发电位反应，包括低体温、低血压和低血容量。运动诱发电位反应难以从已有肌肉无力的患者身上获得。此外，幼儿需要更强的刺激才能产生运动诱发电位反应，这可能是因为未成熟的运动通路未完全髓鞘化。

麻醉药物的影响

肌源性运动诱发电位极易受麻醉剂影响而被抑制（表 49.2）。挥发性吸入麻醉药物抑制性最强。N_2O 的抑制性弱于相同最小肺泡浓度的挥发性麻醉药物。静脉麻醉药物如丙泊酚，抑制性较小，但会产生剂量依赖性运动诱发电位抑制。氯胺酮和依托咪酯有很好的耐受性，麻醉性镇痛药物也是如此。在全身麻醉下，运动诱发电位反应的波幅逐渐下降，该过程被称为"麻醉衰减"。肌肉松弛药物明显减弱肌源性反应，在手术的关键部分应避免使用。然而如果需要，在仔细维持稳定的阻断深度的情况下，不完全的神经肌肉阻断和运动诱发电位监测是不矛盾的。

（任浩　译，金旭　校）

推荐阅读

Lall, R., Lall, R.R., Hauptman, J.S., et al: Intraoperative neurophysiological monitoring in spine surgery: Indications, efficacy, and role of the preoperative checklist. *Neurosurg Focus* 2012; 33:1–10.

Lieberman, Feiner, J., Lyon, R., et al: Effect of hemorrhage and hypotension on transcranial motor-evoked potentials in swine. *Anesthesiology* 2013; 119:1109–1119.

Lotto, M., Banoub, M., Schubert, A., et al: Effects of anesthetic agents and physiologic changes on intraoperative motor evoked potentials. *J Neurosurg Anesthesiol* 2004; **16**:32–42.

Lyon, Feiner, J., Lieberman, J.A., et al: Progressive suppression of motor evoked potentials during general anesthesia: The phenomenon of 'Anesthetic Fade'. *J Neurosurg Anesthesiol* 2005; **17**:13–19.

Rabai, F., Sessions, R., Seubert, C.N., et al: Neurophysiological monitoring and spinal cord integrity. *Best Pract Res Clin Anaesthesiol* 2016; **30**:53–68.

Shils, J., Sloan, T.: Intraoperative neuromonitoring. *Int Anesthesiol Clin* 2015; **53**:53–73.

Simon, M.: Neurophysiologic intraoperative monitoring of the vestibulocochlear nerve. *J Clin Neurophysiol* 2011; **28**:566–581.

第50章
脑电图及神经系统功能监测

OanaMaties，Adrian Gelb

要点

- 神经元的活动在脑表面或头皮的不同部位产生电位差。
- 头皮脑电图记录的是主要由大脑皮层的锥体神经元产生的细胞外突触后电位随时间累积的总和。
- 在术中将电极放置于大脑皮层表面，可记录皮层脑电图。
- 癫痫发作是一种剧烈的、不可控的脑电活动，可改变大脑功能。
- 术中皮层脑电图的记录有助于识别癫痫的来源，以及它们与控制言语和运动的皮质映射区的联系。
- 未加工处理的脑电图以及各种形式的加工脑电图已被用于监测麻醉深度。
- 可通过不同的监测设备来测量麻醉深度，但到目前为止，尚无明确的证据表明任何一种监测设备优于其他设备。

缩略词

AEP	Auditory evoked potential	听觉诱发电位
BIS	Bispectral Index	脑电双频指数
CBF	Cerebral blood flow	脑血流量
CSA	Compressed spectral array	压缩谱阵
DSA	Density spectral array	密度谱阵
EcoG	Electrocorticography	皮层脑电图
EEG	Electroencephalogram	脑电图
Hz	Hertz	赫兹
SEF	Spectral edge frequency	边缘频率

目录

基本特征和正常模式

1929 年，第一个人类脑电图（EEG）记录报告公众于世。头皮脑电图记录的是主要由大脑皮层的锥体神经元产生的细胞外突触后电位随时间累积的总和。然而，由于皮层和皮层下结构之间的复杂连接，脑电图可能反映了全部结构的状态。脑电图信号要远小于通过神经或肌肉所记录到的动作电位。

头皮脑电图记录可以用头皮电极或皮下针电极记录。为了使阻抗最小化，电极也可以置于脑表面（EcoG），或者经皮质放置于选定的深层神经核团来进行记录（例如，在帕金森病的手术中）。

脑电图由头皮指定位置上特定电极描记的记录信号组成，称为导联。国际 10~20 电极放置法是 20 个头皮电极标准化导联，通过从鼻根到枕骨粗隆的距离以及与颞下颌关节相关的耳屏前骨压痕来进行定位，按一定规律对称放置电极。因此包括了大脑全部的区域（额叶、颞叶、顶叶和枕叶）。电极位置的描述使用特定的字母 – 数字组合来表示水平方位和距中线的距离，即左侧电极为奇数下标，右侧电极为偶数下标。数字随电极位置到矢状窦的距离增加而增大。位于中线的电极均用特定的 z 下标表示（图 50.1）。一个导联描绘了任意两个电极之间的电位差。标准诊断性脑电图至少应用 16 导联。术中记录使用 1~32 个导联不等。

脑电图信号有三个特征参数：波幅、频率和时间。波幅（或电压）表示所记录信号的大小，通常在 5 微伏到 500 微伏之间。频率是指每秒信号振荡的次数，用赫兹（Hz）表示。时间是记录的持续时间。头皮脑电图记录检测信号的频率范围为 0.5~30Hz（表 50.1）。

由于年龄和觉醒状态各不相同，不同正常个体间脑电图的描记信号特征各不相同，但可通过一些特定的要素来定义。例如，随着年龄的增长，脑电图的波幅会降低，但记录的频率和波幅保持对称，图形与临床情况一致，没有棘波。

α 波在枕叶区最明显，是正常受试者闭眼静躺的典型脑电图。这是清醒时的基线图形，被描述为枕叶优势。当受试者的眼睛睁开时，可以在所有皮质区记录到频率增加、波幅减低的 β 波。

睡眠时不同睡眠阶段的脑电图具有各自的特征。快速眼动睡眠期的特征是高频率低波幅的节律，而非快速眼动睡眠期的特征是低频率高波幅的节律。

表 50.1　脑电图的波段特征

脑电图波形频率	（Hz）波幅	（mV）
α（alfa）	8~13	20~60
β（beta）	13~30	2~20
γ（gamma）	30~70	3~5
δ（delta）	0.5~4	20~200
θ（theta）	4~7	20~100

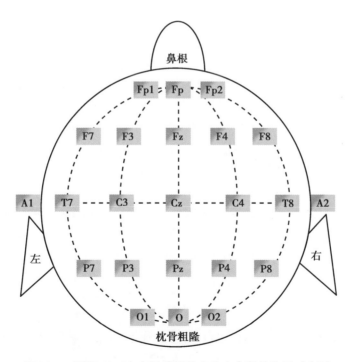

图 50.1　国际 10~20 电极放置法中头皮电极的位置对应图

麻醉药物作用

　　麻醉药物对脑电图的影响呈药物特异性以及剂量依赖性。小剂量的静脉麻醉药如丙泊酚、依托咪酯或巴比妥类药物使用初始会产生一种反常兴奋，其特征是额叶 β 波活动增加而枕叶 α 波活动减少（额叶优势）。浅全麻时 β 波活动减少伴 α 波和 δ 波活动增加。随着麻醉深度的增加，下一个时相记录到的图形与之前相同，但会出现前置效应，即 α 波和 δ 波的活动在前导联的增加多于后导联。此后，呈现大量 α 波和 β 波的爆发随后出现等电位的脑电图，称为爆发性抑制。在最深的麻醉状态下，脑电图是等电位的。并非所有的麻醉药都会产生爆发性抑制。

加工脑电图：概念和设备

　　全身麻醉引起了从清醒状态到无意识状态的转变，通过脑电图记录的变化可以反映。然而，通过未加工脑电图的数据变化来调整麻醉药物以达到所需的麻醉深度既繁琐又具有挑战性。具有信号加工算法的微型计算机技术可实现几乎实时分析脑电图信号，从而"麻醉深度"的监测设备得以发展。

　　多种方法可以应用于麻醉深度的监测。这些方法将所记录的脑电图数据数字化并在一段被定义为采样单元的几秒钟内对数据进行处理并显示，延迟时间很短。这些方法可以联合使用波幅、频率、相位转变和波形。对频率进行傅里叶分析是一种常见的技术，通过这种处理可以"看到"不同频率范围的功率。光谱边缘频率（SEF）是低于 90% 的活动发生时的频率。当麻醉加深时，SEF 的频率更低。这一信息也可以显示为压缩谱阵（CSA）或密度谱阵（DSA）。后者通常用颜色编码，蓝色表示不太活跃，红色表示很活跃。频率分析可以与其他分析相结合，例如相位连贯性、熵和爆发抑制百分比等，生成特定指标为临床医生提供一个数值，这个数值综合了所有可能的复杂信息。这一算法根据大量麻醉相关的脑电图数据库经过经验校准后确定的。这些数据库主要由吸入麻醉和（或）丙泊酚麻醉组成。这些设备已被证明是非常有用的趋势监视设备，但当合并使用其他药物如右美托咪定、氯胺酮、笑气或大剂量阿片类药物等时，其监测作用有限。熟练的临床医生使用这些设备时应该能够对 1~2 个导联脑电图变化做出基本的解释，而不是只依赖单一的数字指标。

　　肌肉也会产生电压信号，可通过肌电图对其进行描记。头皮肌肉和眼外肌形成脑电图上的一些背景噪音，频率一般在 25Hz 以上。这种"噪音"在评估麻醉深度时也很有用，因为肌肉活动的增加提示了麻醉深度变浅。听觉诱发电位（AEPs）评估听觉通路对重复刺激的反应。刺激后 40~60 毫秒可记录到诱发电位，代表了丘脑和初级听觉皮层内的神经活动，可作为麻醉效果的评估指标。

目前市场上有多种麻醉深度监测仪。这些技术都试图将额叶区的脑电图信号转换成无量纲指标，数值范围从 0 到 100，其中 0 代表没有电活动，100 代表具备完全反应能力的患者。其中比较常见的是脑电双频指数（BIS，Covidien，Mansfield，MA）、SedLine（Masimo Inc，Irvine California）、Narcotrend 监测仪（MT MonitorTechnik GmbH，Bad Bramstedt，德国）和 MEntropy（GE Healthcare，Chalfont St Giles，英国）均使用加工处理的自发脑电图。aepEX 监测仪（英国 Braintree 医疗设备管理公司）应用听觉诱发电位（AEP）来计算麻醉深度（图 50.2~图 50.4）。

临床应用现状

存在或可能出现创伤或缺血性损伤的情况下，可使用脑电图监测和帮助控制大脑的电活动，进而进行诊断、监测、癫痫的治疗和麻醉深度的监测。

神经血管外科

正常脑血流量（CBF）为 50ml/［100g（脑组织）·min］。缺血通常被认为 CBF 低于 20ml/（100g·min），CBF 在 12ml/（100g·min）时细胞存活将受到威胁。在这样的 CBF 水平上，最初会出现高频波的减少，随后频率逐渐减慢，直到出现等电位脑电图，后者的出现几乎与细胞损伤同时发生。

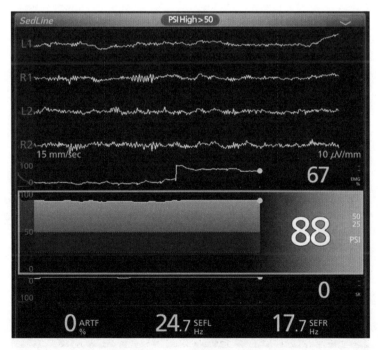

图 50.2　全身麻醉诱导前描记的高频、低波幅波形。肌电图活动同时被记录并且为高值

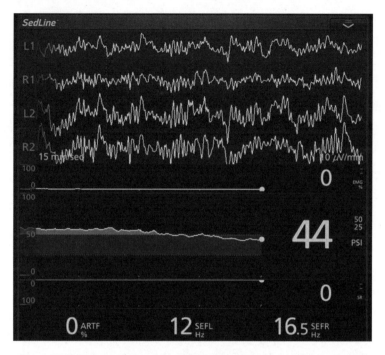

图 50.3 全身麻醉时以低频、高波幅为特征的波形。肌电图活动已降至零

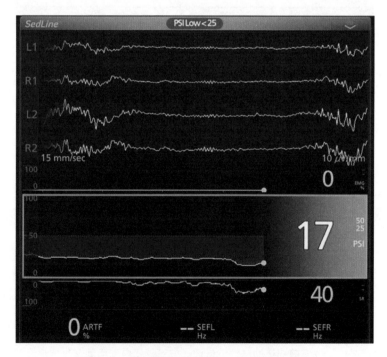

图 50.4 爆炸抑制状态波形。肌电图无反应

通过使用脑电图监测 CBF 指导颈动脉内膜剥脱术中的选择性分流已被讨论多年。虽然脑电图监测确实提供了有关 CBF 的信息，但目前并没有被证明能改善预后，主要是因为所有外科手术类型所导致的围术期脑卒中为血栓栓塞性而非由于血流动力学异常，而且更多在术后发生。在动脉瘤手术中，术中暂时阻断大脑循环时可通过脑电图和诱发电位监测脑缺血。它们可以作为在血流异常时指导血压管理，也可以用于滴定麻醉剂以达到药理学上的代谢抑制作用。

癫痫病灶定位及手术

对于需要接受癫痫手术的患者来说，精确定位癫痫病灶非常重要，可以使患者在获得最佳治疗效果的同时尽量减少并发症。通过记录脑电图记录，特别是与视频记录相结合对这一过程至关重要。某些情况下，开颅手术中使用硬脑膜下的电极进行 EcoG 记录，可直接提供来自大脑表面的信号，具有较高的信噪比和时空分辨率。

麻醉深度监测

未加工处理的脑电图以及各种形式的加工脑电图已被用于监测麻醉深度。理想情况下，这些信息可以帮助优化药物滴定以满足患者的个体化用药需求，以避免麻醉状态下术中知晓的发生和可能与麻醉深度不足或过量有关的长期后果。目前至少有 7 种不同的监测仪在使用。到目前为止，尚无明确的证据表明任何一种监测设备优于其他设备。

脑电双谱指数监测仪（BIS）是目前市场上研究最多的仪器。它将功率谱分析与脑电图信号频率间的相位关系分析相结合。BIS 监测仪对氯胺酮、笑气、氙气和阿片类药物的催眠作用缺乏敏感性。有一致的证据表明，与常规的临床管理相比，BIS 监测在降低高危人群的术中知晓事件方面有优势，但并不优于基于呼气末麻醉药物浓度的报警监测。

麻醉深度监测可能对于应用全静脉麻醉尤其是使用神经肌肉阻滞剂的患者最有效用。这种麻醉方式的患者由于对镇静 - 催眠反应的个体差异大和无法实时测量效应部位的麻醉水平从而导致术中知晓的发生率更高。麻醉深度监测仪的应用受多种因素的限制，包括电干扰、基线脑电图特征的个体差异、低体温、低血糖、皮质萎缩、痴呆、高龄、癫痫和脑缺血等临床条件，以及不同麻醉药之间的相互作用。目前可用的监测设备主要关注全麻的催眠效果，而对其他方面（记忆缺失、镇痛、制动和自主稳定性）基本上是未知的。

（孙婉琛 译，林楠 校）

推荐阅读

Brown, E.N., Lydic, R., Schiff, N.D.: General anesthesia, sleep, and coma. *N Engl J Med* 2010 December 30; **363**(27):2638–2650.

Marchant, N1., Sanders, R., Sleigh, J., et al: How electroencephalography serves the anesthesiologist. *Clin EEG Neurosci* 2014 January; **45**(1):22–32. Epub 2014 January 10.

Mashour, G.A., Avidan, M.S.: Variability indices of processed electroencephalography and electromyography. *Anesth Analg* 2012 April; **114**(4):713–714.

Mashour, G.A., Avidan, M.S.: Intraoperative awareness: Controversies and non-controversies. *Br J Anaesth* 2015 July; **115**(Suppl 1):i20–i26. Epub 2015 March 3. Review.

Purdon, P.L., Pavone, K.J., Akeju, O., et al: The Ageing brain: Age-dependent changes in the electroencephalogram during propofol and sevoflurane general anaesthesia. *Br J Anaesth* 2015 July; **115**(Suppl 1):i46–i57.

Purdon, P.L., Sampson, A., Pavone, K.J., Brown, E.N.: Clinical electroencephalography for anesthesiologists: Part I: Background and basic signatures. *Anesthesiology* 2015 October; **123**(4):937–960.

第51章
经颅多普勒超声及脑血流量的测量

Andrea Lavinio，Antoine Halwagi

要点

- 患者在麻醉和镇静中出现脑灌注不足依赖于仪器的监测和评估。
- 经颅多普勒超声（TCD）可对颅内主要血管的血流速度进行无创连续的测量。
- 血流速度骤降提示脑血流量（CBF）出现下降，且两者的下降幅度相同。
- TCD可以诊断血管痉挛，但不能确定缺血半暗带的大小或局部血流量是否充足。
- 计算机断层灌注扫描（CTP）可以量化局部脑血流量并确定脑梗死区和可逆的低灌注区。
- 比起病人出现症状的时间，通过CTP判断有关半暗带大小更加准确，以用于判断缺血性脑卒中患者是否可以受益于溶栓和血管内治疗。
- CTP应该应用于目标血压的监测以确认血压管理下的CBF是否足够。

缩略词

aSAH	Aneurysmal subarachnoid hemorrhage	动脉瘤性蛛网膜下腔出血
CA	Cerebrovascular autoregulation	脑血流自身调节
CBF	Cerebral blood flow	脑血流量
CBFV	Cerebral blood flow velocities	脑血流速度
CBV	Cerebral blood volume	脑血容量
CPP	Cerebral perfusion pressure	脑灌注压
CR	Cerebrovascular reactivity	脑血管反应性
CT	Computed tomography	计算机断层扫描
CTP	Computed tomography perfusion scan	计算机断层灌注扫描
dFV	Diastolic flow velocity	舒张期血流速度
HITS	High-intensity transient signal	短暂性高强度信号

ICP	Intracranial pressure	内压
LI	Lindegaard index	痉挛指数
LLA	Lower limit of autoregulation	自身调节下限
MCA	Middle cerebral artery	大脑中动脉
mFV	Mean flow velocity	平均血流速度
MTT	Mean transit time	平均通过时间
PET	Positron emission tomography	正电子发射计算机断层扫描
PI	Pulsatility index	搏动指数
sFV	Systolic flow velocity	收缩期血流速度
TCD	Transcranial Doppler	经颅多普勒
TTP	Time to peak	达峰时间
TTD	Time to drain	流出时间
ULA	Upper Limit of autoregulation	自身调节上限

目录

引言

　　脑低灌注的定义为 CBF 与脑代谢需求不匹配。氧供和代谢底物不足导致细胞能量衰竭、神经元功能失调和缺乏及时干预，甚至神经元死亡。快速纠正的灌注不足以及预防脑缺血是神经麻醉和神经重症监护的基石。中枢神经系统对缺血性损伤的时长非常敏感，因此必须早期及时识别脑灌注不足。对于清醒有自主呼吸的患者可通过临床观察和神经学检查可靠地识别脑灌注不足的征象，但对于患者在麻醉和镇静中的脑灌注不足，则需依赖仪器进行监测和评估。目前临床上常用的两种诊断方法是 TCD 超声和 CTP。

经颅多普勒超声

基本原理

TCD 可以对颅内主要血管的血流速度进行无创的实时监测。TCD 技术基于多普勒效应，即当波源向（或远离）观察者移动时，波的频率明显增加（或减少）。使用手持式发射接收探头，将脉冲式距离选通超声波束直接定向到可探测到目标血管的解剖位置。超声波被颅内容物反射回探头。当超声波光束到达脑血管时，从流动的血细胞反射回的声波频率与探针发射的声波频率不同。当血流朝向发射接收探头流动时，反射波的频率高于发射接收探头所发出的声波频率，而当血液背向探头流动时，反射波的频率则低于发射接收探头所发出的声波频率。当探测到这种频移时，TCD 仪器就会计算出红细胞的流动速度（相对于探头）。脑血流速度和回波信号强度用图形表示为计算机屏幕上的连续具有声学特征的波形（脑声波图），用音高和音量分别表示流速和强度。

技术

由于颅骨造成的超声衰减和较差的图像质量，二维脑超声波检查在颅骨完整的成人群体中临床意义有限。虽然现代诊断设备可以 2D 成像，但 TCD 检查通常是采用 2MHz 的脉冲式距离选通超声探头的盲检技术。脑血管超声在特定解剖位置进行，只有这些特定的位置可以使超声波穿入颅内并反射回探头。应用脉冲距离选通探头可以辨别回波信号来源的距离（即，操作者可以调整声波的"深度"和"样本大小"）。声窗和 TCD 的正常结果见表 51.1。

脑血管可以根据解剖标志、探头角度、声波深度、血流方向以及压迫颈动脉等动作的反应来识别。通过应用特别设计的头带和探头架，可以对 CBFV（脑血流量）进行连续监测。大多数情况下，MCA（大脑中动脉）是通过在颞部声窗中固定 TCD 探头来监测的。这一操作可以在单侧（通常是颈动脉内膜切除术中监测的首选配置）或双侧进行。最有意义的变量为收缩期血流速度的峰值（sFV），舒张末期流速（dFV）和平均时间下平均流速的峰值，通常称为平均流速（mFV）。重要的推导参数是痉挛指数（Lindegaard，LI = MCA mFV/ICA mFV）和搏动指数 [PI = (sFV − dFV) / mFV]。

表 51.1 成人声窗及对应 TCD 检查正常结果

声窗	手法	血管	深度（mm）	流速（cm/s）
颞骨	探头定位于咽鼓管与外耳道之间颧突的上缘，前方指向大脑中动脉/大脑前动脉，后方指向大脑后动脉	大脑中动脉（M1） 大脑前动脉（A1） 大脑后动脉（P1）	45~60 60~65 60~75	45~75（T） 40~60（A） 30~50（T）
下颌下	探头位于气管旁，平行于同侧颈内动脉	颈内动脉	45~60	25~45（A）
枕骨下	探头置于寰枕间隙并指向眉间，中线旁位置为椎动脉，正中为基底动脉	椎动脉 基底动脉	60~90 80~110	30~50（A） 30~50（A）
经眶	探头置于闭合眼睑	眼动脉	40~50	15~25（T）

MCA，大脑中动脉；ACA，大脑前动脉；PCA，大脑后动脉；ICA，颈内动脉；VA，椎动脉；BA，基底动脉；OA，眼动脉；T，朝向；A，背离

脑血管自身调节（CA）

CA 是一个复杂的血流动力学过程，脑血管系统通过调节其局部血管的阻力来分布和维持脑灌注，以满足脑灌注压在较大范围内的脑代谢需求。"脑血管反应性（CR）"指的是脑血管床对各种刺激的反应能力，如局部代谢需求、二氧化碳和血压等发生变化。TCD 在临床实践和临床研究中被用于评估脑血管的自身调节能力和脑血管的反应性，包括采用多种方法在各种临床环境中提供高效预测脑卒中、蛛网膜下腔出血和创伤性脑损伤预后的相关信息。

静态自动调节是指基于 CPP 的慢调节和同时测量 CBFV（脑血流速度）的 TCD 方法。在所研究的压力范围内，静态自动调节被定量为完全自动调节能力的百分比。也就是说，如果随着灌注压的改变 CBFV 可保持恒定，那么静态 CA 为 100%；当 CBFV 随灌注压力呈线性变化时，静态 CA 为 0%。CPP调节极限包括 LLA（自身调节低限）和 ULA（自身调节高限），当 CPP 的水平低于或高于限值时，CBFV 随着 CPP 呈线性改变。这种灌注压调节极限在临床实践中应用有限，应只限于实验研究。

"动态大脑自动调节"是指基于灌注压快速降低（倾斜试验、突然放松

大腿血压袖带、压迫和放松颈动脉）的 TCD 方法。动态 CA 方法不能确定 LLA–ULA 的范围，但可以确定大脑对代偿灌注压快速波动的自动调节的能力。动态 CA 方法在各种临床情况下提供了可靠的预后信息，由于其实用性和安全性，更适合于常规临床应用（图 51.1）。

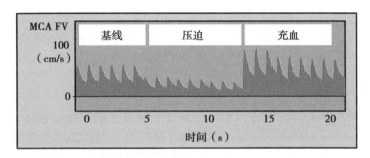

图 51.1　短暂充血反应（THR）测试是短暂压迫颈动脉后评估 MCA 的 CBFV 相关充血反应。压迫后，收缩 FV 比基线增加 10% 或更多提示动态自身调节的存在

解释说明与误区

在目前临床实践中，应用 TCD 最合适的情况是作为筛选工具。正常参数检测异常 CBF 的应用上具有高灵敏度但却十分武断。概括地说，Willis 环中所有大动脉的均匀速度在正常范围内时，表示 CBF 正常。如果动态自动调节未受损，则可进一步提示较好的预后。应同时考虑 TCD 的异常表现，并在一些临床情况下，通过使用补充的方法（如 CTP）对局部 CBF 进行进一步评估。

基于 TCD 的技术的主要局限性是 TCD 为量化流速而不是绝对流速。当受到声波的作用的血管横截面积（A）是常数时，CBFV 和 CBF 呈线性相关（CBF =A・CBFV）。血管直径恒定的假设在以秒到分钟为单位的时间段内普遍成立。因此，CBFV 的突然减少反映了同样程度的 CBF 减少。因此，术中 TCD 监测可以准确地显示 CBF 的显著降低，例如，钳夹动脉时监测到侧支循环缺乏或脑灌注压不足。

脑动脉横断面积恒定的假设在数小时或数天内不一定成立。异常升高的 CBFV 可能提示血管直径的明显减小导致的 CBF 改变。与脑血管痉挛相关的典型 TCD 表现为痉挛性血管内高速混乱的 CBFV，痉挛区供血的颈动脉颅外段 CBFV 减少。异常升高的 CBFV 也可能提示脑过度灌注，这种情况可出现在解除脑血管痉挛和医源性血压高于调节上限的患者中。血管痉挛和脑过度灌注的鉴别诊断依赖于对 MCA 的 CBFV 以及颅外终末端 ICA 的同时评估，后者通常不受血管痉挛过程的影响。在血管痉挛和血流受限的情况下，ICA 的 CBFV 将减少，而在脑过度灌注的情况下，ICA 的 CBFV 将增加。因此，颅内 CBFV 与颅外 ICA 的 CBFV 的比值（LI）在血管痉挛时将升高（LI>3），在脑过度灌注时将低于正常值（LI < 3）。

第二个重要的考虑因素是，流速是相对于探头测量的，会因探头与流动方向之间的角度而被低估。只有当超声波光束与血管精确重合，血液直接流向（或背离）探头时，才能得到准确的评估。当探头与血管成角 30° 时，速度将被低估大约 15%。当超声波束垂直于血管的血流方向时，无论实际流速如何，所测得的流速均为零。TCD 不可能高估 CBFV，所以评估所得的最大速度即是相对最准确的。

影响 TCD 准确性的其他因素包括血管弯曲以及超声穿透不足导致的声窗变厚，使 TCD 在大约十分之一的患者中无法评估。虽然最近的技术改进减少了这些问题，但长时间监测在技术上是具有挑战性的，因为探头的微小移动就可能导致回波信号完全丢失。

TCD 结果的解释也应该考虑年龄、性别和其他生理变量对 CBFV 的影响。MCA 的 mFV 在出生时最低（25cm/s），在 6 岁时达到顶峰（100cm/s），在 70 岁时下降到 40cm/s。

适应证

术中监测

TCD 可用于监测外科手术过程中脑灌注是否充足，如颈动脉的血流易受影响的颈动脉内膜剥脱术和主动脉弓手术。在颈动脉内膜剥脱术中，TCD 可用于识别动脉夹闭后危险的低灌注，指导血压升高的程度以最大化侧支血流或提示动脉分流。夹钳过程中 MCA 的 mFV 低于基线的 50%（或低于 25cm/s）提示严重缺血，并和术后脑卒中高风险有关。在颈动脉内膜剥脱术中使用 TCD 监测还可以检测分流错位或闭塞、术中栓塞（产生特征的高强度瞬态信号 –HITS）、术后颈动脉闭塞和过度灌注。

动脉瘤性蛛网膜下腔出血

迟发性脑缺血是一种临床综合征，表现神经系统局灶性缺陷和（或）认知缺陷。在 aSAH 发生后 3~21 天内，有三分之一的患者由于脑血管痉挛而出现不可预测的迟发性脑缺血。每日 TCD 监测可早期发现血管痉挛。如果发现 mFV>100cm/s 伴 LI>3，应考虑治疗或验证性测试，如使用 CTP 或数字减影血管造影，这取决于当地的制度。

创伤性颅脑损伤

TCD 可以评估颅高压风险患者的 ICP。ICP 升高后压迫脑动脉从而使 CBF

逐渐减少，在 TCD 监测中具有典型图形特征（图 51.2）。连续的 TCD 监测可判别 LLA 以及评估 CA，指导治疗并提供有用的预后信息。

　　右向左分流的识别。在静脉注射生理盐水后，如果 TCD 监测显示微栓塞信号则提示存在从右到左的分流。这项技术可帮助鉴定患者是否存在由于手术体位（例如，神经外科坐位手术和反常气体栓塞）或手术操作（例如，髓内钉和反常脂肪栓塞）而发生反常栓塞的风险。

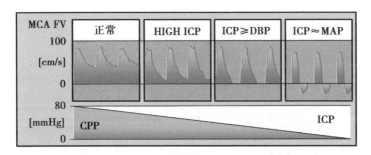

图 51.2　典型的 TCD 表现为随着颅内压（ICP）的升高脑灌注压（CPP）逐渐降低。正常状态（NORMAL）：持续的舒张期血流搏动指数 <1.2。高颅内压（HIGH ICP）：随着 ICP 的升高舒张期的脑血流速度逐渐下降，搏动指数（PI）与 ICP 呈正相关（ICP 每升高 1mmHg，PI 升高 2.4%）。ICP ≥ 舒张压（DBP）：当 ICP 超过舒张压（DBP）时，舒张期血流降为零。ICP ≈ 平均动脉压（MAP）：当颅内压接近平均动脉压时脑灌注压接近于零，脑循环停止可出现如图所示的舒张期血流倒流的图形

脑死亡

　　虽然脑干功能不可逆停止为确认死亡的临床诊断，但脑循环骤停可通过特异性较高的舒张期反转特征来确认。该特征为收缩期前向流动以及舒张期倒流。

CT 灌注

　　TCD 床边监测由影像学方法（CT、MR 和 PET）来补充，这些方法可以评估局部 CBF 的是否充足，并区分可逆性脑灌注不足和脑梗死。CTP 由于其易操作性和图像获取速度快等优点，成为紧急临床情况下的首选方法。

基本原理

　　快速静脉注射碘造影剂后，每隔 10 秒时间就会对颅骨及其内容物进行重复扫描。当造影剂进入颅内血管和脑实质时，CT 衰减随局部血流的作用呈一过性增加。衰减时间曲线由感兴趣的局部动脉，局部静脉和每个像素产生。后处理软件生成彩色编码的灌注图，描绘 MTT、TTP、TTD、CBF 和 CBV。

解释说明

通过目测 CTP 灌注图可进行定性解释，也可通过可靠的商业软件进行定量解释。正常 CTP 结果包括灰质和白质在预期时间范围内的对称时间参数。延迟时间参数（TTP、MTT 和 TTD）在识别受累区域时具有高灵敏度。CBF 减少伴随着保持的或增加的 CBV 提示该区域为可挽救的脑实质区（半暗带）。CBF 和 CBV 相匹配的明显减少的区域被识别为脑梗死（核心）。缺血性卒中后，梗死和半暗带的最佳界定方法是使用相对 MTT 和绝对 CBV 的联合方法，其最佳阈值分别为 rMTT>145% 和 CBV < 2.0ml/100 g。

局限性

技术的主要局限性包括射线暴露和注射碘造影剂相关的风险，这些风险的存在限制了对个体患者的安全扫描的数量，也因此限制了该技术对纠正脑血流的治疗反应或对动态 CBF 变化的评估。此外技术限制还包括由于骨衰减而导致后颅窝的细节不清楚，不合作患者的移动伪像以及易出现后处理错误。

适应证

急性脑卒中

越来越多的临床证据表明，是影像，而不是时间决定了缺血性脑卒中患者溶栓和血管内治疗的获益。半暗带面积较大的患者（例如，CBF 和 CBV 之间的不匹配）可能在症状出现后最多 18 小时内，从取栓术中获益。相反，梗死面积大和半暗带面积小的患者可能会出现溶栓和取栓的副作用，即使早期干预，也不能明显获益。

动脉瘤性蛛网膜下腔出血

CTP 可以识别局部低灌注。为了评估对治疗的反应和 CBF 是否充足，应该在目标血压下进行 CTP 检查。还可以重建图像以生成 CT 血管造影，识别血管痉挛关键区域并指导血管内治疗。

（孙婉琛 译，林楠 校）

推荐阅读

Alexandrov, A.V., Sloan, M.A., Tegeler, C.H., et al: Practice standards for transcranial Doppler (TCD) ultrasound. Part II. Clinical indications and expected outcomes. *J Neuroimag* 2012; **22** (3):215–224.

Allmendinger, A.M., Tang, E.R., Lui, Y.W., et al: Imaging of stroke: Part 1, Perfusion CT–overview of imaging technique, interpretation pearls, and common pitfalls. *Am J Roentgenol* 2012; **198**(1):52–62.

Budohoski, K.P., Guilfoyle, M., Helmy, A., et al: The pathophysiology and treatment of delayed cerebral ischaemia following subarachnoid haemorrhage. *J Neurol Neurosurg Psychiatry* 2014; **85**(12):1343–1353.

Cremers, C.H.P., van der Schaaf, I.C., Wensink, E., et al: CT perfusion and delayed cerebral ischemia in aneurysmal subarachnoid hemorrhage: A systematic review and meta-analysis. *J Cereb Blood Flow Metab* 2014; **34**(2):200–207.

Kumar, G., Shahripour, R.B., Harrigan, M.R.: Vasospasm on transcranial Doppler is predictive of delayed cerebral ischemia in aneurysmal subarachnoid hemorrhage: A systematic review and meta-analysis. *J Neurosurg* 2016; **124**(5):1257–1264.

第52章

妊娠期神经外科手术的麻醉

Mark D.Rollins，Mark A.Rosen

要点

- 合并神经系统疾病是妊娠期间非产科因素所致的患病和死亡的主要原因，决定手术时机应主要取决于神经外科而不是产科。
- 孕期的麻醉管理必须要求在关注孕产妇孕期生理变化的同时，同时考虑到避免胎儿窒息、药物致畸性和诱发早产的风险。
- 建议使用琥珀胆碱快速序贯诱导麻醉，并使用适当的药物减轻置入喉镜和气管插管的高血压反应。
- 目前没有现代麻醉剂具有确定的致畸作用；吸入麻醉、平衡麻醉或全静脉麻醉技术均可安全地使用。
- 过度通气、渗透性利尿和控制性降压可以谨慎和有必要的应用，而中度低温是安全的。

缩略词

ACLS	Acute cardiac life support	急性心脏生命支持
AVM	Arteriovenous malformation	动静脉畸形
ATLS	Acute trauma life support	急性创伤生命支持
CBF	Cerebral blood flow	脑血流
CNS	Central nervous system	中枢神经系统
CSF	Cerebrospinal fluid	脑脊液
FHR	Fetal heart rate	胎心率
GCS	Glasgow Coma Scale	格拉斯哥昏迷评分
ICP	Intracranial pressure	颅内压
mGy	milliGray	毫戈瑞
SAH	Subarachnoid hemorrhage	蛛网膜下腔出血
TBI	Traumatic brain injury	创伤性颅脑损伤

目录

引言

怀孕期间的神经系统疾病虽然罕见，但却是长期严重患病和死亡的重要原因。妊娠的高凝状态伴有血流动力学和血管壁的改变，增加了缺血性卒中（4~10/100 000 次分娩）和脑静脉血栓形成（1~2/10 000 次分娩）的风险。可逆性后部白质脑病和可逆性脑血管收缩综合征虽然罕见，但在妊娠期和产后均可出现。这些罕见的情况可以发生在子痫前期，继发于脑血管性高血压、血管通透性增加和相关的脑水肿。虽然其他神经系统疾病也可能会在妊娠期出现，出血性卒中、颅内肿瘤和创伤是导致孕产妇死亡的最突出的非产科原因。最佳的管理需要多学科团队协作，综合考虑到神经病变的病理过程、孕期的生理变化、胎儿的状况、分娩的方式和时机以及针对母婴双方的适当的风险 / 效益，进行规划和治疗。

出血性卒中

妊娠期脑出血常伴随高血压危象，对于子痫前期或子痫发作的患者，出现卒中的相对风险是正常孕产妇的 4 倍。围产期颅内动脉瘤和动静脉畸形破裂导致蛛网膜下腔出血（subarachnoid hemorrhage，SAH）的发生率明显增加，为 3~7/100 000 次分娩，占妊娠相关住院死亡率的 5%~12%。

管理应更基于神经外科方面的考虑而非产科。格拉斯哥昏迷评分 <8 的患者考虑使用颅内压监测，血压控制的目标应与神经科医师和产科医生协商后确定，还包括共同考虑任何凝血障碍逆转。此外，应给予镁剂治疗子痫前期或子痫的患者。不推荐常规预防癫痫，除非发生可见的抽搐或脑电图记录发现癫痫活动。

动脉瘤出血相关的发病率和死亡率较高，通常推荐在孕期全程都要对孕产妇已破裂动脉瘤进行及时确切的治疗。临时夹闭动脉瘤过程中，可安全给予丙泊酚，达到脑电图爆发抑制。

蛛网膜下腔出血引起的血管痉挛，典型发作于首次出血后4~10天，可安全给予尼莫地平预防缺血性改变。硫酸镁效果不佳，他汀类药物具有致畸风险。高血容量、高血压、血液稀释预防血管痉挛目前证据有限，有一些临床医生会应用血管加压素诱发高血压。然而，孕期长时间使用高剂量血管加压素可减少子宫胎盘灌注、影响胎儿生长和增加胎盘早剥的风险。关于蛛网膜下腔出血的多学科会诊不仅应包括治疗方案，还应考虑预防血管痉挛的方案、监测和最佳分娩时机及分娩方式。

目前尚不确定妊娠是否增加动静脉畸形（arteriovenous malformation，AVM）的出血风险。未破裂AVM的孕产妇和出血后情况稳定的孕产妇可安全妊娠至足月，并于产后择期行动静脉畸形切除术。决定是否手术应该考虑神经外科情况而非产科情况。

颅内肿瘤

虽然孕期颅内肿瘤发病率并不增加，但是由于激素诱导肿瘤加速生长、水肿、血管充血和免疫系统功能降低，临床症状可能进一步恶化。由于神经系统病变相关的症状可被误认为孕期生理反应和子痫等孕期相关症状（如头痛、恶心和呕吐、视力改变及癫痫），因此神经学诊断常常具有挑战性并常被延迟诊断。提倡对发现神经系统症状的孕妇早期行影像学检查。MRI是首选，因为它避免胎儿辐射暴露，并灵敏度高。对于大多数有症状的和进展期的颅内肿瘤，首选手术切除。辅助放疗和化疗在孕期都对胎儿有潜在的危害。完整切除肿瘤可以改善预后，过长地推迟手术可导致进行性神经功能恶化。应根据肿瘤类型、位置和孕期的阶段选择手术切除时机，目标是既考虑产妇最佳结局又使其对胎儿影响最小。

通常神经外科干预可适当推迟到成熟新生儿分娩后。如果神经外科手术允许推迟到分娩后，即使并存颅内肿瘤，也不必行剖宫产。脑脊液压力会随着子宫收缩和屏气用力而增加，硬膜外镇痛和阴道助产分娩可降低ICP升高的幅度。需要注意的是，误穿破硬膜有增加ICP的风险，可能导致产妇脑疝。

创伤性颅脑损伤

创伤性颅脑损伤（traumatic brain injury，TBI）是除机动车事故以外导致产妇发病和死亡的主要原因。紧急处理应遵循急性创伤生命支持（acute trauma life support，ATLS）指南，对母体合理的复苏，通常也对胎儿有益。立即处理的重点包括防止由于低氧、高碳酸血症、低血压、高热导致的进一步脑损伤，同时液体复苏维持脑灌注压，必要时应用血管加压素和血制品。

通气过度至 $PaCO_2$ 25~30mmHg 可一过性降低 ICP，但正常 P_aCO_2 在怀孕期间为 28~32mmHg，低 25mmHg 可明显减少胎盘血流。不推荐使用类固醇激素。虽然甘露醇和高渗盐水存在潜在的胎儿不良反应，但也可使用。

外科手术时机和分娩时间

影响手术时机和分娩计划的因素包括神经系统疾病的发展、相关的风险、产妇状况和胎龄。如果计划先进行分娩，那么应首先组织多学科会诊，针对神经外科疾病的病理情况和产妇的自身条件讨论确定分娩方式及椎管麻醉，以确保充分考虑所有的管理细节。

择期神经外科手术通常在终止妊娠后进行，妊娠早期行外科手术有自发流产的风险，而在妊娠晚期的手术则导致早产和提前分娩。非紧急但必要的手术可以推迟到妊娠期 3 个月以后，以尽量减少对胎儿致畸作用，但孕产妇不应该被拒绝进行有明确指征的手术。对于非紧急产妇手术，如涉及胎儿早产，应使用类固醇激素促进胎儿肺成熟，来应付随时可能的急诊情况。

应咨询产科医生个性化地进行胎心监测。孕 16 周后，通常可通过体外多普勒胎心监测仪监测到胎心。对于预计存活的胎儿，胎心率（fetal heart rate，FHR）评估在手术前后都是行之有效的。然而，即使对一个预先认为可存活的胎儿，FHR 监测在孕妇手术体位变动前后也很有价值，胎儿心动过缓提示产妇可能出现血压、通气异常、子宫灌注或脐血流异常改变；应及时改变产妇体位，纠正低血压、低氧血症或改善心输出量，这对胎儿维持正常神经功能存活至关重要。如胎儿有存活可能，当出现持续的不可逆的胎儿窘迫征象时，应终止神经外科手术，立即行紧急诊剖宫产。

管理计划应考虑产妇猝死的可能性和急诊剖宫产分娩。根据急性心脏生命支持（acute cardiac life support，ACLS）管理方案，自主循环在复苏后四分钟仍未恢复时应行紧急剖宫产。此外，该手术应在有新生儿科的医疗机构进行，工作人员应能够解释 FHR，产科医生时刻准备进行可能的剖宫产。

麻醉管理

术前评估和术前用药

孕期的围术期管理目标为进行有效的神经外科干预，改善脑灌注，维持适当的子宫－胎盘血流，避免胎儿窒息。妊娠时几乎各个器官系统都发生病生理变化，给产妇和胎儿带来潜在的挑战。神经外科手术前，应给予预防性药物防止胃酸过多和降低误吸的风险。

监测

多数情况下，诱导前行有创动脉压力监测，以便快速应对血流动力学的变化。胎儿和母体体温密切相关，维持正常体温可改善产妇和胎儿结局。

诱导、插管和体位

应采取快速序贯静脉诱导气管插管以减少误吸风险。困难气道患者可行气道表麻清醒纤支镜插管。推荐使用 β 受体阻滞剂、阿片类药物和（或）血管扩张剂来避免放置喉镜、安置头钉和切皮引发的高血压反应。患者可取左侧卧位避免下腔静脉受压，改善平均动脉压和心输出量。

麻醉技术

现代麻醉剂或技术均未发现致畸作用。麻醉方法的选择应基于潜在疾病和外科手术的要求。所有挥发性药物均降低子宫张力，剖宫产术后应降低药物浓度以降低子宫收缩乏力的风险。

通气

孕产妇应限制使用过度通气。妊娠诱发代偿性呼吸性碱中毒，导致正常的母体 P_aCO_2 为 30~32mmHg，pH 为 7.42~7.44，以及 HCO_3 为 20~21mEq/L。显著的过度通气（$PaCO_2 < 25mmHg$）可减少脐带血血流，导致氧离曲线左移，减少胎盘给胎儿供氧，因此不推荐使用。然而，轻度过度通气可能是安全的。孕期 $P_aCO_2 > 32mmHg$ 代表相对高碳酸血症，增加了脑血流量并产生胎儿呼吸性酸中毒。应避免过度正压通气，因为会增加胸腔压力，减少静脉回流，减少心输出量和子宫灌注。使用小潮气量通气和轻度头高位有助于降低 ICP。

高渗性药物

甘露醇可导致产妇脱水，产妇低血压，子宫低灌注，对胎儿产生不利影响和损伤。一定量的甘露醇透过胎盘，可以在胎盘蓄积，导致胎儿高渗透压、减少肺水产生、使胎儿脱水、血容量减少、尿量减少及胎儿高钠血症。然而，孕妇应用低剂量甘露醇（0.25~0.5g/kg）未见不良胎儿或产妇结局。呋塞米（速尿）可穿过胎盘，可能导致剂量依赖性胎儿利尿作用，此作用部分通过增加胎儿血管压力产生，但已被应用于孕妇，无不利影响。在某些情况下，可谨慎使用速尿替代甘露醇。

血管加压类药物

发生术中低血压，或在动脉夹闭塞使用近端临时阻断夹时，需要使用血管加压类药物。常规剂量的去氧肾上腺素和麻黄素不会导致胎儿不良结局。虽然去甲肾上腺素的安全性和有效性在妊娠期还不完全明确，但它比去氧肾上腺素更明显增加产妇心率与心输出量，且并无胎儿不良结局。

硝酸甘油可作为产妇静脉降压药，且无胎儿不良反应。硝普钠可以短时间安全地降压，但容易可以透过胎盘，其代谢产物可导致胎儿动脉灌注压减低。无论使用哪种药物，如果母体发生低血压，则胎儿窘迫和窒息风险增加。如果控制性降压是必要的，应严格限制降压的程度和持续时间，并应使用 FHR 监测。

神经介入手术

血管造影、血管成形术、动脉瘤和 AVMs 的栓塞术通常在神经介入放射下进行。电离辐射导致胎儿畸形风险主要取决于胎龄和暴露累积量。神经元在神经增殖和皮质迁移期间（8~15 周）特别危险。虽然辐射只集中在产妇头骨，但腹部防护是必不可少的，以减少胎儿的辐射暴露。中枢神经系统不良反应的最小阈值可能在 60~310mGy 范围内，未见 50mGy 以下的辐射暴露引起胎儿异常、发育不良或流产的报道。评估外伤时，诊断性影像检查不是禁忌，但需咨询放射科医师来规划多序列成像，以尽可能减少胎儿暴露。

术后考虑

可使用多模式镇痛提供适当的术后镇痛。抗炎药物可产生抗血小板作用，对胎儿有潜在的不良影响，开颅术后往往避免使用。硝苯地平有抑制子宫收缩的作用，可用于降低早产风险。由于依赖腹部疼痛来判断产程的敏感度较差，因此神经外科手术术后应经常使用子宫动力监测仪来监测子宫收缩。孕期高凝状态导致血栓栓塞风险明显增加。围术期应使用非药物预防措施（如顺序压缩装置、抗血栓弹力袜）。预防性应用肝素应遵循多学科风险／效益讨论而定。

（董佳 译，林楠 校）

推荐阅读

American College of Obstetricians Gynecologists' Committee on Obstetric Practice. Committee Opinion No. 656: Guidelines for diagnostic imaging during pregnancy and lactation. *Obstet Gynecol* 2016; **127**:e75–e80.

American College of Obstetricians and Gynecologists' Task Force on Hypertension in Pregnancy: Hypertension in pregnancy. Report of the American College of Obstetricians and Gynecologists' task force on hypertension in pregnancy. *Obstet Gynecol* 2013; **122**:1122–1131.

Bader, A.M.: Neurologic and neuromuscular disease. In: Chestnut D.H., Wong C.A., Tsen L. C., Ngan Kee W.D., Beilin Y., Mhyre J.M. (Eds.).

Chestnut's Obstetric Anesthesia: Principles and Practice, 5th ed. Philadelphia: Elsevier Inc; 2014: 15–38.

Bonfield, C.M., Engh, J.A.: Pregnancy and brain tumors. *Neurol Clin* 2012; **30**:937–946.

Chowdhury, T., Chowdhury, M., Schaller, B., et al: Perioperative considerations for neurosurgical procedures in the gravid patient. *Can J Anaesth* 2013; **60**:1139–1155.

Edlow, J.A., Caplan, L.R., O'Brien, K., et al: Diagnosis of acute neurological emergencies in pregnant and post-partum women. *Lancet Neurol* 2013; **12**:175–1788.

Flood, P., Rollins, M.D.: Anesthesia for Obstetrics. In: Miller, R.D., Cohen, N.H., Eriksson, L.I., Fleisher, L.A., Wiener-Kronish, J.

P., Young, W.L. (Eds.) Miller's Anesthesia, *8th ed.* Philadelphia: Elsevier Inc.; 2014.

Lipman, S., Cohen, S., Einav, S., et al: The Society for Obstetric Anesthesia and Perinatology consensus statement on the management of cardiac arrest in pregnancy. *Anesth Analg* 2014; **118**:1003–1016.

O'Neal, M.A.: Neurology of pregnancy: A case-oriented review. *Neurol Clin* 2016; **34**:717–731.

Pacheco, L., Howell, P., Sherwood, E.R.: Trauma and critical care. In: Chestnut, D.H., Wong, C. A., Tsen, L.C., Ngan Kee, W.D., Beilin, Y., Mhyre, J.M. (Eds.). *Chestnut's Obstetric Anesthesia: Principles and Practice, 5th ed.* Philadelphia: Elsevier Inc.; 2014:1219–1242.

Practice Guidelines for Obstetric Anesthesia: An updated report by the American Society of Anesthesiologists Task Force on Obstetric Anesthesia and the Society for Obstetric Anesthesia and Perinatology. *Anesthesiology* 2016; **124**:270–300.

Razmara, A., Bakhadirov, K., Batra, A., et al: Cerebrovascular complications of pregnancy and the postpartum period. *Curr Cardiol* 2014; **16**:532–537.

Verheecke, M., Halaska, M.J., Lok, C.A., et al: Pregnancy ETFCi: Primary brain tumours, meningiomas and brain metastases in pregnancy: Report on 27 cases and Review of Literature. *Eur J Cancer* 2014; **50**:1462–1471.

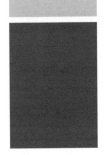

第 53 章
神经康复

FahimAnwar，Harry Mee，Judith Allanson

要点

- 康复是评估、治疗、管理和持续评估患者的过程，以实现他们最大的康复潜力。
- 早期康复对于减少身体、情感、心理和精神上的并发症至关重要。
- 康复涉及许多学科，并需要家庭成员和护理人员的共同参与以提高患者的生活质量。
- 康复医师的角色包括领导多学科团队，对复杂残疾的状况进行综合的诊断和治疗。
- 有充分证据表明，对于有复杂需求的患者进行早期专业康复的成本－效益颇高。
- 英国改良功能独立性评定量表与功能评估量表是可靠的评价功能独立性的评分系统。
- 康复方案用于记录患有严重疾病／损伤患者的康复需求，并确定解决方案。需早期开始记录并定期回顾。

缩略词

FAM	Functional assessment measure	功能评估量表
FIM	Functional independence measure	功能独立性评定量表
ICF	The international classification of functioning disability and health	功能残疾与健康的国际分类
ICU	Intensive care unit	重症监护病房
NICE	National institute for health and clinical excellence	国家健康和临床规范研究所
RP	Rehabilitation prescription	康复方案
UKROC	UK rehabilitation outcomes collaborative	英国康复成果协作组

目录

引言

　　康复是对个人（及其家庭/护理者）进行评估、治疗、管理和持续评估的过程，以实现他们在生理、认知、社会和心理功能、参与社会活动和提高生活质量方面的最大潜力。进入 ICU 的患者由于住院时间、药物、干预措施以及疾病严重程度，易出现继发问题。这些问题可以是生理、情感、心理或精神方面的，患者从 ICU 出院后，可能对日后生活质量产生长期的不良影响（图 53.1）。早期康复对减少这些并发症至关重要。

　　康复应在受伤或神经病变发生后立即开始。通常包括对个体的评估、治疗和管理，并反复评价，康复持续贯穿于患者住院期间和出院返回到社区的时期（图 53.2）。通常，开始仅限于评估、提供建议、设定预期结果和进行相对简单的干预。大量患者会有更复杂的需求，需要多学科团队的专家进行长期的综合康复。少部分患者会有高度复杂的需求，特别是有神经损伤的患者，需要专业的康复医师参与。

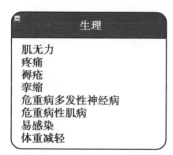

生理	认知	精神
肌无力	记忆缺陷	焦虑
疼痛	注意障碍	抑郁
褥疮	心理加工过程缓慢	急性应激反应
挛缩	谵妄	妄想
危重病多发性神经病	意识模糊	
危重病性肌病	虚构症	
易感染		
体重减轻		

图 53.1　长时间接受重症治疗的后果

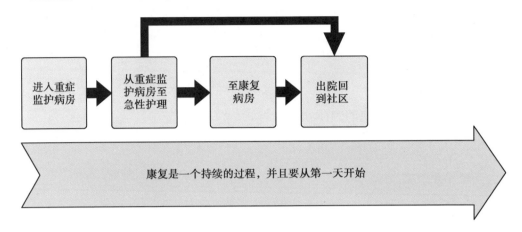

图 53.2 康复过程

多学科团队

早期康复涉及许多学科，也包括家庭成员和护理人员，他们共同努力以提高患者的生活质量。多学科康复团队包括：

- 康复医学专业医师（领导）
- 理疗医师（接受过管理需机械通气患者的培训）
- 职业治疗师
- 言语和语言治疗师（接受过气管切开的培训）
- 临床心理学家（接受过处理急性应激反应的训练）
- 营养师
- 药剂师
- 康复支持工作者 / 协调员（角色是家庭支持）

最大程度的优化生理、认知、社会和心理功能是多学科团队在康复过程中关注的关键，通常会持续多年，无疑远不止住院期间。在 ICU 环境中实施有效的康复可以减少后续对身心健康的损害。

康复医师的角色

除了领导多学科团队外，康复医师还必须能够对导致复杂残疾的状况进行综合的诊断和治疗。康复医师须了解患者的神经疾病和创伤所造成的潜在损害以及如何进行必要的活动限制。

康复医师的角色在患者的急性护理中至关重要。常包括为临床事务提供建议、为复杂需求的患者规划专科服务、与当地非专业人员建立联络和提供支持。图 53.4 中概述了康复科医师在急性护理过程中的一些作用。

功能残疾与健康的国际分类

功能残疾与健康的国际分类（ICF）是经 2001 年世界卫生大会批准的框架，旨在康复过程中通过医疗和非医疗需求反映患者的健康状况，得到普遍认可（图 53.3）。分类原则如下：

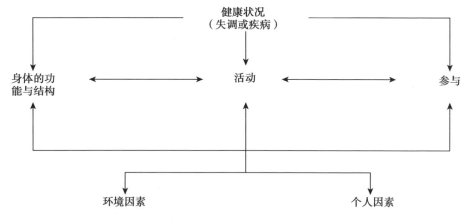

图 53.3　功能残疾与健康的国际分类框架

医疗	生理和心理	其他
• 就管理躁动、自主神经障碍、疼痛、唾液分泌增多、自主神经反射障碍、神经性大小便功能障碍给出建议 • 管理创伤后遗忘、谵妄和急性精神错乱状态的患者 • 评估并管理长期意识障碍的患者 • 就急性护理中体位、强度和早期活动给出建议 • 就终止气切通气给出建议 • 就睡眠障碍给出建议	• 协助团队评估患者认知功能和交流能力 • 就预后和功能性预后提供建议 • 参与影响长期康复的决定 • 评估长期康复需求，提出设想，并协助提供适当的康复服务 • 评估心理能力并做对患者最有利的决定 • 预测 • 宣教	• 建立可协作的多学科支撑团队，以确保急性护理期间提供康复服务。 • 家庭支持 • 通过定期小组会议、联合教学及准确分享患者信息，增进多学科团队（the multidisciplinary team，MDT）的内部沟通 • 促进从重症监护病房转向普通病房 • 参与 Headway* 和其他慈善机构以家庭支持

图 53.4　康复医师在急性发作期的作用。*Headway 是英国的一个慈善组织的名称，该组织的主要工作是帮助颅脑创伤的患者提高生活质量，其官方网站为 www.headway.org.uk

1. 广泛应用于所有患者，不同临床医生使用时无需做更改。

2. 外界环境或患者残疾不会改变分类的结构。

3. 具有环境因素的影响也被考虑在模型内。临床医生可通过模型独立的不同领域个性化制定患者的康复计划。如①身体功能和结构；②活动；③参与；④环境因素。这些领域相互联系，针对患者的康复需要形成协同治疗的方法。

成本效益

有充分证据表明，对于有复杂需求的患者进行早期专业康复成本 – 效益颇高。近期 Turner-Stokes（2016）的一项研究调查了具有复杂神经功能残疾的工作年龄成人接受入院专科康复的成本效益，发现高依赖组"护理费用"平均减少 760 英镑 / 周（≈ 900 美元 / 周），中等依赖组减少 408 英镑 / 周（≈ 500 美元 / 周），低依赖组减少 130 英镑 / 周（≈ 160 美元 / 周）。在相应康复花费上所节约出的时间在高依赖组平均为 14.2 个月，中依赖组 22.3 个月，低依赖组 27.7 个月。然而，实际花费和与时间补偿在不同的健康保健系统中有所不同。

结果评定

残疾衡量评分体系由美国开发，随后改良为适应英国人口的评分。功能独立性评定量表（functional independence measure，FIM）在不同条件下广泛适用，由 18 个项目组成，每个项目分为 7 个等级，从完全自理到完全需要辅助。FIM 可单独评分，也可与功能评估量表（functional assessment measure，FAM）一起评分。FAM 包括 12 个额外的项目，这些项目涉及认知和心理功能，在脑损伤患者的评估中很重要。英国改良的 FIM 和 FAM 被认为是评价自理能力的可靠方法。康复过程中以不同的时间间隔，对患者日常活动、体能和认知 / 情绪康复进行评分，从而量化患者恢复情况。

英国康复成果协作组（UK rehabilitation outcomes collaborative，UKROC）的数据库中收集了所有在专业康复病房住院患者的情况。数据（除了收集 FIM 和 FAM 之外）还包括：①康复复杂性量表，该量表衡量了治疗和设备支持过程中的护理和医疗需求；②护理依赖量表，衡量对专业护理的需求；③治疗依赖评估，衡量对治疗干预的需要；④巴塞尔指数（barthel Index），由十个项目组成，衡量患者日常功能，特别是日常生活和活动能力。

康复方案

康复方案（rehabilitation prescription，RP）记录患有严重疾病 / 损伤患者的康复需求，并确定解决方案。理想情况下，康复方案应在早期阶段启动，通常在急症护理服务入院后2至3天内启动，可由任何有资质的工作人员联合健康专业人员或治疗师进行启动，但应由多学科团队在患者治疗过程中共同完成。方案应该定期回顾，直到患者出院或转移到康复病房，之后进行康复工作（目标设定、多学科评审等）。一般来说，虽然康复处方根据所需治疗可能有所不同，但它们都包含几个组成部分，如图53.5所示。

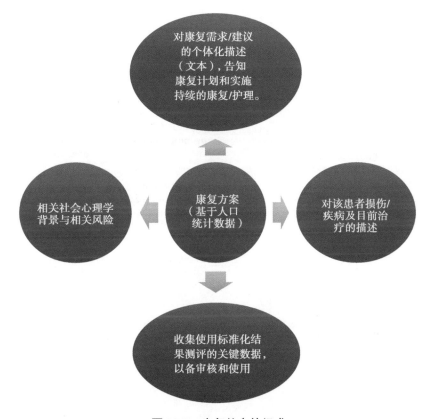

图53.5　康复处方的组成

总结

　　国家健康与临床卓越研究所（National Institute for Health and Clinical Excellence，NICE）制定的《危重病后的康复》指南，使早期康复在危重病治疗中的重要性被英国认可。该指南强调了持续护理贯穿患者康复过程的重要性，以及需要临床医生协助康复的重要性。指南的其他关键要素包括：定期回顾康复目标；及时并安全地进行系统和适当的治疗；酌情与相应的初级、中级和第三级服务联系。指南为重症护理向康复服务的过渡提供了参考。在临床治疗行为开始的早期阶段，提供协调良好且由临床指导的康复服务，可得到良好的功能结局，改善患者生活质量，并获得较好的成本效益。

（王昕馨 译，林楠 校）

推荐阅读

Specialist Neuro-Rehabilitation Services: Providing for Patients with Complex Rehabilitation Needs. London: British Society of Rehabilitation Medicine. 2010.

Needham D.M., Davidson J., Cohen H., et al. Improving long-term outcomes after discharge from intensive care unit: report from a stakeholders' conference. *Crit Care Med.* 2012; **40**:502–509.

Parker A., Sricharoenchai T., Needham D. M. Early rehabilitation in intensive care unit: preventing physical and mental health impairments. *Curr Phys Med Rehabil Reports* 2013; **1**(4): 307–314.

Turner-Stokes L., Paul S., Williams H. Efficiency of specialist rehabilitation in reducing dependency and costs of continuing care for adults with complex acquired brain injuries. *J Neurol Neurosurg Psychiatry* 2006; **77**:634–9.

Turner-Stokes L. Cost-efficiency of longer-stay rehabilitation programmes: can they provide value for money? *Brain injury* 2007; **21**:1015–21.

Turner-Stokes L., William H, Bill A., Bassett P., Sephton K. Cost-efficiency of specialist inpatient rehabilitation for working-aged adults with complex neurological disabilities: a multicentre cohort analysis of a national clinical data set. *BMJ Open* 2016; **6**: e010238.

Rehabilitation for patients in the acute care pathway following severe disabling illness or injury: BSRM core standards for specialist rehabilitation. Available from: www.bsrm.org.uk

Specialist Rehabilitation for Patients with Highly Complex Needs: D02 Service Specification. London 2013; Available from: www.endland.nhs.uk

Rehabilitation after Critical Illness: National Institute for Health and Clinical Excellence Clinical Guideline 83; March 2009. Available from: www.nice.org.uk

第**54**章
临床信息资源

Shymal Asher，Ricardo Andrade，Keith J.Ruskin

要点

- 一些在线医疗资源，如 PubMed 和 ClinicalKey，是对高质量、经过同行评议的信息的可靠访问途径。
- 各种基于网络的资源，如 BrainInfo 和 Whole Brain Atlas，可用于为科研和临床提供背景信息。
- 对于未经评议的网站的信息，建议用户结合其他可信来源进行验证后，再用于患者管理。
- 意外泄露受保护的健康信息可能导致巨额罚款和声誉损失。
- 用于患者医疗服务的计算机应由信息技术专业人员管理。

缩略词

AANS	American Association of Neurological Surgeons	美国神经外科医师协会
ATM	Automated teller machine	自动柜员机
PIN	Personal identification number	个人识别码
SNACC	Society for Neurosciencein Anesthesiology and Critical Care	麻醉与重症神经科学学会

学习目标

阅读本章后，将能够：

- 使用 PubMed 快速高效地在美国国立医学图书馆索引的期刊中查找相关文章
- 使用在线期刊和教科书作为科研和临床的参考
- 采取适当的预防措施，防止电脑受到恶意软件的感染，并降低将受保护的健康信息被盗用的风险。

目录

引言

临床医生可以通过互联网获取教科书、专业网站和最新期刊文章的临床信息。此外，智能手机应用程序的数量激增，可以访问众多医疗资源。本章提供有关临床信息资源、最新智能手机应用程序和信息安全的更新。

PubMed

PubMed（www.pubmed.gov）提供由美国国立医学图书馆（National Library of Medicine，NLM）索引的所有期刊的在线检索。美国政府免费提供这项服务。自 20 世纪 60 年代以来，已有超过 2400 万篇文章被编入医学期刊索引。可在线获取的文章包含有指向该文章的链接。PubMed 是免费的，许多医院和医学院通过机构订阅提供在线访问期刊文章全文的权限。一些医疗机构通过 Ovid（www.ovid.com）或 ScienceDirect（www.sciencedirect.com）提供文献检索和在线期刊。这些收费服务提供 PubMed、社会科学期刊和其他医疗资源中包含的大部分信息。MEDLINE 是《医学索引》（Index Medicus）的在线版本，为 PubMed、Ovid 和其他搜索引擎提供所需信息。MEDLINE 包含超过 2500 万条参考文献，这可能会检索出数千篇文章，其中许多文章可能与所需主题无关。

PubMed 提供的字段标识符可以将检索术语限定在某个特定的字段中。标识符置于方括号中。例如，输入 Ruskin［au］将检索出作者是 Ruskin 的所有文章。将 English［la］添加到搜索短语则会只检索出用英语写作的文章。检索 malignant hyperthermia［majr］将仅显示以恶性高热为主题的文章。标识符［pt］代表出版类型。布尔逻辑运算符总是大写的，包括 "AND"、"OR" 和 "NOT"。检索 "subarachnoid hemorrhage AND English［la］AND review［pt］" 将查询到用英语写作的关于蛛网膜下腔出血的综述文章。网站上提供了一个易于阅读的教程，帮助新用户在 1 小时内学会快速高效地检索文献。这一教程提供了有关如何使用主题、作者、出版物类型以及其他信息的提示，以便将检索结果限定在一些高度相关的文章中。聚焦检索的一种快捷方法是使用 PubMed 主页上的 "limits" 选项卡，该选项卡提供有用的复选框以帮助缩小搜索结果范围。PubMed Clinical Queries 允许繁忙的临床医生进行高度目的性的文献检索。PubMed Clinical Queries 检索到与特定临床研究类别相关的文章以及系统综述和医学遗传学引文。PubMedHealth 为临床医生和患者提供关于"某项事件"的文章。

电子期刊和数据库

多数医学期刊和主要教科书均提供网络版和打印版。多数出版商对订购用户提供在线期刊访问权限，未订购用户按篇付费。许多麻醉学会在会费中包含期刊订阅。*Anesthesiology* 杂志（www.anesthesiology.org）和 *Anesthesia and Analgesia* 杂志（www.anesthesia–analgesia.org）均在互联网上对美国麻醉医师学会（American Society of Anesthesiologists；www.asahq.org）会员和国际麻醉研究学会（International Anesthesia Research Society；www.iars.org）会员开放。*The Journal of Neurosurgical Anesthesiology* 杂志（www.jnsa.com）对订阅者开放。

许多专业和疾病相关学会的网站很有用。麻醉与重症神经科学学会（Society for Neuroscience in Anesthesiology and Critical Care；www.snacc.org）建立了一个很实用的文献目录，并且定期更新。该文献目录按主题组织，但不能检索。另外还有改编自美国麻醉医师委员会指南（American Board of Anesthesiologists guidelines）的神经外科麻醉必备知识大纲。华盛顿大学拥有了一个致力于脑血管临床试验的网站，其中详述了卒中量表和其他的一些实用链接（www.strokecenter.org/trials）。美国神经外科医师协会（American Association of Neurological Surgeons，AANS）肿瘤分会网站有一页包含许多关于脑肿瘤的有用信息（www.tumorsection.org/patient/info.htm），AANS 还额外提供一些有用的教育链接（www.aans.org/education）。

ClinicalKey（www.clinicalkey.com）以前称为 MDConsult，是一项收费服务，提供对教科书、期刊文章和北美临床医学（Clinics of North America）的访问。一些医院和大多数医学院购买了"机构订阅"，麻醉工作者、员工和学生可以访问期刊文章和其他资源。通常可从医学图书馆获得有关如何获得机构订阅权限的更多信息（表 54.1 和框 54.1）。

表 54.1　神经外科麻醉网络资源

网络资源	网址	可获取信息简介
Braininfo	www.braininfo.org	有关大脑结构的信息。输入大脑结构名称获得图片和信息
NeuronDB	http://senselab.med.yale.edu/neurondb/	有关神经生理学的信息，包括位置和分型

续表

网络资源	网址	可获取信息简介
Journal ofNeurosurgicalAnesthesiology	www.jnsa.com	神经外科麻醉领域的同行评议期刊
Society for Neurosurgical Anesthesia andCritical Care	www.snacc.org	美国神经外科麻醉学会
Whole Brain Atlas	www.med.harvard.edu/AANLIB/home.html	神经影像学入门读物，包括大脑的 CT、MRI 和三维图像
Stroke registry	www.strokecenter.org/trials	收录了正在进行的与脑血管相关的试验及其他实用信息
American Association of NeurologicalSurgeons	www.aans.org/education/	含有有用的链接，包括一个神经外科论坛的链接
Cochrane Reviews	www.cochrane.org	免费的 Cochrane 系统综述概要；循证医学的方法、定义等
AccessAnesthesiology	http://accessanesthesiology.mhmedical.com/	McGraw-Hill 教科书
Anesthesia and Analgesia Neuroanesthesia articles	www.anesthesia-analgesia.org/cgi/collection/neuroanesthesia	在 *Anesthesia and Analgesia* 杂志上发表的一系列神经麻醉文章
Brain Trauma Foundationguidelines	http://braintrauma.org/	头部创伤管理所有方面的循证医学指南
Neurosciencessearch engine	www.neuroguide.com/	关于神经科学各方面的诸多链接

框 54.1　医学资源智能手机软件

Epocrates	该手册包含药物信息、实验室检查值和计算器
Dynamed	面向医疗保健者的循证医学临床参考工具，主要是以临床形式组织的概要，以回答实践中的大多数临床问题
Read by QxMD	一站式追踪新的医学和科学研究，且可以搜索 PubMed
Open Anesthesia	由国际麻醉研究学会赞助，通过百科全书和题库，为寻求继续教育的住院医师和麻醉医师提供学习资源

隐私与安全

每个人都应该关注其计算机和信息的安全性。未经授权访问健康信息可能会给医生及其患者带来毁灭性后果。无意地泄露有关疾病过程、药物使用或寻求医疗服务的信息可能导致歧视，难以获得信贷或就业，或破坏家庭关系。最重要的是，意外泄露信息可能会导致患者和医生之间的信任受到损害。为了应对这些问题，欧盟、美国、澳大利亚、日本和其他一些国家已经制定了严格的健康信息共享和保护规定。绝大多数健康医疗信息存储和传递的要求包含在美国 1996 年颁布的健康保险流通与责任法案（Health Insurance Portability and Accountability Act of 1996，HIPAA）和 2009 年颁布的健康信息技术促进经济和临床健康法案（Health Information Technology for Economic and Clinical Health Act of 2009，HITECH）。在英国，相关的法案为 1998 年的数据保护法案，由信息委员会制定法规并强制执行。在患者医疗服务环境中使用计算机的任何医生都应采用预防措施来维护患者信息的安全性并确保其符合机构政策。

以病毒、按键记录器和"网络钓鱼"的形式对个人计算机进行攻击的威胁日益严重。病毒是附加到电子邮件消息或伪装成有用程序的小程序，一旦被激活就会破坏信息，或者只是在其传播自身时使计算机变慢。病毒还可以使计算机被远程控制、将其转换为色情网站、将其伪装成金融网站收集信用卡信息、转发更多网络钓鱼电子邮件等等。按键记录器可用于收集敏感信息，如信用卡号、社会安全号码或其他网站的登录凭据。不幸的是，网络连接速度较先前明显减慢可能是电脑被感染的唯一迹象。

犯罪分子用来获取信用卡或银行账户信息的最常用方法称为网络钓鱼。这个骗局通过发送电子邮件通常的声称收件人的银行账户已损坏，然后指示计算机打开一个有登录界面的真实网页。一旦输入 ATM 卡号码和个人识别码，犯罪分子就开始从银行账户中提取资金或使用个人信息伪装成受害者的身份。毋庸置疑，如果怀疑被诈骗，应立即删除所有可疑邮件，并通过电话联系金融机构。

幸运的是，一些简单的预防措施，结合常识，可以最大限度地降低信息被盗或损坏的风险。登录所有网站，尤其是金融机构的网站，都必须通过精心设置的密码进行保护，密码最好由一系列字母、数字和标点符号组成。一个好的密码应该为很容易让主人记住，但其他任何人都难以猜测。绝不应将密码提供给任何其他人、通过电子邮件发送或发布在网页上。只有在必要时，才远程访问可能没有最新安全更新的家庭计算机。也许很难记住许多复杂的密码，但商业密码管理器可以安全地存储密码并实现设备之间的共享。

　　硬件和软件工具降低了计算机被病毒感染或被黑客攻陷的可能。杀毒软件是应该安装在每台计算机上的必备工具。重要的是要经常升级程序，因为新病毒释放频繁，并且"零日"攻击（利用新发现的安全问题的恶意软件）越来越常见。大多数杀毒软件还可以防止已知的按键记录程序和特洛伊木马。软件或硬件防火墙可防止未经授权的程序使用 Internet 连接，从而防止间谍软件或广告软件。应定期更新路由器固件，并定期更换旧路由器，因为这些设备也可能存在安全问题。

总结

　　任何临床医生都可以通过计算机获得大量信息。在线文献检索和期刊文章、继续医学教育和临床指南只是众多可用资源中的一小部分。应用许多软件和硬件工具加上一定程度的常识将有助于保护患者信息安全并最大限度降低感染计算机病毒的风险。

（任浩 译，林楠 校）

推荐阅读

Saichaie, K., Benson, J., Kumar, A.B.: How we created a targeted teaching tool using blog architecture for anesthesia and critical care education–the A/e anesthesia exchange blog. *Med Teach* 2014 August; **36**(8):675–679.

Sharma, V., Chamos, C., Valencia, O., Meineri, M., Fletcher, S.N.: The impact of internet and simulation-based training on transoesophageal echocardiography learning in anaesthetic trainees: A prospective randomised study. *Anaesthesia* 2013 June; **68**(6):621–627.

Chu, L.F., Young, C.A., Zamora, A.K., et al: Self-reported information needs of anesthesia residency applicants and analysis of applicant-related web sites resources at 131 United States training programs. *Anesth Analg* 2011 February; **112**(2):430–439.

Liu, V., Musen, M.A., Chou, T.: Data breaches of protected health information in the United States. *JAMA* 2015 April 14; **313**(14):1471–1473.

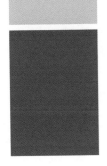

第**55**章
病例分析

Claas Siegmueller，OanaMaties

缩略词

CPP	Cerebral perfusion pressure	脑灌注压
CSF	Cerebrospinal fluid	脑脊液
CT	Computed tomography	计算机断层扫描
DCI	Delayed cerebral ischemia	迟发性脑缺血
DCS	Direct cortical stimulation	直接皮层电刺激
ED	Emergency department	急诊科
EVD	External ventricular drain	脑室外引流
GBM	Glioblastoma multiforme	胶质母细胞瘤
GCS	Glasgow Coma Scale	格拉斯哥昏迷评分
ICP	Intracranial pressure	颅内压
MAP	Mean arterial pressure	平均动脉压
MEP	Motor evoked potential	运动诱发电位
MILS	Manual in-line stabilization	手法轴线固定
MRI	Magnetic resonance imaging	磁共振成像
PEEP	Positive end-expiratory pressure	呼气末正压
SAH	Subarachnoid hemorrhage	蛛网膜下腔出血
SBP	Systolic blood pressure	收缩压
SCI	Spinal cord injury	脊髓损伤
TBI	Traumatic brain injury	创伤性颅脑损伤

目录

- 神经并发症
  - 再出血
  - 脑积水
  - 迟发性脑缺血
- 创伤性颅脑损伤
  - 病例摘要
  - 关键问题
    - 气道管理及通气
    - 脑灌注压管理
    - 血压管理
    - 颅内压管理
- 幕上肿瘤
  - 病例摘要
  - 关键问题
    - 术前优化
    - 全身麻醉下运动区定位
- 颈髓损伤
  - 病例摘要
  - 关键问题
    - 脊髓损伤的类固醇疗法
    - 急性脊髓损伤患者的麻醉

蛛网膜下腔出血（参见第 16 和 35 章）

病例摘要

患者女性，54 岁，3 小时前发生剧烈头痛、呕吐及发作性晕厥至急诊就诊。入院时意识清醒，定向力正常，无神经功能缺失。既往吸烟，高血压控制不佳。CT 扫描示前交通动脉区蛛网膜下腔出血（SAH）。患者收入至重症监护病房继续观察。考虑破裂动脉瘤可能不稳定，行动脉置管以行血压管理。患者次日在全身麻醉下行脑血管造影，显示左侧前交通动脉处动脉瘤破裂，继而行动脉瘤栓塞术治疗。

关键问题

临床表现及治疗

SAH 仅占脑卒中的 5% 但是其死亡率极高（约 40%）。动脉瘤破裂出血的危险因素包括高血压、吸烟、饮酒、一级亲属曾发生过 SAH。SAH 患者的首要管理目标主要包括必要时保护气道、控制血压以避免再出血，并且尽快行非增强头颅 CT。如果首次 CT 为阴性但临床上高度怀疑 SAH，则应行腰椎穿刺获取脑脊液（CSF）观察是否黄变。根据血管造影所显示的动脉瘤位置及其解剖特点，可行手术夹闭或血管内栓塞。目前有高质量的证据支持行动脉瘤栓塞的患者死亡率及残疾率较低，但其短期及长期再出血风险与手术相比稍高。

动脉瘤的血管内治疗是神经外科的新领域，同时诸多环境变化（如麻醉医师远离患者，电离辐射及陌生环境等）和对血流动力学管理的要求，也对麻醉管理产生挑战。高血压和低血压都会对不稳定动脉瘤带来负面影响，因此应常规行动脉置管以监测血压。在诊断性血管造影时通常予以镇静，而在治疗时为保证高质量图像常采用全身麻醉。与介入医师的良好沟通及对治疗过程的充分了解是非常必要的。

神经并发症

再出血

再出血的风险在出血后最初几日最高，约 15% 的患者首次出血后 24 小时内发生再出血。对于出血后 1 天内没有再出血的患者，随后几天的再出血风险急剧下降，未治疗患者出血后 1 个月的累计再出血风险为 40%。预防再出血的治疗策略包括早期进行干预，稳定动脉瘤；不稳定动脉瘤则应控制收缩压 <160mmHg 和（或）平均动脉压 <110mmHg。

脑积水

出血后 3 天内梗阻性脑积水的发生率为 20%~30%，表现为几小时内患者意识状态的持续性恶化。对于有症状的患者，其治疗包括脑室外引流术（EVD）。60% 的此类患者会发展为慢性脑积水，最终须行分流术治疗。

迟发性脑缺血

迟发性脑缺血（DCI）是指"局灶性神经功能受损（如偏瘫，失语，失用，偏盲或忽略症）或格拉斯哥昏迷评分（总分或单一功能评分）降低至少 2 分，持续 1 小时以上，且不可用其他原因解释"。术后第 3~14 天中，30% 的 SAH 患者出现 DCI，且是最显著的死亡和致残原因。治疗包括给予尼莫地平（每 4 小时 60mg），正常稍高血容量以维持高血压，维持血红蛋白水平在 8~10mg/dl，行经皮血管成形术及动脉内注射血管舒张剂。

创伤性颅脑损伤（参见第 22、23 和 34 章）

病例摘要

患者男性，35 岁，因车祸至急诊就诊。入院后 GCS 评分为 7 分（E2W3V2），双侧瞳孔不等大（右侧 3mm 固定，左侧 5mm 光反应存在）。其他查体未见明显异常。患者放置颈托，手法轴线固定（MILS）下行快速序贯诱导插管。给予 20% 甘露醇 1g/kg 并送至行急诊 CT 检查。非增强 CT 显示左侧硬膜外血肿 3.8cm，中线移位。颈椎 CT 未见骨性结构异常。患者立即被送往手术室，在全身麻醉下行开颅血肿清除术，同时行 EVD 置入术。术后骨瓣还原，患者带气管导管转运至重症监护病房继续下一步治疗。

关键问题

创伤患者常表现为多发伤，须在首诊时就确诊并正确处理，以维持心血管系统稳定和充分氧合。虽然脑组织的原发损伤难以逆转，但可通过维持内环境稳定防治继发性损伤。

气道管理及通气

所有 GCS<8 分或无气道保护反射，血氧饱和度无法维持 >90% 的患者均应行气管内插管以保证通气。5% 的重度 TBI 患者同时伴有颈椎损伤，因此应在 MILS 下行快速序贯诱导插管，以减少喉镜暴露时颈部过伸。插管过程中可解除颈托的前部分，以便置入喉镜。有证据表明与常规直视喉镜相比，插管时采用可视喉镜颈部移位可能性更小。常选用琥珀酰胆碱为肌松剂以获得较好的插管条件，琥珀酰胆碱作用时间短，仅短暂升高 ICP，无证据证明其长期不良结果。TBI 患者的通气管理目标是维持正常氧饱和度（PaO_2>60mmHg）及正常二氧化碳分压（$PaCO_2$，35~40mmHg），高碳酸血症和低碳酸血症均会导致病情恶化。PEEP<10cmH$_2$O 对 ICP 的影响非常小，因此可作为肺保护通气策略改善氧合。

脑灌注压管理

通过控制 MAP 及 ICP 可调控 CPP。指南推荐 CPP 应维持在 50~70mmHg 之间。由于急性肺损伤的发生率较高，不存在脑缺血时应避免 CPP>70mmHg。不同患者的最佳 CPP 值应根据多模态神经功能监测来确定。

血压管理

系统性低血压（SBP<90mmHg）是脑外伤患者预后不良的独立危险因素。静脉输注等渗晶体液、强心剂以及血管加压素时应逐步滴注，以维持适宜的灌注压、血浆渗透压、胶体渗透压及循环血量。系统性高血压（SBP>160mmHg）可加重血管源性脑水肿和颅高压。由于系统性高血压可能是脑灌注不足的代偿反应，因此应谨慎降低血压，特别是在无 ICP 监测的时候。

颅内压管理

共识指南推荐当 ICP>20mmHg 的时候应进行干预。可通过联合使用下面几种方式降低 ICP：①调整头位改善静脉回流和 CSF 引流；②高渗治疗，如

0.25~1g/kg 静脉单次甘露醇输注或高渗盐水输注；③如可行，行脑室引流；④轻度过度通气以维持 $PaCO_2$ 在 30~35mmHg 之间。TBI 患者在首个 24 小时内的 CBF 都处于缺血范围内，因此在此时间窗采取过度通气可能加重患者病情。对一些难治性高颅压病例，可采用巴比妥治疗、进一步 CSF 引流、亚低温（33~35℃）及去骨瓣减压术。

幕上肿瘤（参见第 11、15、20、21、49 和 50 章）

病例摘要

患者女性，64 岁，既往甲状腺功能减退，因进行性头痛伴恶心呕吐入院。CT 及 MRI 示右侧自海马旁回后侧到脑室旁 2.5cm×2.5cm 占位，符合胶质母细胞瘤（GBM）特点。影像学未见脑积水、中线移位或占位效应。未见局灶性神经功能症状。入院后开始每日 3 次 3mg 地塞米松治疗，患者每 6 小时服用昂丹司琼，每日 2 次 500mg 左乙拉西坦预防癫痫，同时镇痛治疗头痛。术前再次行 MRI 头皮基准标记来校准手术导航系统。因肿瘤靠近运动皮质，计划行术中皮层定位。

术前给予 2mg 咪达唑仑镇静，诱导使用丙泊酚 2mg/kg、利多卡因 1mg/kg、2 次瑞芬太尼 1mcg/kg，以及咽喉部 4% 利多卡因表面麻醉，未使用肌松药，气管插管顺利。行桡动脉动脉置管以及开放右上肢第二静脉通道。取左侧半侧卧位，左侧肢体用透明消毒敷料覆盖，便于运动区定位时观察肢体。麻醉维持采用 65% 的一氧化二氮混合氧气，地氟醚 0.3MAC，瑞芬太尼 0.2mcg/（kg·min）。输注去氧肾上腺素 10~30mcg/min 以维持 MAP>75mmHg。手术医生要求诱导后给予 1g/kg 甘露醇及 10mg 地塞米松，并要求采用过度通气将呼气末二氧化碳分压控制在 35mmHg。

在运动区定位过程中，患者癫痫发作，冰水冲洗术野控制癫痫无效，遂给予 1mg/kg 的丙泊酚，癫痫停止。切除肿瘤后停止吸入一氧化二氮，关颅期将地氟醚升至 0.9MAC。停止瑞芬太尼输注后根据患者呼吸频率多次给予芬太尼。"深"麻醉下拔管，以避免苏醒期呛咳。

关键问题
术前优化

原发脑恶性肿瘤并无"典型"的临床症状和体征，其首发症状从轻微的头痛到新发癫痫发作都有可能。除此之外，根据肿瘤位置，还可能导致局灶性神经功能缺失，例如，局部肢体力弱及感觉丧失，视野缺损或平衡障碍。此时 ICP 的升高，可能是直接由肿瘤占位效应造成，也可能是瘤周组织水肿或梗阻性脑积水导致。

常在确诊时即开始类固醇治疗，以缓解瘤周水肿导致症状。对于有梗阻性脑积水，ICP 显著升高的患者，有时可以在术前行 EVD 置入术。

许多外科医生习惯凭经验给予预防性抗癫痫治疗，但支持这一做法的证据级别较弱。传统的预防性抗癫痫用药苯妥英钠，目前临床上已很少使用。目前常用左乙拉西坦，其副作用和与其他药物的相互作用更少。

全身麻醉下运动区定位

全身麻醉下进行运动皮层区定位时，外科医生常用手持探针进行直接皮层刺激（DCS）以诱发 MEPs。由电刺激产生的身体对侧运动反应可行肉眼临床观察，或通过在相关肌肉上放置电极进行记录。

目前哪种全身麻醉技术对运动皮层定位手术最优还具有争议性。吸入麻醉药可显著抑制 MEPs，术中应尽量避免 MAC>0.4。一氧化二氮、丙泊酚或右美托咪定可作为备选药物或辅助药物以达到麻醉平衡。显然这种手术中应尽量避免肌松药。诱导插管时单次给予快速起效的非去极化肌松药，如罗库溴胺对术中皮层定位影响较小。

根据电刺激模式及刺激持续时间，DCS 放电可能导致 9% 患者发生术中癫痫。发生术中癫痫的第一步是外科医生立即用冰水灌洗术野。如不成功，则给予单次剂量的丙泊酚或硫喷妥钠以终止癫痫发作。

颈髓损伤（参见第 24 和 25 章）

病例摘要

男性患者，38 岁，因在山地自行车运动时摔倒送至急诊。患者在摔伤现场即固定在长背板上，颈部用硬质颈托固定。入院后患者意识清醒，定向力正常，否认既往意识丧失病史。检查气道及心血管系统未见明显异常。但患者表现为膈式呼吸，双侧下肢完全瘫痪，上肢部分瘫痪，C5 节段以下感觉丧失。"滚木法"搬动患者发现肛门括约肌张力丧失及颈椎中线压痛。其余主要和次要检查结果正常。脊柱 CT 示椎体前缘损伤，C6 椎体骨折及脊髓压迫。首诊医师决定不进行高剂量类固醇治疗。几小时内，患者即进入手术室行前入路减压术，椎体切除术，椎体护架置入术、骨移植术及椎间盘融合术。术前静脉给予胃长宁 0.2mg，快速序贯诱导给予丙泊酚 3mg/kg，芬太尼 1.5mg/kg，琥珀胆碱 1.5mg/kg，同时行环状软骨压迫。在 MILS 下固定颈椎，可视喉镜下气管插管。置入动脉导管监测有创动脉压。患者插管及术中血流动力学稳定，术后安全拔管。

关键问题

脊髓损伤（SCI）患者的首要管理目标是避免或限制二次神经功能损伤，

同时行器官支持治疗。麻醉医师在固定脊柱同时关注气道管理，根据情况给予呼吸支持，特别是高位颈髓损伤的患者。高位颈髓损伤可导致肋间肌肉功能丧失，如果 SCI 影响到膈神经起源的 C3~C5 节段，则会导致膈肌功能受损。另外，血流动力学不稳定，特别是急性脊髓休克期患者行全身麻醉诱导阶段的血流动力学不稳定是巨大的挑战之一。

脊髓损伤的类固醇疗法

高剂量类固醇曾在过去几十年用于限制急性 SCI 患者二次损伤。一些大型研究结果支持类固醇可改善神经功能预后，但是这些研究被认为具有方法学缺陷。目前并不知道改善神经功能是否代表整体功能预后的改善。从另一方面来说，目前有明确证据证明使用 SCI 患者类固醇与肺部并发症高发生率相关，特别是肺炎发生率升高，机械通气时间延长。因此，越来越多的中心目前已不推荐对 SCI 患者常规使用类固醇。

急性脊髓损伤患者的麻醉

近期证据支持在外伤后 24 小时内早期行减压术，可改善 SCI 患者神经功能预后。高位胸椎或颈椎 SCI 的患者进入手术室进行早期手术治疗，因交感神经功能丧失，而副交感神经功能张力高，可表现为不同程度神经源性"脊髓休克"。在受伤后首个 24 小时，发生血管迷走性低血压及心动过缓。这些问题在全身麻醉诱导及插管时特别突出，术前给予胃长宁或阿托品通常可有效预防。

SCI 患者在损伤后 72 小时到 9 个月之间应避免给予琥珀酰胆碱。SCI 后上运动神经元支配丧失可导致肌肉细胞膜上的运动突触终板扩散，而去极化肌松药可导致大量的钾离子外流，从而导致急性高钾血症。

维持脊柱固定的同时进行气道管理是重中之重。在面罩通气及喉镜暴露的时候，尽量在硬质颈托上采用 MILS 法。MILS 更有效的限制颈部活动，并可保证张口度，从而帮助喉镜片置入。对于气道基本手法，仅有下颌推前法不会导致颈椎过伸。必须避免仰头和提下颌。虽然直接喉镜所致的移位多为寰枕关节移位，但过伸也可影响低位椎体节段，特别是在有椎体损伤时。采用哪种设备进行气管插管还具有争议，主要集中在可视喉镜与传统直视喉镜相比是否显著降低颈椎移位。颈椎 SCI 患者是否使用环状软骨压迫手法也具有争议，同时如若采用了环状软骨压迫是否需要双手操作，即一手压迫环状软骨，一手于背侧支持颈椎，避免偶发移位。

（李姝　译，林楠　校）